C. Thomas (Herausgeber)
Grundlagen der klinischen Medizin
4 Nervensystem

Grundlagen der klinischen Medizin

Anatomie Physiologie Pathologie Mikrobiologie Klinik

Herausgegeben von C. Thomas

4 Nervensystem

Von
H.-D. Mennel, G. Gebert und **H. Bewermeyer**

Unter Mitwirkung von
H. Solcher und **R. Heene**

Durchgesehener Nachdruck der 1. Auflage
Mit 182 Abbildungen in 231 Einzeldarstellungen,
davon 197 mehrfarbig

Schattauer Stuttgart –
New York 1992

Autoren:

Prof. Dr. C. Thomas

Geschäftsführender Direktor des Medizinischen Zentrums für Pathologie der Philipps-Universität Marburg, Klinikum Lahnberge, D-3550 Marburg

Prof. Dr. H.-D. Mennel

Leiter der Abteilung Neuropathologie, Medizinisches Zentrum für Pathologie der Philipps-Universität Marburg, Klinikum Lahnberge, D-3550 Marburg

Prof. Dr. G. Gebert

Institut für medizinische und pharmazeutische Prüfungsfragen, Große Langgasse 8, D-6500 Mainz 1, apl. Prof. für Physiologie, Universität Ulm

Priv.-Doz. Dr. H. Bewermeyer

Leitender Arzt, Neurologische Klinik, Städtische Krankenanstalten Leverkusen, Dhünnberg 60, D-5090 Leverkusen 1

Prof. Dr. R. Heene

Leiter der Abteilung Neurologie, Neuro-orthopädische Rehabilitationsklinik, Schwarzwaldklinik, Im Sinnighofen 1, D-7812 Bad Krozingen

Prof. Dr. H. Solcher

Medizinisches Zentrum für Nervenheilkunde, Rudolf-Bultmann-Str. 8 (Ortenberg), D-3550 Marburg

CIP-Titelaufnahme der Deutschen Bibliothek

Grundlagen der klinischen Medizin : Anatomie, Physiologie, Pathologie, Mikrobiologie, Klinik / hrsg. von C. Thomas. – Stuttgart ; New York : Schattauer.
NE : Thomas, Carlos [Hrsg.]

4. Nervensystem / von H.-D. Mennel ... Unter Mitw. von H. Solcher u. R. Heene. – 1990
ISBN 3-7945-1290-1
NE: Mennel, Hans D. [Mitverf.]

Printed in Germany
Satz, Druck und Einband: Mayr Miesbach, Druckerei und Verlag GmbH, Am Windfeld 15, D-8160 Miesbach, Germany

ISBN 3-7945-1290-1

Vorwort zur Reihe »Grundlagen der klinischen Medizin«

Das Faktenwissen in der Medizin macht eine rasante Entwicklung durch, die zu einer immer höheren Spezialisierung zwingt. Dabei geht häufiger der Anschluß an andere Fächer verloren. Dies trifft für die überwiegend klinischen, aber auch für die klinisch-theoretischen Fächer (Pathologie, Mikrobiologie u. a.) zu. Im Rahmen dieser Spezialisierung geraten auch die Grundlagen der Medizin (Anatomie und Physiologie) häufiger in Vergessenheit.

Ziel der Reihe **Grundlagen der klinischen Medizin** ist es, ein »Grundwissen« in Anatomie, Physiologie, Pathologie, Mikrobiologie und Klinik zusammenzustellen, so daß der Arzt rasch einen **Einblick in bestimmte Fächer der Medizin, die nicht zu seinem unmittelbaren Wissensgebiet gehören,** gewinnen kann. Will man Basiswissen darstellen, dann muß man eine bestimmte Auswahl des Stoffes vornehmen: Es sind nicht die neuesten oder modernsten Fakten abzuhandeln, sondern die, die sich in der Praxis als relevant erwiesen haben. In der Lehre der Pathologie gilt der Grundsatz, das Faktenwissen zu lehren, das mit größter Wahrscheinlichkeit auch in den nächsten 5 Jahren noch seine Gültigkeit behalten wird. Diese Richtlinien sollen in dieser Reihe berücksichtigt werden. Wissenslücken werden sich nicht vermeiden lassen, denn Darstellungsart und Ziel des Werkes (»Minimalwissen«) zwingen zu einer knappen Abhandlung.

Der Leser wird sich die Frage stellen, welche Zielgruppe mit dieser Reihe angesprochen werden soll. Die Beantwortung ist im Zusammenhang mit den Untersuchungen, die wir Anfang der 70er Jahre unter der Leitung von W. Sandritter in Freiburg durchführten, zu sehen. Damals prüften wir im Auftrag der Volkswagen-Stiftung die Effektivität verschiedener Lehr- und Lernmethoden (Hauptvorlesung, Gruppenunterricht, audiovisueller Unterricht und Eigenstudium) in der Pathologie. Sie wurde am »Kurzzeitgedächtnis« (Überprüfung des Faktenwissens am Ende des Semesters) und am »Langzeitgedächtnis« (Überprüfung im Rahmen des Staatsexamens nach der alten Approbationsordnung) kontrolliert.

Studenten und sicher auch viele Dozenten sind der Meinung, daß der **Gruppenunterricht** die einzig richtige Unterrichtsmethode in der Medizin sei. Dabei werden aber in der Regel die Begriffe verwechselt: Gemeint ist der Unterricht in der kleinen Gruppe (also der Frontalunterricht vor einer kleinen Studentengruppe) und nicht der **dynamische Gruppenunterricht.** Dieser setzt voraus, daß sich der Student im Eigenstudium Faktenwissen aneignet und im Gespräch in der kleinen Gruppe, unter der Leitung eines erfahrenen Tutors praktisch einsetzt. In dieser Form ist der dynamische Gruppenunterricht ohne Zweifel sehr leistungsfähig. Die Praxis zeigt aber, daß sich die Studenten nicht regelmäßig und intensiv vorbereiten. Obwohl es immer wieder bestritten wird, stellen die Kontrollen (Klausuren und Prüfungen) die wichtigste Lernmotivation dar. Leider führt aber die derzeitige Prüfungsform zu einer Vernachlässigung der praktischen Ausbildung (so z. B. in den Kursen in *allgemeiner* und *spezieller Pathologie*).

Die Freiburger Untersuchungen haben gezeigt, daß es *keine ideale Lehr-Lern-Methode gibt.* Die alte, viel geschmähte **Hauptvorlesung** wird immer noch von einem Drittel aller Studenten bevorzugt. Der Rest des Studentenkollektivs verteilt sich auf den **Unterricht in der kleinen Gruppe** oder auf das **Eigenstudium.** Bemerkenswert ist, daß 80% der Studenten eine der oben genannten Lehr-Lern-Methoden durch den **audiovisuellen Unterricht** ergänzten. Er nimmt bei entsprechendem Angebot einen zentralen Stellenwert ein.

Bei der Überprüfung des »Kurzzeitgedächtnisses« erzielten die Studenten, die die Hauptvorlesung regelmäßig besucht hatten, die besten Ergebnisse, beim »Langzeitgedächtnis« waren es die Studenten, die das Eigenstudium bevorzugt hatten. Überraschend war die Feststellung, daß nur 15% des vermittelten Faktenwissens letztlich »übriggeblieben« waren. Aber welcher Hochschullehrer kennt nicht die Schwierigkeiten, die die Studenten in den Pathologiekursen mit der normalen Anatomie und Histologie haben? (Wahrscheinlich stehen die Kliniker vor ähnlichen Problemen, wenn es um pathologisch-anatomisches Faktenwissen geht!)

Diese Situation hat den Herausgeber und den Schattauer Verlag dazu bewogen, die Reihe **Grundlagen der klinischen Medizin** ins Leben zu rufen. Sie soll

- den *Studenten in der vorklinischen Ausbildung* auf die Bedeutung der Fächer Anatomie, Histologie und Physiologie aufmerksam machen.

- dem *Studenten in den klinischen Studienabschnitten* (einschließlich praktischem Jahr) sowie dem *approbierten Arzt* ein Basiswissen über Anatomie, Physiologie, Pathologie und Klinik wieder ins Gedächtnis rufen. Dies trifft besonders für die fachfremden medizinischen Disziplinen zu.

- durch zahlreiche Abbildungen die einschlägigen Lehrbücher ergänzen, aber nicht ersetzen.

Als Informationsbasis wählten wir den **2. Abschnitt der Ärztlichen Prüfung (GK3),** der die klinischen Fächer beinhaltet. Mit Absicht haben wir auf die jeweilige Therapie verzichtet, um den Rahmen nicht zu sprengen und die Aktualität des Werkes über einen längeren Zeitraum zu wahren.

Die **Gliederung** dieser Reihe richtet sich nach der Organpathologie (bzw. den entsprechenden klinischen Fachrichtungen: Kardiologie, Pulmologie, Neurologie, Hepatogastroenterologie, Urogenitalsystem u.a.). Bei der Bearbeitung des Themas haben wir uns bevorzugt auf das Bild (Schema, Mikro-, Makrophotographie, Röntgenbild usw.) gestützt und dieses durch einen kurzen Text erklärt bzw. ergänzt. Für die Schemata haben wir Vorbilder gesucht oder besonders aussagekräftige Abbildungen aus eigenen bzw. Werken anderer Autoren übernommen (siehe Quellennachweis der Abbildungen).

An dieser Stelle möchte ich den Autoren und Mitwirkenden für ihre Unterstützung danken. Mein Dank gilt besonders Herrn Prof. Dr. Dr. h.c. P. Matis, Herrn Geschäftsführer D. Bergemann und Herrn W. Krause vom Schattauer Verlag sowie Herrn Haub von der Graphischen Kunstanstalt Brend'amour und dem Zeichner, Herrn H. Tschörner.

Marburg, im Sommer 1989
Prof. Dr. C. Thomas

Inhaltsverzeichnis

E. Erkrankungen des Nervensystems

Quellennachweis der Abbildungen

Duus P. Neurologisch-topische Diagnostik. Anatomie – Physiologie – Klinik. 3. Aufl. Stuttgart – New York: Thieme, 1983

Knabe R, Mennel HD. Progressive spinale Muskelatrophie (Duchenne-Aran). In: Bilddokumentation. Thomas C (Hrsg). Med Welt 1986; 36: 744–46

Krstić RV. Ultrastruktur der Säugetierzelle. Berlin – Heidelberg – New York: Springer, 1976

Krstić RV. Die Gewebe des Menschen und der Säugetiere. Berlin – Heidelberg – New York: Springer, 1978

Mennel HD, Bender-Schneider O, Dietrich G. Astrozytom. In: Bilddokumentation. Thomas C (Hrsg). Med Welt 1987; 38: 1110–12

Mennel HD, Solcher H. Infektionen des Nervensystems. In: Infektionskolleg in Wort und Bild. Thomas C (Hrsg). Stuttgart – New York: Schattauer, 1984

Netter FH. The Ciba Collection of Medical Illustrations. Vol. I: Nervous System. 7. Aufl. Sunnit (N. J.): CIBA, 1967

Nieuwenhuys R, Voogd J, van Huijzen C. The Human Central Nervous System. A Synopsis and Atlas. Berlin – Heidelberg – New York: Springer, 1978

Poeck K. Neurologie. Ein Lehrbuch für Studierende und Ärzte. 6. Aufl. Berlin – Heidelberg – New York: Springer, 1982

Roßberg Ch. Aneurysmen der Hirnbasisarterien. In: Bilddokumentation. Thomas C (Hrsg). Med Welt 1987; 38: 222–23

Roßberg Ch. Pathomorphologische Befunde beim Glioblastoma multiforme. In: Bilddokumentation. Thomas C (Hrsg). Med Welt 1983; 34: 914–15

Roßberg Ch, Gorenflo M. Intrazerebrale Massenblutung. In: Bilddokumentation. Thomas C (Hrsg). Med Welt 1987; 38: 726–28

Roßberg Ch, Mennel HD, Heene R. Amyotrophische Lateralsklerose. In: Forum Pathologicum. Thomas C, Kracht J (Hrsg). Med Welt 1984; 35: 87–91

Roßberg Ch, Rüschoff J. Über Ventrikelblutungen. In: Bilddokumentation. Thomas C (Hrsg). Med Welt 1985; 36: 1434–36

Thomas C. Histopathologie, 10. Aufl. Stuttgart – New York: Schattauer, 1986

Thomas C. Makropathologie, 6. Aufl. Stuttgart – New York: Schattauer, 1983

A. Einleitung

1. Nervöse Funktionen

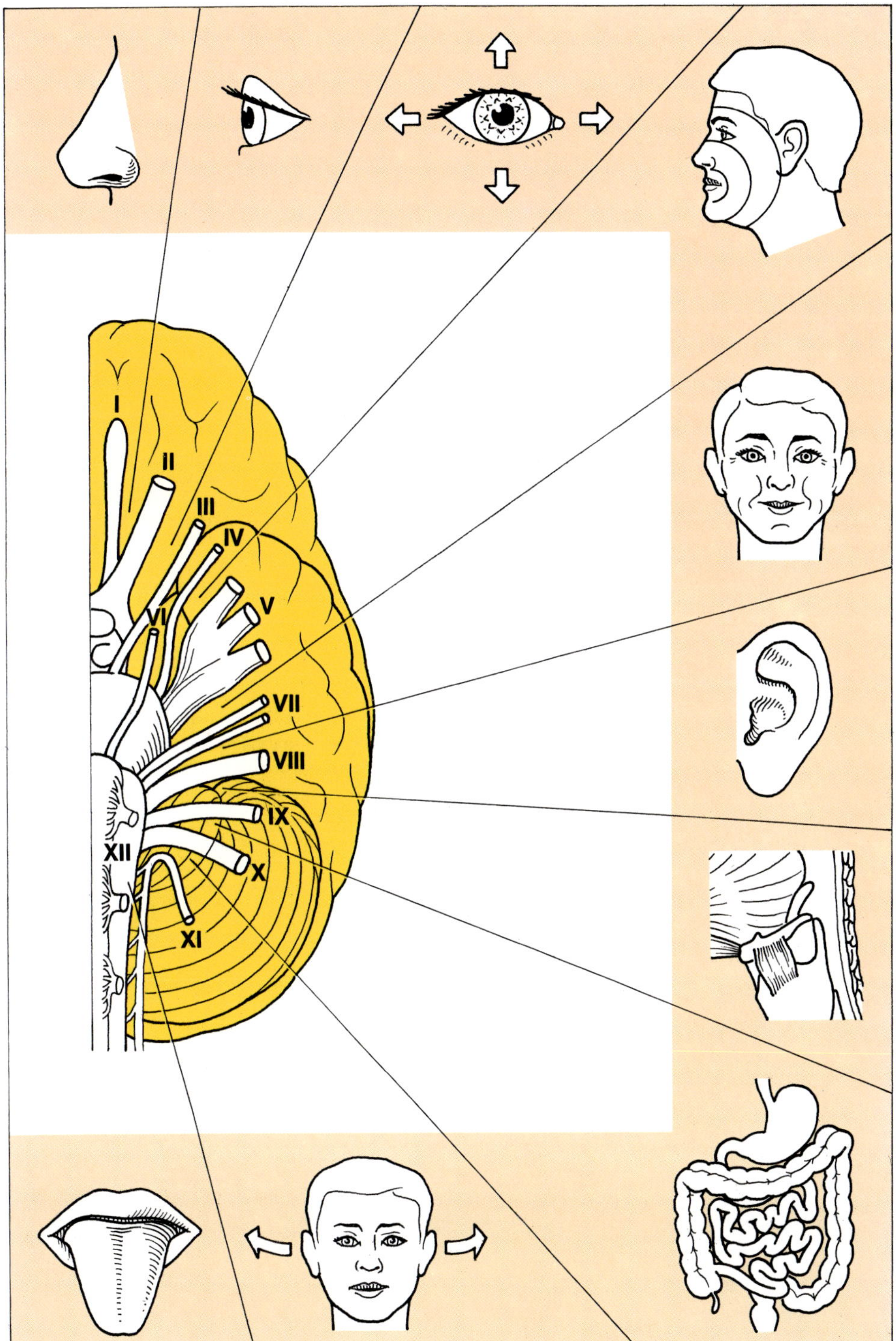

Abb. A-1: Darstellung der Funktion des Nervensystems am Beispiel der Hirnnerven und ihrer Leistungen

2. Systematik der nervösen Funktionen

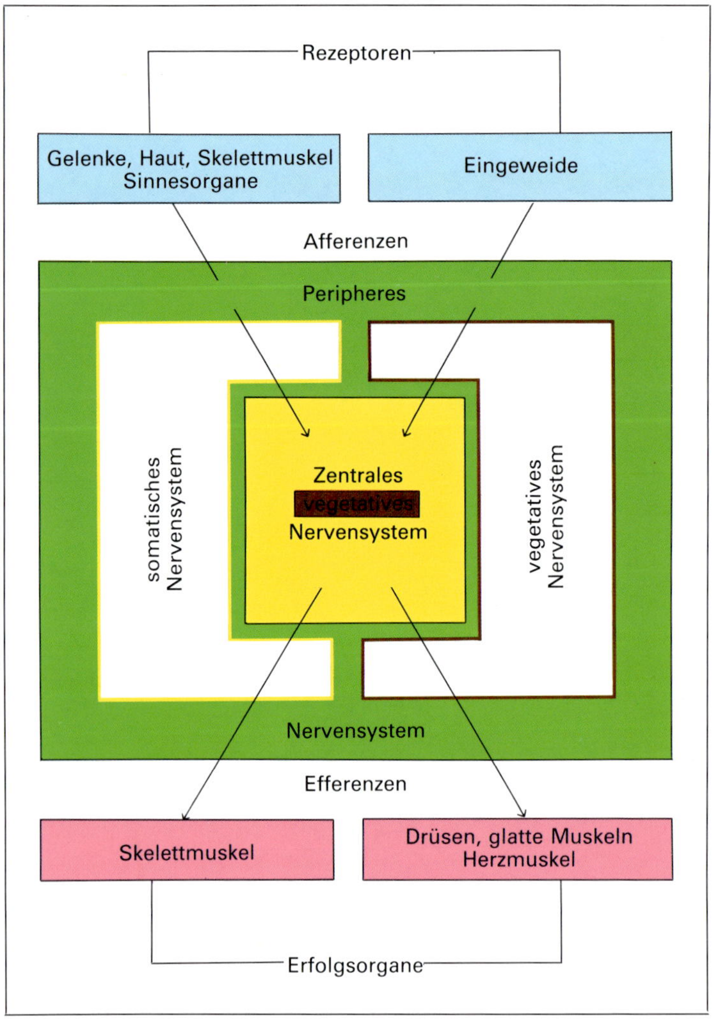

Abb. A-2: Schematische Darstellung des Nervensystems als Reizreaktionssystem des Organismus mit Afferenzen aus Rezeptoren und Efferenzen in den Erfolgsorganen

Die Elemente des Nervensystems entwickeln sich ontogenetisch und phylogenetisch bei Mensch und Tier aus dem äußeren Keimblatt, dem Ektoderm. Dieser Teil des Ektoderms, Neuralrohr und Neuralplatte, wird deshalb Neuroektoderm genannt. Für ein System, das die Aufgabe hat, auf äußere Einflüsse zu reagieren, ist eine Entwicklung aus der äußeren Begrenzung des Organismus nur folgerichtig. Bei zunehmender Komplexität wird das Nervensystem, dessen Funktionieren über Wohl und Wehe des Lebewesens um so mehr bestimmt, je höher sich der tierische Organismus in der Phylogenese differenziert, ins Innere verlagert. Damit ergibt sich eine **Unterteilung in ein zentrales, mehr verarbeitendes**, und ein **peripheres**, mehr **leitendes Nervensystem.** Betrachtet man dieses System rein funktionell als Reizreaktionssystem, so gehören dazu die Rezeptoren und Erfolgsorgane, die zentrale Verarbeitung und zwischen beiden die Elemente des peripheren leitenden Nervensystems.

Eine **zweite Unterteilung** in **vegetatives** und **animalisches Nervensystem** ist üblicherweise einigermaßen deutlich zu treffen: Diese Einteilung leitet sich von der auf Aristoteles zurückgehenden Dreiteilung der Seele in vegetative, animalische und rationale Seele für Pflanze, Mensch und Tier her. In der Tat sorgt das vegetative Nervensystem mehr für trophische Leistungen, die auch schon bei Pflanzen vorhanden sind, während das animalische Nervensystem Reize empfängt, die zu Ortsbewegungen führen, typisch für Tiere. Schließlich ist das menschliche Nervensystem zu Verstandesleistungen fähig, deren direkter neurologischer Ausdruck die menschliche Sprache darstellt.

3. Bedeutung des Nervensystems

Die Bedeutung des Nervensystems höherer Organismen ergibt sich unmittelbar aus seiner Funktion:

1. Es hält auf wechselnde Umweltbedingungen bestimmte Antworten bereit, die in einer Ortsbewegung oder Änderung des inneren Milieus des Körpers bestehen.
2. Es gestattet, aufgrund seiner Fähigkeit zur schnellen Informationsübertragung, außerordentlich rasch auf Reize zu antworten.
3. Es gestattet Modifikation der Reizantwort. Das wichtigste Modifikationstraining ist das Lernen.
4. Es stellt einen Datenspeicher sehr hoher Kapazität dar.
5. Die Erregungsmuster sind aufgrund der milliardenfachen Verschaltung praktisch unbegrenzt, d.h., der Phantasie sind keine Grenzen gesetzt.

1. **Das Nervensystem stellt** auf äußere Reize **Antworten zur Verfügung,** die in Bewegung oder Änderung des inneren Milieus bestehen. Der einfachste Ausdruck für eine solche, meist nicht modifizierbare Antwort ist der Reflex. Seine einfachste Unterart ist der monosynaptische Reflex. Der Reiz besteht in der Regel in der Dehnung einer Muskelspindel. Er führt über den afferenten Schenkel direkt zur motorischen Vorderhornzelle und hat als Reizantwort eine kurze Bewegung. Polysynaptische Reflexe verlaufen über mehrere Stationen und sind dementsprechend störanfälliger, aber prinzipiell nicht modifizierbar. Allgemein stellen aber Nervensysteme auch modifizierbare Reizreaktionsmöglichkeiten zur Verfügung.

2. Eine einfache Modifikation im Sinne von Auftreten und Verschwinden einer reflektorischen Reizantwort stellt der **bedingte Reflex** dar. Bei ihm führen Reize, die zeitlich oder örtlich verbunden sind, auch dann zur Reflexantwort, wenn die Antwort mit dem Reiz nicht in Ursachen-Folge-Zusammenhang steht. Als Beispiel dient der Pawlow-Hund: Er antwortet mit Magensekretion auf das Läuten einer Glocke, wenn er daran gewöhnt wurde, daß zusammen mit dem Läuten der Glocke das Futter kommt. Dieser bedingte Reflex kann wieder »verlernt« werden.

3. **Informationsübermittlung und Informationsspeicherung** sind Phänomene, die erst auf der biologischen Ebene Bedeutung erhalten. Entsprechend geschieht die Informationsübertragung an einem lebensnotwendigen System mit ganz kritischer Struktur: der Membran. Nervöse Systeme zeichnen sich nun dadurch aus, daß die Membran nervöser Strukturen dazu geeignet ist, selbst als Kanal zu funktionieren und Information mit einer Geschwindigkeit von bis zu 100 m pro Sekunde zu leiten. Dies hat zur Folge, daß eine motorische Reaktion auf einen äußeren Reiz sehr schnell erfolgen kann: Der Finger ist von der heißen Herdplatte längst entfernt, bevor sich sein Besitzer einen Plan zum sinnreichen Vorgehen in dieser Situation gemacht hat.

4. Nervensysteme können aber nicht nur **Information** transportieren, sondern sie stellen auch **Speicher** mit hoher Kapazität dar. Die Speicherkapazität des menschlichen Gehirns ist durch Computer bis jetzt noch nicht erreicht. Durch die Speicher ist es Nervensystemen möglich, auf Daten zurückzugreifen und Reaktionen auszuführen, ohne daß aktuelle Reize vorhanden sein müssen. Anstelle des Reizes wird durch das Nervensystem damit der Antrieb oder die Motivation gesetzt.

5. In Nervensystemen finden im Schlafen und im Wachen, natürlich im Wachen in ungleich stärkerem Maße, immer **Erregungen** statt. Diese Erregungen äußern sich in kreisenden Strömen und Freisetzung verschiedener hemmender und bahnender Transmitter (chemische Botenstoffe) in den Synapsen. Man schätzt die Zahl der Schaltstellen auf mehr als 10^{14}, so daß die daraus entstehenden Erregungsmuster praktisch unbegrenzt sind. Das führt dazu, daß bei hochentwickelten Gehirnen, etwa dem menschlichen, das phantasievolle Planen und Denken mit allen möglichen Versatzstücken als Probehandeln durchgeführt werden kann.

So erlauben Nervensysteme schnelle Antworten auf äußere Reize. Die Art der Antworten ist im Bauplan der einzelnen Spezies festgeschrieben. Bei höheren Organismen können die Antworten durch Lernen teils erheblich modifiziert werden. Die große Speicherkapazität erlaubt einen Rückgriff auf innere Reize, die dem globalen Antrieb als Motive vorgesetzt werden. Der große Reichtum der Verschaltungen gestattet zusätzlich dem menschlichen Nervensystem, tatsächlich oder durch »Probehandeln« (Denken), planmäßiges Vorgehen durch Auswahl einer Möglichkeit unter vielen.

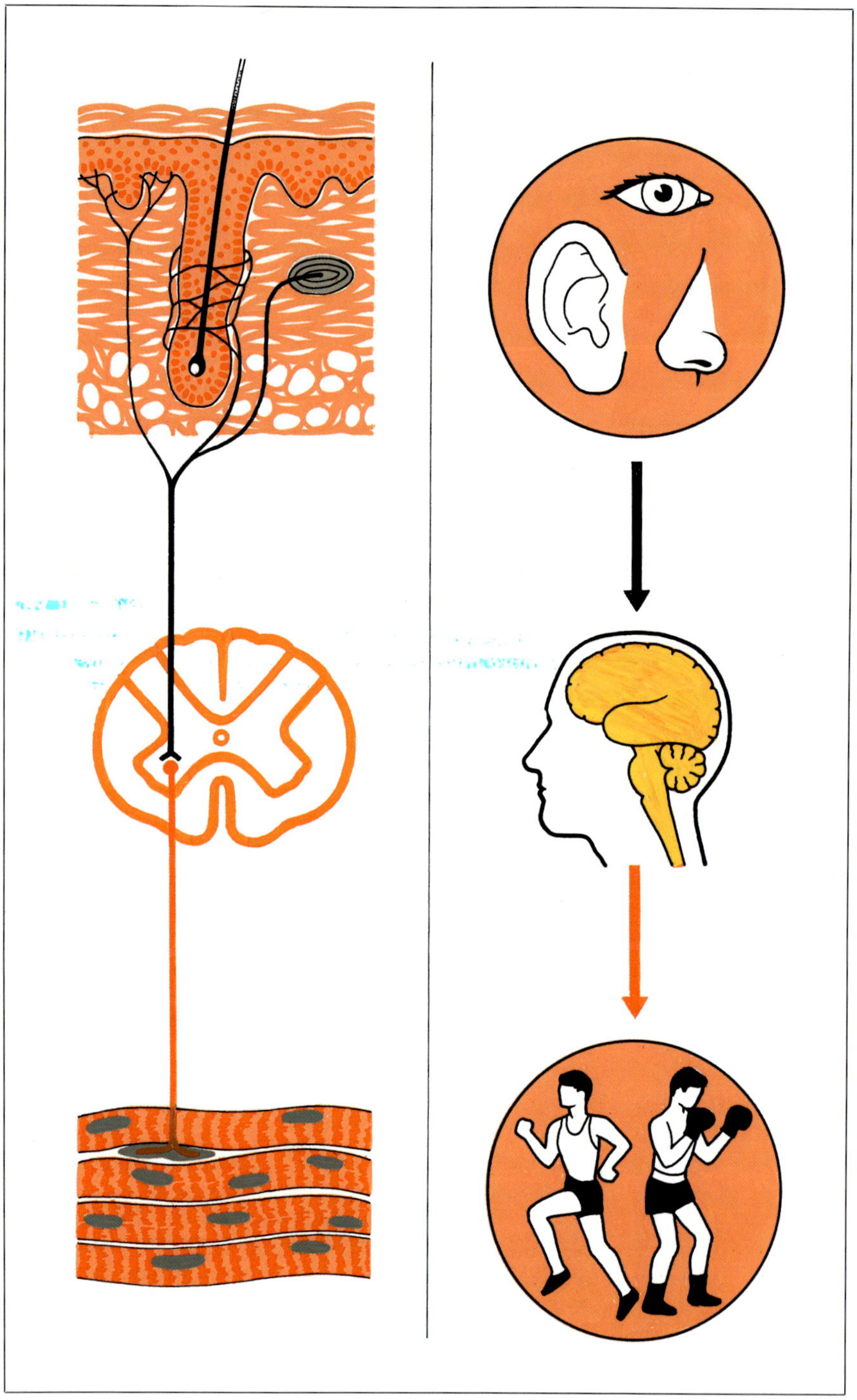

Abb. A-3: Prinzipielle Ähnlichkeit des **einfachen Reflexbogens** mit Empfangsorgan (Haut mit Tastempfindung) und Erfolgsorganen (muskuläre Endplatte) und einer komplexen Reaktion. Bei der komplexen Reaktion wird, abhängig von den Einflüssen der Umwelt, – im allgemeinen – sinnvoll reagiert: bei drohender Übermacht mit Weglaufen, lassen sich Gewinnchancen ausrechnen, mit Kampf.

Das Wesentliche am menschlichen Nervensystem ist sein schichtförmiger Aufbau. Über sehr einfache Leistungen wie Reflexe und bedingte Reflexe und komplexe Reaktionen »stülpt« sich eine ganze Palette von Reaktionsmöglichkeiten. Sie sind so kompliziert, daß sie beim menschlichen Nervensystem meist nur als »Verhalten« beschrieben werden können. Auf das Verhalten wirkt natürlich nicht nur der Reiz, hier Motiv, ein, sondern viele andere Begebenheiten:

- Die genetische Determination des Nervensystems der Species Mensch,
- die genetische Determination des einzelnen Individuums,
- das Ergebnis von Lernprozessen und
- die einmalige, unwiederholbare situative Bedingung eines Handlungsgefüges.

Solche komplexen Verhaltens»reaktionen« menschlicher Nervensysteme werden nicht nur in der Neurophysiologie und in der Neurologie erfaßt. Ihre Analyse erfolgt in der Psychologie, Psychopathologie und Psychiatrie. Das Wesen der unverwechselbar menschlichen und unverwechselbar individuellen Verhaltensdisposition nennt man Seele. Den unverwechselbar menschlichen Teil, der sich durch eine große (»unendliche«) Variationsbreite auszeichnet und deshalb kreativ wirkt, nennt man Geist. Mit psychopathologischen Anomalien beider Bereiche beschäftigt sich die Psychiatrie, die Lehre von den Geistes- oder Seelenerkrankungen.

Die Neurologie *ist die Lehre von den organisch faßbaren Störungen des Nervensystems.* Zu ihrem Bereich gehören auch noch die Störungen komplexer Leistungen, sofern sie lokalisierbar sind. Das sind Störungen der Sprache, des Sprachverständnisses, des räumlichen Erkennens, des Gesichtererkennens, der räumlichen Gestaltung von Handlungen und Entwürfen u.a. Diese Störungen sind die Störungen komplexer neurologischer Fähigkeiten oder Werkzeugstörungen. Dagegen hat es die Psychopathologie und Psychiatrie mit Störungen des inhaltlichen und formalen Denkens, des Antriebs, der Emotionalität, aber auch des Ich-Bewußtseins (im Gegensatz zum neurologischen Wachbewußtsein, der Vigilanz) zu tun. Besonders Störungen des Ich-Bewußtseinsverhaltens, des Gefühls für die eigene Kontinuität in Zeit und Raum, spielen in der psychiatrischen Theoriebildung eine wichtige Rolle.

Der schichtförmige Bau höherer Nervensysteme ist ein Ergebnis der **Phylogenese.** Die in der Phylogenese auftretenden verschiedenen Stufen der Nervensysteme werden in der Ontogenese höherer Organismen teilweise wieder durchlaufen und lassen sich in weit ausdifferenzierten Hirnen auch noch auffinden.

Ontogenetisch bildet sich das Nervensystem höherer Tiere aus dem Ektoderm durch Einstülpung zur Neuralrinne und Schluß zum Neuralrohr. Aus diesem Neuralrohr entsteht das Rückenmark und am kranialen Ende das Gehirn. Am Gehirn formen sich bei den Säugetieren und beim Menschen mehrere Bläschen, die bis auf die beiden letzten, die Endhirnbläschen, unpaar, aber symmetrisch sind. Diese Bläschen bilden später das Rhombenzephalon (Rautenhirn und Kleinhirn), das Dienzephalon (Zwischenhirn) und die beiden Endhirnhälften.

Die segmentale Anordnung am Rückenmark des Menschen kopiert noch sehr deutlich die metamere Gliederung niederer Tiere, auch wirbelloser Tiere. Die Nervenabgänge der Körperperipherie sind als eine der wenigen Bildungen beim Menschen noch ganz segmental. Bei einigen Wirbeltieren erfolgt die Verarbeitung von visuellen und auditiven Eindrücken auf der Ebene des Mittelhirns. Hier hat sich im menschlichen Gehirn in der Vierhügelplatte (Tectum opticum) eine wichtige Schaltstelle zwischen visuellen Einflüssen und Reizantworten ausgebildet. In der Reihe der Säugetiere gewinnen die Großhirnhemisphären zunehmend an Bedeutung. Beim Menschen werden sie mächtig ausgestaltet und besonders stark gefurcht (gyriert). Bei Fischen bis hin zu niederen Wirbeltieren stehen einfach gebaute Großhirnrindenbezirke, das sog. Archipallium und Paläopallium, ganz im Vordergrund im Aufbau der Großhirnhemisphären. Bei den Hominiden und beim Menschen werden diese Bezirke an den Rand des Stiels der Großhirnblasen gedrängt zugunsten der mächtigen Entfaltung des Isokortex mit seinen Projektions- und Assoziationsgebieten. Die wichtige Verarbeitung der Sinneseindrücke und die wichtige Entscheidung über komplexe motorische Reaktionen werden ebenfalls in den Großhirnkortex verlagert. Somit läßt sich der anatomische Bau und die ontogenetische Entwicklung des menschlichen Nervensystems vielfach mit bekannten Daten aus der Phylogenese parallel setzen.

Dagegen sind die besonderen Leistungen menschlicher Nervensysteme, begriffliches und folgerichtiges Denken, mit biologischer Terminologie schwerer zu fassen. Die evolutionäre Erkenntnistheorie kommt, wie Immanuel Kant, zu dem Schluß, daß die wichtigsten Fähigkeiten spezifisch menschlicher Nervensysteme sich auf das Funktionieren in Raum und Zeit, d.h. auf Vergleichen und Schlußfolgern, zurückführen lassen. Das Vergleichen führt zu den wichtigen Annahmen von Gleich und Verschieden, zur Bildung von Ober- und Unterbegriffen, mithin zur menschlichen Logik. Das Schlußfolgern führt zu dem essentiellen Denkgesetz der Kausalität.

Allerdings erklärt – bis jetzt – keine der formulierten Theorien (psychophysischer Parallelismus, evolutionäre Erkenntnistheorie, Panpsychismus, Synergetik u.a.) die alte Menschheitsfrage, ob und wie es Nervensystemen gelingt, Realität abzubilden. Daß diese Frage ungelöst ist, vielleicht unlösbar bleibt, macht den Reiz der Neurowissenschaften aus.

B. Anatomie

1. Intrakranieller und intraspinaler Raum – Hirnhäute

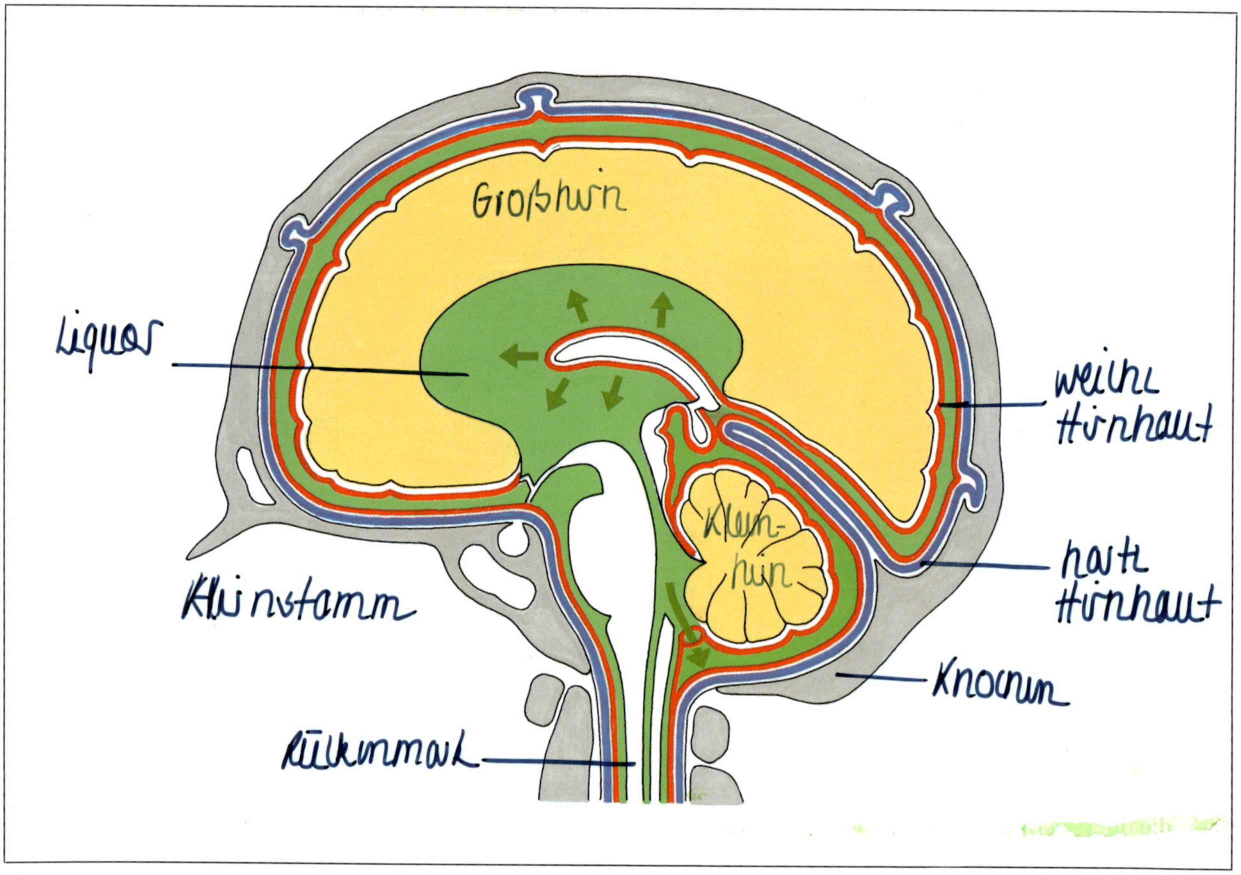

Abb. B-1: Intrakranieller Raum: Groß- und Kleinhirn (gelb) sowie Hirnstamm und Rückenmark (weiß) werden von den Blättern der weichen Hirnhaut (rot) und der harten Hirnhaut (blau) umgeben. Der Liquor cerebrospinalis (grün) wird im Plexus chorioideus gebildet (grüne Pfeile in der Mitte) und gelangt aus dem inneren Ventrikelsystem durch die Öffnungen des vierten Ventrikels (grüner Pfeil unten) in den Subarachnoidalraum. Die Resorption erfolgt in den pilzförmigen Ausstülpungen beider Hirnhäute in den Knochen (grau), den Arachnoidalzotten oder Pacchioni-Granulationen.

Das **Nervensystem** ist in seinem zentralen Anteil (Hirn und Rückenmark) knöchern umschlossen. Zwischen Knochen und dem zentralen Nervensystem liegt ein System von Hüllen, die klinisch wichtige »Kompartimente« unterteilen. Der Inhalt des knöchern begrenzten Schädels und des Wirbelkanals ist der **intrakranielle** und **intraspinale Raum**. Diese Räume sind als Einheit zu betrachten.

Die **harte Hirnhaut** (*Pachymeninx* oder *Dura mater cerebri*) teilt sich in der Ontogenese in zwei Blätter. Das knochennahe Blatt bildet im intrakraniellen Raum das Periost des Schädels, das hirnnahe Blatt wird zur faserigen, harten Hülle, der eigentlichen Dura mater. Aus ihr entspringen Duplikaturen: Das sind Einstülpungen der harten Hirnhaut, die den Schädelinnenraum unterteilen und die Funktion eines Skeletts haben.

Eine halbmondförmige Duplikatur (*Sichel* oder *Falx cerebri*) liegt zwischen den beiden Hemisphären. In ihrem hinteren Abschnitt liegt sie dem Balken an, während sich vorne zwischen Balken und Unterrand der Falx die **Cisterna corporis callosi** erstreckt. Eine zweite, fast horizontal gestellte Duplikatur ist das Kleinhirnzelt *(Tentorium cerebelli)*. Es liegt auf dem Kleinhirn, begrenzt die hintere Schädelgrube nach oben und hat median eine Öffnung, in der das Mittelhirn liegt, den Tentoriumsschlitz.

Im intraspinalen Raum wird das Knochenperiost nicht von der Dura gebildet. Sie ist vom Knochen durch einen fett- und bindegewebshaltigen Raum, den **Epiduralraum,** getrennt. Die Dura endet kaudal im Duralsack, der die Cauda equina des Rückenmarkes umgibt. Das Ende des Duralsackes begleitet als Filum terminale durae matris das Filum terminale medullae spinalis bis zum Periost des Steißbeines.

Die **weiche Hirnhaut** (Leptomeninx) spaltet sich ebenfalls in zwei Blätter auf. Der Dura liegt die *Arachnoidea* (Spinnwebshaut) dicht an; zwischen Arachnoidea und Dura wirkt eine kapilläre Adhäsion. Das hirnnahe Blatt der Leptomeninx ist die *Pia mater cerebri,* eine feine Haut, die direkt dem Hirn anliegt und den Windungen folgt. Zwischen Arachnoidea und Pia erstreckt sich der *Subarachnoidalraum.* Er ist mit einem System von Trabekeln durchzogen. Der Subarachnoidalraum ist liquorgefüllt und steht mit dem inneren Ventrikelsystem in Verbindung. Größere, mehr oder weniger abgegrenzte Hohlräume innerhalb des Subarachnoidalraums heißen Zisternen.

Die **großen zuführenden Arterien** verlaufen mit ihren Hauptstämmen nach Durchtritt durch die Dura und Arachnoidea im Subarachnoidalraum. Hier findet praktisch nach Einschaltung des sehr variablen »Verteilerkreises« **Circulus arteriosus** (Willis) die Aufteilung der Irrigationsgebiete statt. Die großen Arterien sind Prädilektionsstellen für angeborene Aneurysmen, deren Ruptur zum Krankheitsbild der spontanen Subarachnoidalblutung führt.

Die **Venen** des zentralen unpaaren und des hemisphärischen paaren Drainagegebiets münden in Venensinus, die in der Dura mater cerebri verlaufen. Die Arachnoidea stülpt sich an einigen Stellen, besonders in der Nähe der Mantelkante, in die Durasinus ein. Die so gebildeten pilzartigen Wucherungen, die **Pacchioni-Granulationen,** bestehen aus einem zentralen Gefäßbindegewebsgeflecht, das von der Bedeckung der Arachnoidea und einer stark verdünnten Dura überzogen ist. Diese Arachnoidalzotten sollen der Ort der Liquorresorption sein, d.h., hier tritt Liquor aus dem Subarachnoidalraum ins venöse Blut über.

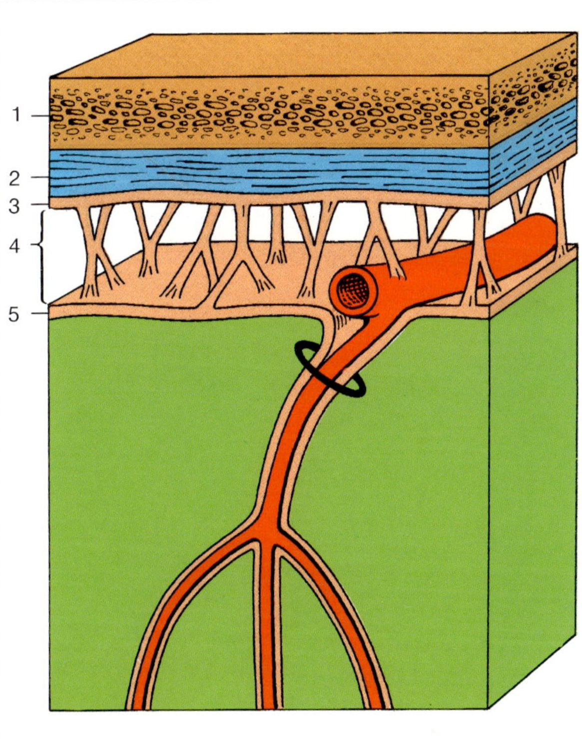

Abb. B-2: Hirnhäute. Die Dura (2) ist lose mit dem Knochen (1) verbunden. Die Arachnoidea (3) der weichen Hirnhaut liegt ihr dicht an. Zwischen Arachnoidea und Pia breitet sich das Trabekelwerk aus. Die im Subarachnoidalraum (4) laufenden Gefäße werden von der Pia mater cerebri (5) in die Virchow-Robin-Trichter (Kreis in der Abbildung) begleitet. Ab dort werden die Gefäße von der Pia-Glia-Scheide umgeben.

An der hirnnahen Seite begleitet die Pia mater cerebri die vom Subarachnoidalraum ins Hirnparenchym eindringenden Gefäße trichterartig *(Piatrichter, Virchow-Robin-Trichter).* Im Hirnparenchym selbst wird die Pia durch die *Membrana gliae limitans,* eine Scheide der Astrozytenfortsätze, weitergeführt. Der Subarachnoidalraum ist ein »Kompartiment«, in dem sich neben der Subarachnoidalblutung auch andere pathologische Veränderungen abspielen: Meningitis, Meningeosis u.a. Zusätzlich zu den Gefäßen sind die dort verlaufenden Hirnnerven oft von diesen Schäden betroffen.

2. Endhirn (Großhirn)

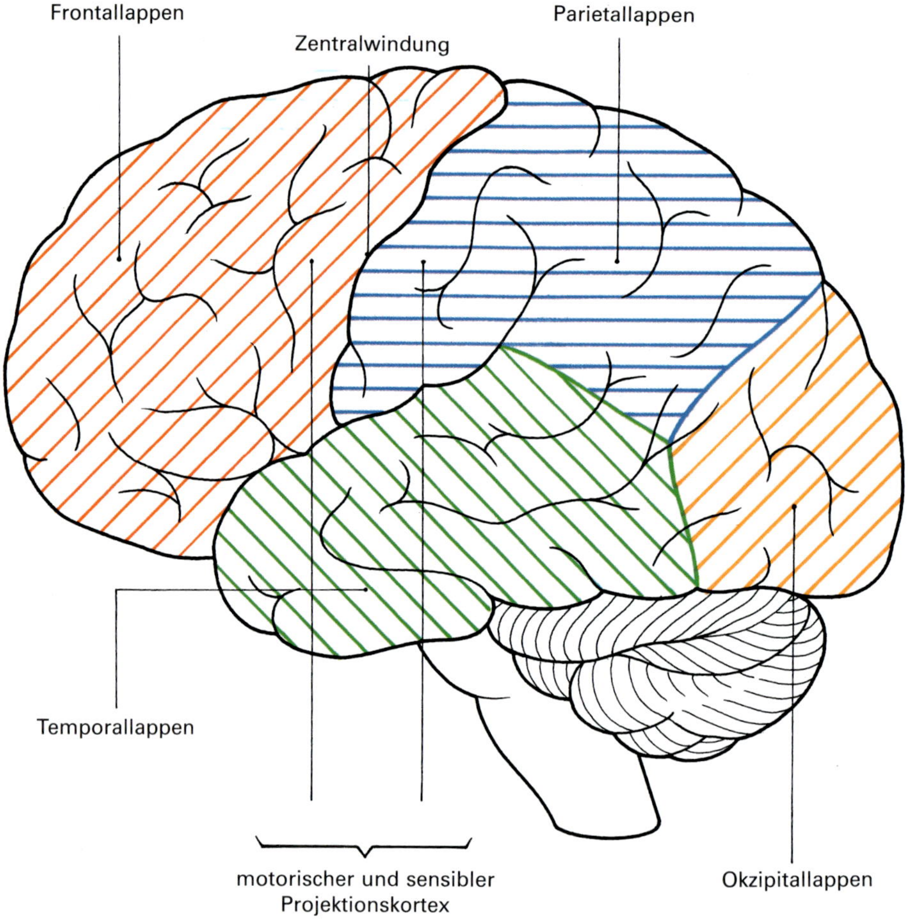

Abb. B-3: Die **Endhirnhemisphären** von lateral, die Lappen, wichtige Furchen und Windungen

Das **Endhirn** besteht aus den beiden **Hemisphären** (Großhirnhälften), die von lateral her durch tief einschneidende Furchen (*Fissura lateralis* und *Sulcus centralis*) in **Lappen** eingeteilt werden. Vor der Zentralfurche liegt der motorische, dahinter der sensible Projektionskortex. In beiden Strukturen ist das Körperschema verzerrt als »Homunkulus« repräsentiert. An der Innenseite liegen über dem Balken bis zum Unkus die gebogen verlaufenden Teile des limbischen Systems. In diesem Teil des Großhirnes besitzt die Rinde eine andere Struktur als im übrigen Großhirn.

Im Großhirn unterscheidet man die **Rinde** (Cortex), das **Mark** (weiße Substanz) und die **Stammganglien** oder Basalganglien; unter Stammganglien versteht man nicht ganz einheitlich verschiedene, in der Tiefe liegende Ganglienzellanhäufungen. In den Rindenbezirken werden Leistungen erbracht, die teilweise lokalisiert werden können. Dagegen besteht das Mark im wesentlichen aus markhaltigen, zentripetal und zentrifugal leitenden Bahnen.

In den Projektionszentren der Hirnrinde besteht eine Punkt-zu-Punkt-Repräsentation für periphere Körperorgane, Haut, quergestreifte Skelettmuskeln und Sinnesorgane. Für die Motorik und Sensibilität läßt sich die entsprechende Projektion als »Homunkulus« in der Präzentralrinde und in der Postzentralrinde darstellen. Eine Punkt-zu-Punkt-Repräsentation der Retina findet in der Calcarinarinde, dem primären Sehzentrum, statt. Meist in der Nähe der Projektionsrinde liegen kortikale Assoziationsfelder für entsprechende Leistungen. In ihnen werden komplette Programme für die Motorik oder die Entschlüsselung der Sinneseindrücke bearbeitet. Bekannt ist das motorische Sprachzentrum (Broca), das in der Nähe der motorischen Zentren für die Gesichtsmuskulatur liegt. In ihm wird die grammatikalische Form einer sprachlichen Information entworfen. Die übrige Rinde ist allgemeiner Assoziationskortex, in dem Erfahrungen und Gedächtnis überprüft und verglichen werden.

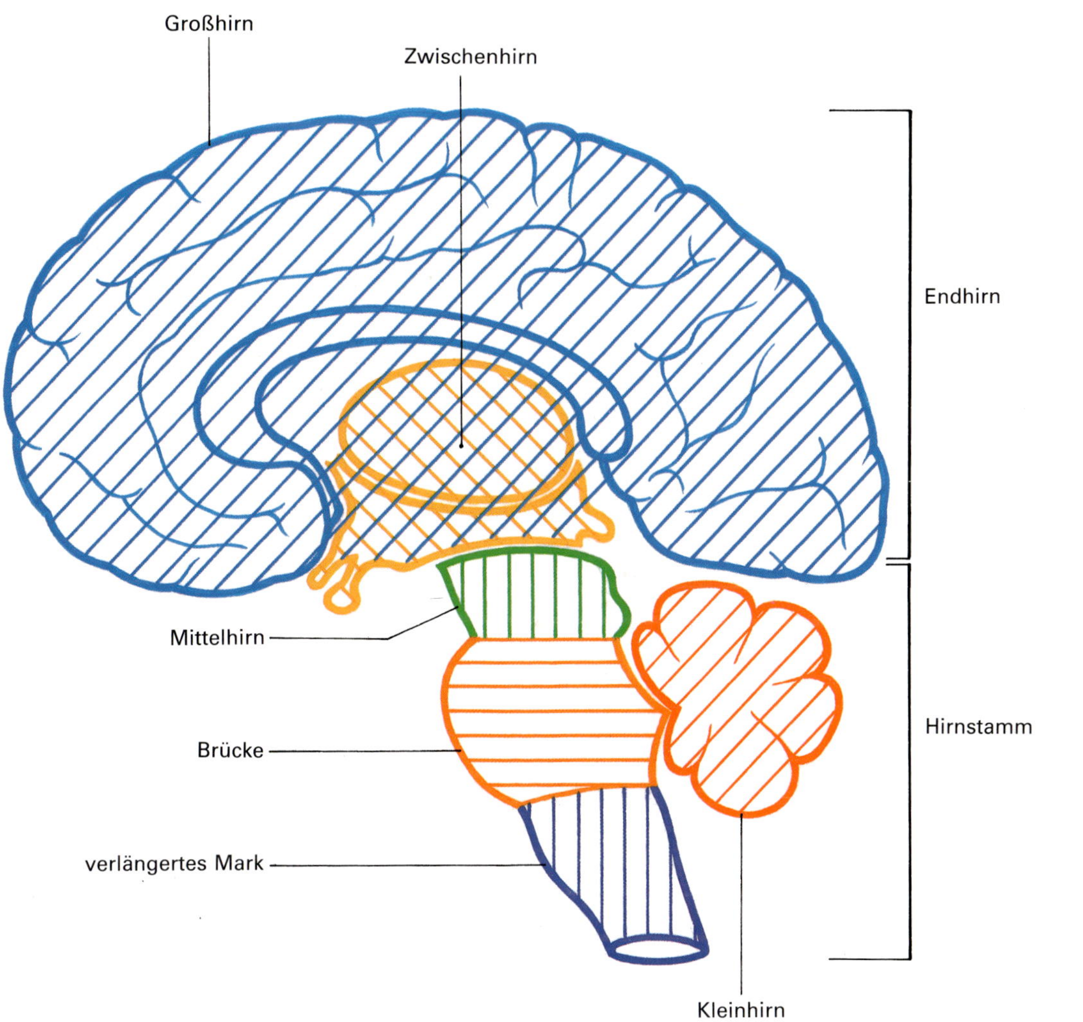

Abb. B-4: Schnitt durch das **Hirn** und Darstellung der verschiedenen Teile

Graue Substanz: In den meisten Gebieten der Großhirnrinde liegen die Ganglienzellen in sechs Schichten übereinander. Dieser Rindenbau heißt *Isokortex*. Bahnende und hemmende Neurone sind über diese Schichten in einer dreidimensionalen Säule angeordnet: Dieses »Modul« gilt als Einheit der Informationsverarbeitung. Im *Allokortex,* der Rinde, die sich im wesentlichen auf den Hippokampus beschränkt, ist die Schichtung der Neurone komplizierter.

Die **weiße Substanz der Großhirnhemisphären** besteht aus Projektions- und Assoziationsbahnen. Eine der bekanntesten Projektionsbahnen ist die vom motorischen Cortex zum Rückenmark ziehende Pyramidenbahn. Eine voluminöse Kommissurenbahn ist der beide Hemisphären verbindende Balken.

Die **Ammonsformation** bildet einen Kreis, der Corpora mamillaria, Fornix und Rindenteile über dem Balken und den eigentlichen Hippokampus umfaßt. Sie erhält ihre Hauptzuflüsse aus dem temporalen Gyrus parahippocampalis und ist über den Nucleus thalami anterior mit der Großhirnrinde verbunden. Diese Gesamtstruktur *(Papez circuit)* spielt eine Rolle bei der Konsolidierung der Gedächtnisinhalte. Weitere Zentren, in denen komplexe Leistungen lokalisiert werden können, sind die Sprachzentren und das Lesezentrum nahe der Sehrinde. Es ist über das sensorische Sprachzentrum (Wernicke) mit dem motorischen Sprachzentrum verbunden. Im sensorischen Sprachzentrum wird sprachliche Information semantisch kodiert und dekodiert. Zentren für das wichtige Gesichtererkennen werden temporal angenommen.

3. Zwischenhirn

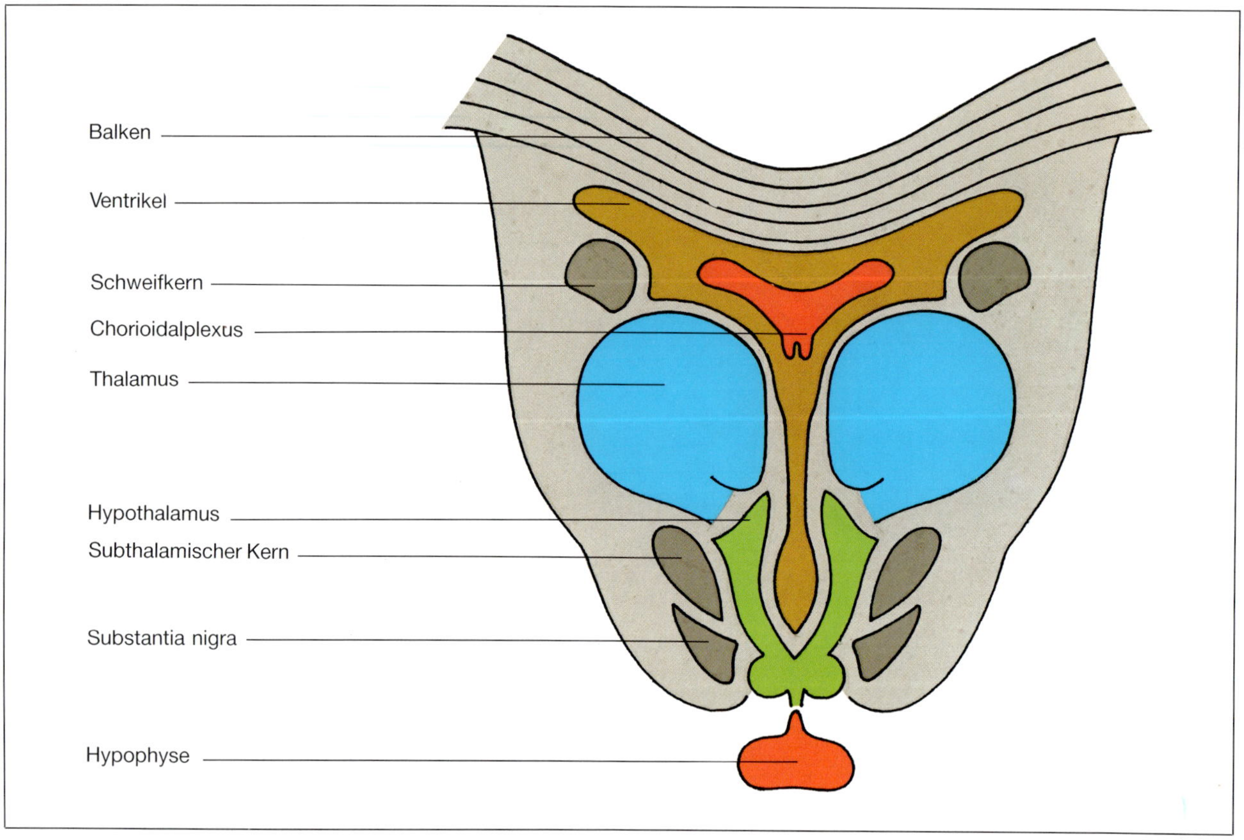

Abb. B-5: Schematische Darstellung des **Zwischenhirns**

Das **Zwischenhirn** bildet zusammen mit dem Endhirn das **Vorderhirn.** Es liegt in der Mitte »zwischen« den beiden Großhirnhemisphären und wird unterteilt in Epithalamus, Thalamus (dorsalis), Sub- und Hypothalamus. In der Mitte des Zwischenhirns liegt der unpaare dritte Ventrikel.

Im Boden befinden sich in der Nähe des dritten Ventrikels Kerngruppen, die in ihrer Gesamtheit den **Hypothalamus** bilden. Funktionell sind diese Kerngruppen für verschiedene vegetative Leistungen zuständig, wie die Regelung von Hunger, Durst und Sexualität. Bekannt ist die neuroendokrine Funktion der groß- und kleinzelligen Kerngruppen, in denen die Hormone Oxytocin und Vasopressin-Adiuretin sowie *releasing* und *inhibiting factors* für die Steuerung der Adenohypophyse gebildet werden.

Der **Thalamus** bildet den beidseits des dritten Ventrikels gelegenen mächtigen Wulst, der in mehrere Unterkerne zerfällt. Genannt wurde schon der Nucleus anterior thalami, der in den Papez circuit eingeschaltet ist und mit den Corpora mamillaria über den Tractus mamillo-thalamicus (Vicq d'Azyr) in Verbindung steht. Ein großer Teil des hinteren Thalamus ist Schaltstelle für sensible und sensorische Afferenzen: im lateralen Kniehöcker wird die Sehbahn umgeschaltet, im medialen die Hörbahn. Die Endstrecken der langen *Körperfühlbahnen* (Lemniscus medialis und Tractus spinothalamicus) werden im Nucleus ventralis posterior umgeschaltet, bevor sie in den Gyrus postcentralis gelangen.

Zwischen Thalamus dorsalis und Hypothalamus liegt der Subthalamus, der im wesentlichen dem extrapyramidal-motorischen System zugeordnet werden kann.

4. Mittelhirn

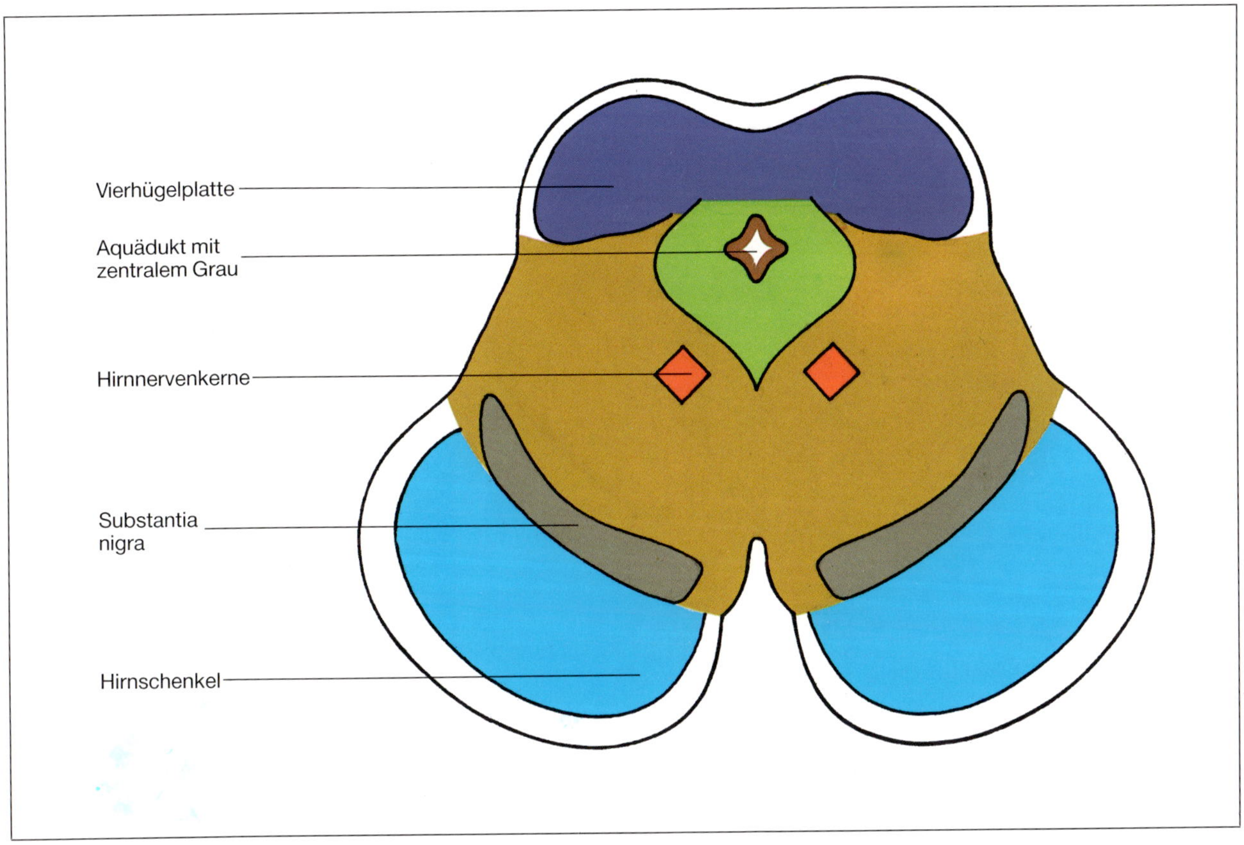

Abb. B-6: Querschnitt durch das **Mittelhirn**

Das **Mittelhirn** bildet den Übergang zwischen Vorderhirn und unterem Hirnstamm und wird deshalb von allen langen zentripetalen und zentrifugalen Bahnen durchzogen. Die *zentrifugalen Bahnen,* die vom Großhirn in die Peripherie ziehen, gruppieren sich in die beiden Hirnschenkel. Der Tractus corticospinalis (Pyramidenbahn) liegt etwa in mittlerer Position im Hirnschenkel. Daneben verlaufen die Bahnen zu den Hirnnervenkernen und die kortikopontinen Bahnen, die an den Kernen der Brücke umgeschaltet werden und zum Kleinhirn gelangen.

Oberhalb der Hirnschenkel liegt die paarig angelegte **Substantia nigra.** Die Zellen dieses Kerngebiets enthalten Melanin und projizieren unter Verwendung des Transmitters Dopamin zum Streifenkörper. Bei Morbus Parkinson degenerieren die Perikarya des Nucleus niger. Man kann die Degeneration in diesen Fällen durch das Vorkommen frei im Gewebe liegenden Melaninpigments nachweisen.

Das Mittelhirn wird der Länge nach durchzogen vom **Aquaeductus mesencephali** (Sylvius). Dieser enge Teil des Ventrikelsystems verbindet den dritten und den vierten Ventrikel. Diese Stelle ist ein Prädilektionsort für Verlegungen mit nachfolgendem Hydrocephalus occlusus.

Um den Aquädukt herum liegt das **zentrale Höhlengrau,** das in lockerer Anordnung Nervenzellen enthält, die u. a. auch an der Modulation von Schmerz beteiligt sind. Ventral vom Aquädukt liegen die motorischen Kerne für die Augenmuskeln des Nervus oculomotorius und trochlearis. Sie werden koordiniert durch den Fasciculus longitudinalis medialis. Übergeordnete Kerne der Blickmotorik, die auf diese Kerne und Bahnverbindungen einwirken, liegen in der Mittelhirnhaube. Die **Vierhügelplatte** (Tectum opticum) besteht aus zwei oberen Hügeln (Colliculi superiores), einer Schaltstelle des optischen Systems sowie zwei Colliculi inferiores, die mit der Hörbahn verbunden sind.

5. Brücke – Verlängertes Mark

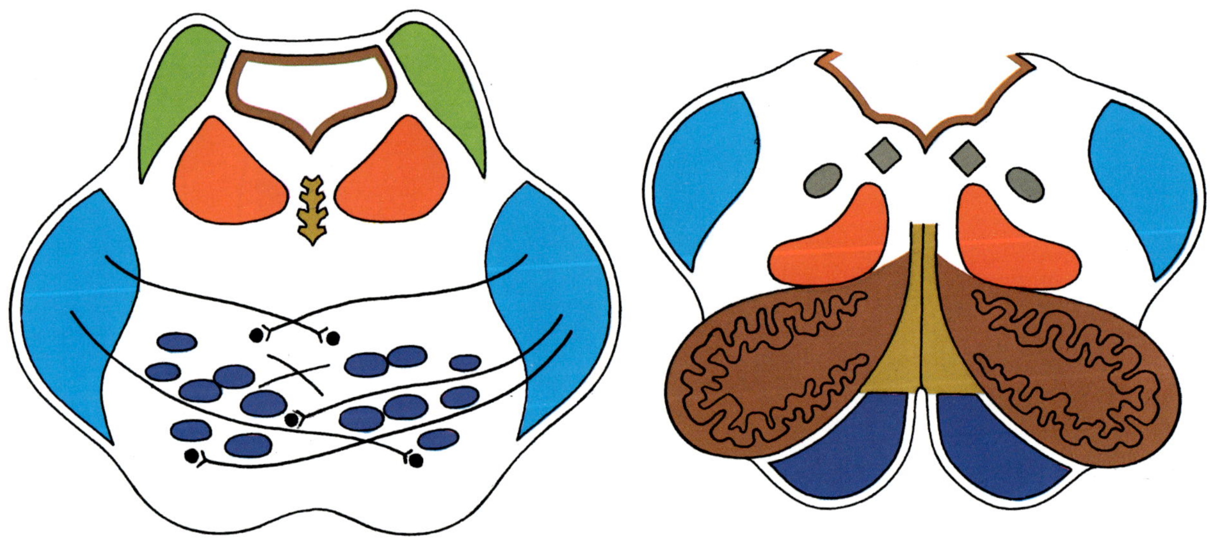

Abb. B-7: Querschnitt durch **Brücke** (links) und **verlängertes Mark** (rechts). Beide Strukturen: blau = mittlere Kleinhirnschenkel, violett = Pyramidenbahn, rot = zentrale Haubenbahn, braun umrandet = Vierter Ventrikel, gelb = Lemniskuskreuzung. Brücke: grün = obere Kleinhirnschenkel. Medulla: braun = untere Olive.

Sowohl die **Brücke** (Pons) als auch das **verlängerte Mark** (Medulla oblongata) besitzen vier Funktionen:

1. Verbindungsweg der langen Bahnen zwischen Großhirn und Peripherie
2. Relaisstationen für Regelkreise, die Groß- und Kleinhirn verbinden
3. Ort motorischer, sensibler und vegetativer Kerne der Hirnnerven
4. Ort diffuser grauer Substanz (Formatio reticularis).

Die **Pyramidenbahn** (Tractus corticospinalis) verläuft in der Höhe der Brücke im Zentrum, aufgespalten in einzelne Bündel. Auf dem Niveau der Medulla oblongata treten die Pyramidenbahnen an die Ventralseite dieser Struktur und wölben sich deutlich vor, so daß eine Atrophie hier makroskopisch wahrgenommen werden kann. In der Mitte bilden sie eine Einsenkung, in deren Tiefe man am Übergang zwischen verlängertem Mark und Rückenmark die sich kreuzenden Fasern der **Pyramidenbahnkreuzung** (Decussatio pyramidum) sehen kann.

Die **langen sensiblen Bahnen der Hinterstränge** kreuzen nach Umschaltung in den Hinterstrangbahnen in der Medulla oblongata in der Mittellinie. Sie bilden hier die mittlere Schleife (Lemniscus medialis), die dann weiter in der Brücke zwischen Fuß und Haube in den Thalamus zieht.

In der Medulla oblongata bilden die **Oliven** eine aufgrund ihrer gezähnten Kontur gut sichtbare Struktur. Auf der Höhe der Brücke verbinden die oberen und mittleren Kleinhirnschenkel diese Struktur mit dem Pons. Der mittlere Kleinhirnschenkel nimmt die Bahnen auf, die Großhirnafferenzen aus Assoziationszentren nach Umschaltung in der Brücke zum Kleinhirnkortex senden. Die oberen Kleinhirnschenkel nehmen Efferenzen des Kleinhirns auf, die zum Großhirn zurückziehen oder nach Kreuzung und Umschaltung im Nucleus ruber als zentrale Haubenbahn nach unten ziehen. Diese Fasern werden wiederum an der unteren Olive umgeschaltet und zum Kleinhirn zurückgeführt (innerer Kleinhirnregelkreis, Guillain-Mollaret-Dreieck).

Der **Aquaeductus mesencephali** erweitert sich in der Brücke zum vierten Ventrikel, der im wesentlichen vom Kleinhirn bedeckt wird. Vom vierten Ventrikel aus gibt es Verbindungen zwischen innerem und äußerem Ventrikelsystem: Foramen Magendii, unpaarig und Foramina Luschkae, lateral gelegen und paarig.

6. Kleinhirn

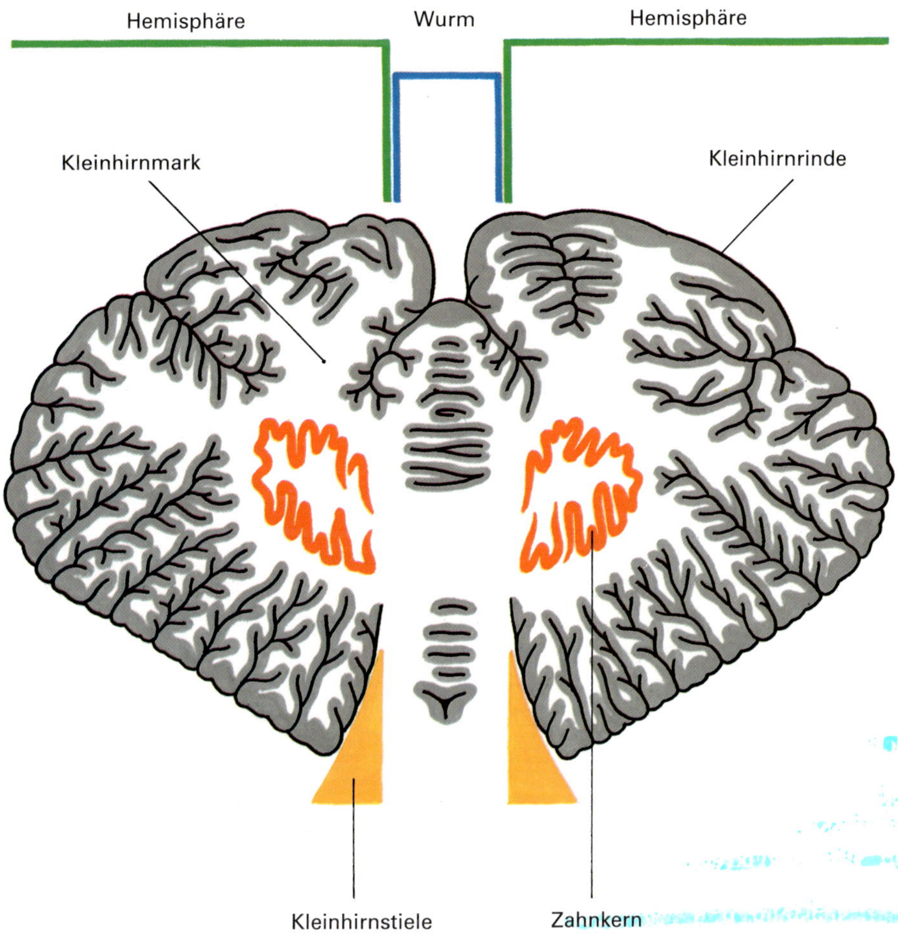

Abb. B-8: Schnitt durch das **Kleinhirn** mit den wichtigsten Strukturen

Das **Kleinhirn** ist als gut abgegrenzte »nebengeschaltete« Einheit für den Fluß der Zielbewegungen zuständig. Median liegt als älterer Teil der Kleinhirnwurm, beidseits die Hemisphären. Das Kleinhirn besitzt Rinde, Mark und interstitielle Kerne.

Das Kleinhirn füllt den Raum unter dem Tentorium in der hinteren Schädelgrube aus; es ist durch tief einschneidende Fissuren in Läppchen eingeteilt und durch kleine verzweigte Furchen vielfach untergliedert.

Der **Kleinhirnkortex** besitzt einen Dreischichtenbau. Auf die außen liegende *Molekularschicht* folgt die einzellige *Purkinje-Zellschicht*. Zwischen Purkinje-Zellen und Mark liegt die mehrreihige *Körnerzellschicht*.

Die Afferenzen aus der Peripherie, Zuflüsse, die über Haltung und Gliederstellung informieren, aber auch Afferenzen innerer Regelkreise, gelangen als Moos- und Kletterfasern in den Kleinhirnkortex. Die einzigen efferenten Neurone des Kleinhirnkortex sind die Purkinje-Zellen, die an den Kleinhirnkernen umgeschaltet werden. Der größte dieser Kleinhirnkerne ist der Zahnkern (Nucleus dentatus); dazu kommen die Nuclei globosus, emboliformis und fastigii. Efferenzen ziehen über die oberen Kleinhirnschenkel nach Kreuzung zum Großhirn und zum Hirnstamm. Ein Teil wird im Nucleus ruber umgeschaltet und ist Teil des inneren Regelkreises (Guillain-Mollaret-Dreieck). Das Kleinhirn übt seine motorisch koordinative Wirkung somit über die Tractus vestibulospinales und die Pyramidenbahn aus.

7. Rückenmark

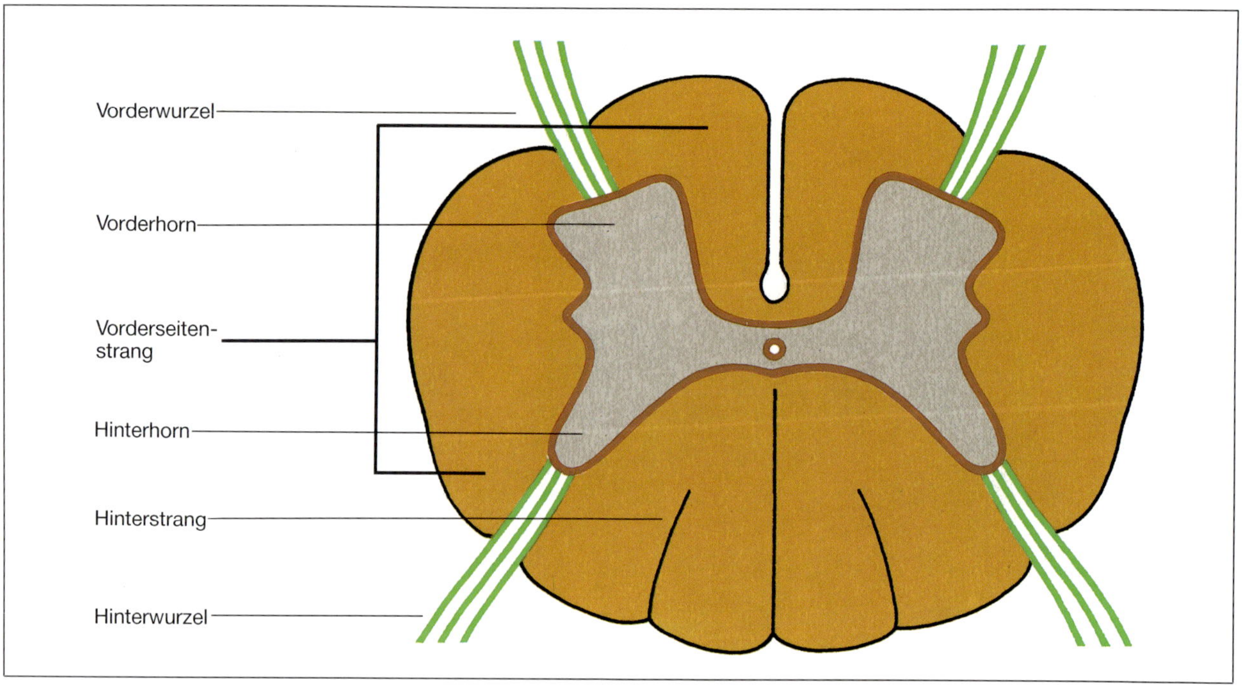

Abb. B-9: Querschnitt durch das **Rückenmark**

Das **Rückenmark** (Medulla spinalis) erstreckt sich vom verlängerten Mark bis in die Höhe des ersten Lumbalwirbels. Es ist scheinbar segmental (metamer) gegliedert. In jedem Segment treten Spinalwurzeln aus. Die vorderen Wurzeln entspringen von den Motoneuronen, die Hinterwurzeln ziehen zu den Hinterhörnern und setzen sich in die langen sensiblen Bahnen fort. Die **graue Substanz** des Rückenmarks liegt, im Gegensatz zum Hirn, zentral und bildet die bekannte Schmetterlingsfigur. In den *Vorderhörnern* dieser Schmetterlingsfigur liegen die Motoneurone oder motorischen Vorderhornzellen, die in Größe und Form recht charakteristisch sind. Im Thorakalmark ist ein Seitenhorn ausgebildet, in dem Nervenzellen des sympathischen Systems lokalisiert sind. Die Perikarya der sensiblen Hinterwurzeln liegen im Spinalganglion. Im *Hinterhorn* selbst liegen verschiedene Kerngruppen, die Schaltstellen für ankommende sensible Afferenzen darstellen. Die beiden Hälften der Schmetterlingsfigur werden median durch *Kommissuren* vereinigt. Die Schmetterlingsfigur der grauen Substanz und die Wurzeln teilen das **Rückenmarksweiß** auf dem Querschnitt in Vorder-, Seiten- und Hinterstränge. Die *Hinterstränge* werden median durch ein tief einschneidendes Septum posterius getrennt, die Vorderstränge durch eine Inzisur. Die Hinterstränge werden zur Gänze eingenommen durch die beiden sensiblen Bahnen (Fasciculus gracilis und Fasciculus cuneatus [Goll und Burdach]). Die Bahnen leiten die feine Oberflächensensibilität und die Tiefensensibilität. Im *Seitenstrang* liegt an das Hinterhorn anschließend die Pyramidenbahn (Tractus corticospinalis lateralis), wovon auch ein kleiner Teil im *Vorderstrang* neben der Incisura mediana verläuft. Die übrigen sensibel-afferenten Bahnen und die zum Kleinhirn ziehenden Bahnen erstrecken sich über den vorderen Seitenstrang und den Vorderstrang, so daß man sie auch als *Vorderseitenstrangbahnen* bezeichnet. Die sensiblen Bahnen des Vorderseitenstrangs leiten Berührungsempfindung, Schmerz und Temperatur. Ebenfalls im Vorderseitenstrang verlaufen afferente Verbindungen zum Kleinhirn.

8. Ventrikelsystem – Liquor

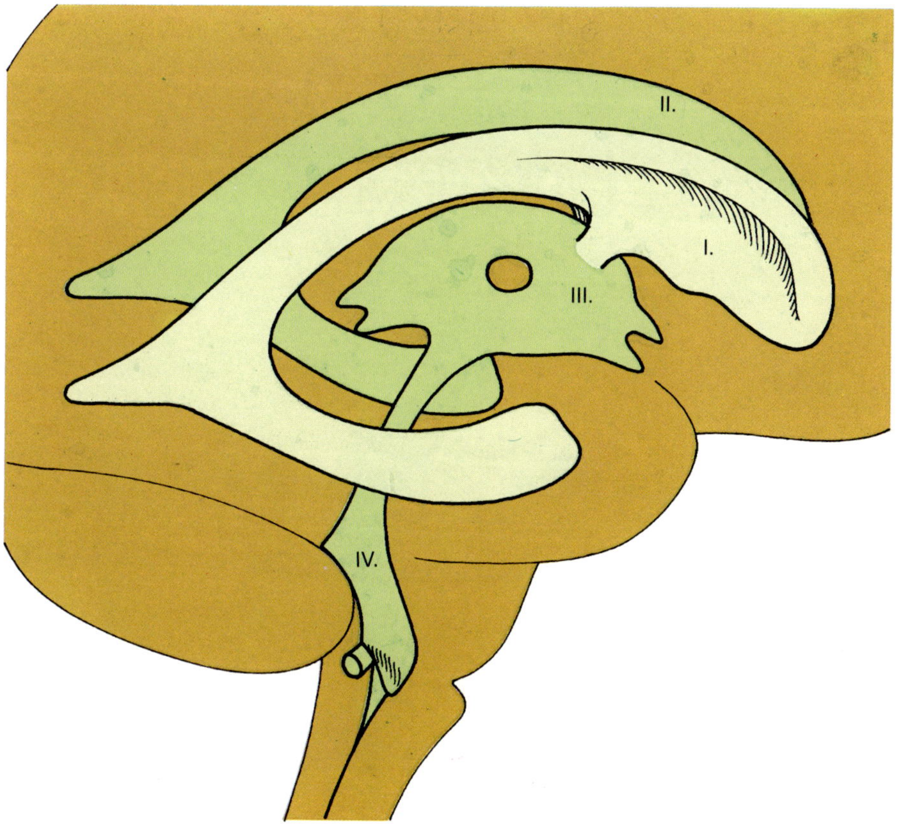

Abb. B-10: Darstellung des **Ventrikelsystems.** Die paarigen Ventrikel der Großhirnhemisphären besitzen im Foramen Monroi eine Verbindung zum III. Ventrikel. Dieser kommuniziert über den Aquädukt mit dem IV. Ventrikel. Von dort gelangt der Liquor in den Subarachnoidalraum.

Das Hirn ist von einem **Kammersystem** durchzogen, dessen Gestalt sich aus dem Bauplan und der Entwicklungsgeschichte des nervösen Zentralorgans erklärt. Die Ventrikel des Großhirnes teilen sich ein in Vorderhorn, Hinterhorn und Unterhorn und folgen damit der Lappenausstülpung um den zentralen Stiel. Beide Großhirnventrikel sind mit dem III. durch das Foramen interventriculare (Monro) verbunden. Der III. Ventrikel entspricht mit mehreren Ausziehungen – recessus – der Gestalt des Zwischenhirns. Mit dem IV. Ventrikel, der von Brücke, Medulla oblongata und Kleinhirn begrenzt wird, ist der III. Ventrikel durch die Enge des Aquaeductus mesencephali (Sylvius) verbunden.

Im Ventrikelsystem liegen Adergeflechte **(Plexus chorioidei)**, die als Ort der Liquorbildung angesehen werden. Der **Liquor cerebrospinalis,** eine Flüssigkeit charakteristischer chemischer Zusammensetzung, erfüllt das gesamte innere und äußere Ventrikelsystem. Diese Räume sind durch das Foramen Magendii und die Foramina Luschkae am Ausgang des IV. Ventrikels miteinander verbunden. Die Resorption des Liquors erfolgt im Subarachnoidalraum in den Arachnoidalzotten.

Die biochemische und zytologische Liquoruntersuchung ist ein wichtiges diagnostisches Hilfsmittel in der Neurologie. Normalerweise ist der Liquor fast zellfrei, sein Gehalt an Eiweiß, Zucker und Mineralien weicht von dem des Blutes ab.

9. Somatosensible Systeme

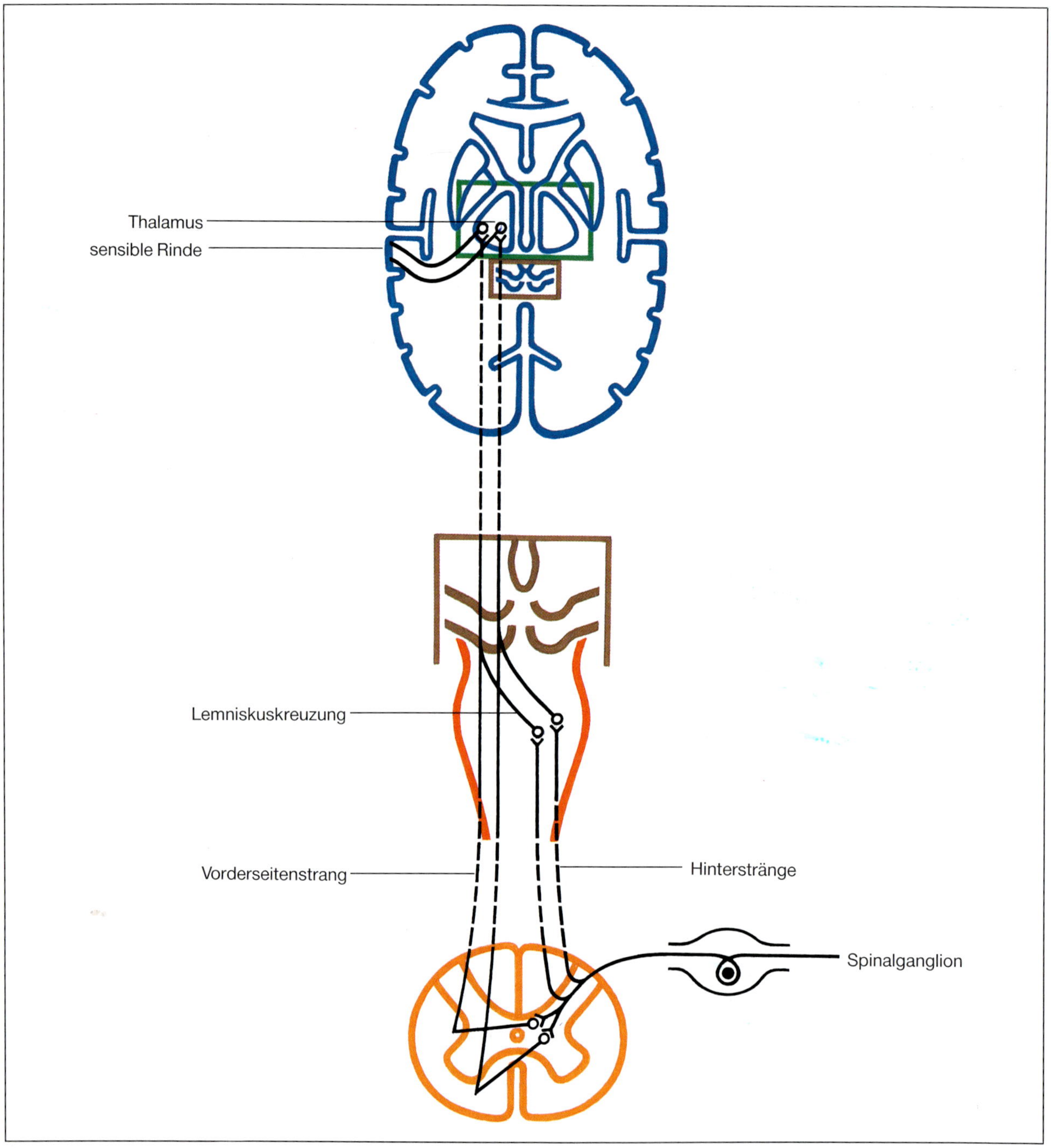

Abb. B-11: Somatosensible Systeme. Eingezeichnet sind das Spinalganglion mit dem Perikaryon des zuführenden sensiblen Neurons und die Bahnen von Vorderseitenstrang und Hintersträngen. Die Hinterstrangbahnen werden im Hinterhorn des Rückenmarks nicht umgeschaltet. Ihre Schaltstelle liegt in den Hinterstrangkernen. Nach Kreuzung verlaufen diese Bahnen wie die sensiblen Vorderseitenstrangbahnen zum Thalamus. Von dort wird das letzte sensible afferente Neuron zum sensiblen Homunkulus in der Postzentralrinde geleitet.

Somatosensible Systeme nehmen ihren Ausgang von Hautrezeptoren und den Sehnen-, Muskel- und Gelenkrezeptoren des Bewegungsapparats. Die Haut registriert mit unterschiedlichen Rezeptoren Berührung, Druck, Temperatur, Schmerz und Vibration. Die Rezeptoren, die auf Berührung, Druck und Vibration ansprechen, sind Mechanorezeptoren. Zu den *Mechanorezeptoren* gehören die Merkelzellen und die Tastscheiben. Meissner-Körperchen und Haarwurzelrezeptoren sprechen auf Berührung an, während die sog. Vater-Pacini-Körperchen Vibration registrieren. Für die *Thermorezeption* und die *Schmerzempfindung* (Nozizeption) werden freie Nervenendigungen verantwortlich gemacht.

Zur Messung von Gelenkstellung und Muskeldehnung dienen vor allem die Muskelspindeln und Sehnenorgane. Sie werden als *Propriozeptoren* zusammengefaßt. Ihre Leistung ist Meldung über die »Tiefensensibilität« gegenüber der »Oberflächensensibilität« der Hautrezeptoren. Muskelspindeln werden efferent durch sog. Gammamotoneurone innerviert. Durch diesen Mechanismus kann eine Muskelspannung als Grundspannung vorgegeben werden.

Zentral werden diese sensiblen Reize, die das Rückenmark über die Hinterwurzel betreten, von folgenden Bahnen geleitet:

1. Hinterstrangbahnen. Sie werden im Rückenmark nicht umgeschaltet, sondern erst in den Kernen der Medulla oblongata. Im Rückenmark füllen diese Bahnen den Raum zwischen beiden Hinterhörnern aus. Man unterscheidet traditionsgemäß einen median gelegenen Fasciculus gracilis *(Goll-Strang)* und einen lateral gelegenen Fasciculus cuneatus *(Burdach-Strang)*. Dabei liegt schon auf Rückenmarksebene eine somatotopische Gliederung so vor, daß Fasern der sakralen und lumbalen Wurzeln im Goll-, Fasern der höheren Wurzeln im Burdach-Strang verlaufen. Die beiden Stränge enden in der Medulla oblongata im Nucleus gracilis und Nucleus cuneatus. Dort wird auf das zweite Neuron umgeschaltet. Die Bahnen kreuzen dann in der Mittellinie auf die Gegenseite *(Lemniscus medialis)* und gelangen zum Nucleus ventralis posterolateralis des Thalamus. Von dort führt das dritte Neuron in den somatotopisch gut gegliederten postzentralen Gyrus. Ein Teil der zweiten Neurone gelangt als Moosfasern über den Pedunculus cerebellaris inferior in die Kleinhirnrinde.

2. Vorderseitenstrangbahn (Tractus spinothalamicus). Ein Teil der ersten zuführenden sensiblen Neurone wird im Hinterhorn umgeschaltet, die daran anschließenden Fasern des zweiten sensiblen Neurons kreuzen auf der Höhe des Rückenmarksegments, in das sie eintreten, zur Gegenseite, und laufen im Vorderseitenstrang als *Tractus spinothalamicus* nach zentral. Die Qualitäten, in der sich Vorderseitenstrang und Hinterstränge deutlich unterscheiden, sind die *Temperaturempfindung* und die Schmerzempfindung: Sie werden nur über den Vorderseitenstrang geleitet. Der Vorderseitenstrang ist auch für *viszerale Schmerzempfindung* zuständig, so daß viszerale Schmerzen oft in den entsprechenden Hautarealen mitempfunden werden *(Head-Zonen)*. Der Tractus spinothalamicus wird mit seinem zweiten Neuron im Nucleus ventralis posterolateralis des Thalamus umgeschaltet; wenige Fasern ziehen von dort zusammen mit Fasern der Hinterstränge zum postzentralen Kortex.

3. Zu den *somatosensiblen Systemen* wird auch die **Trigeminussensibilität** gerechnet. Die ersten sensiblen Neurone des V. Hirnnerven enden in den sensorischen Trigeminuskernen. Die aufsteigenden trigeminothalamischen Verbindungen gelangen zum Nucleus ventralis posteromedialis, wo sie umgeschaltet werden und dann zum Gesichtsteil des Homunkulus im Gyrus postcentralis ziehen.

Spinothalamische Fasern geben im Hirnstamm Abzweigungen zur Formatio reticularis. Dieser mehrfach umgeschaltete, aufsteigende Weg endet in den intralaminären Kernen des Thalamus.

Auch viszerale Afferenzen und einige somatosensorische Fasern, die mit den Nn. facialis (VIII), glossopharyngeus (IX) und vagus (X) in den Hirnstamm gelangen, werden am sensiblen Trigeminuskern und am Nucleus solitarius umgeschaltet. Diese Fasern gelangen aber in das Operculum frontale, parietale und in die Insel.

10. Sensorische Systeme

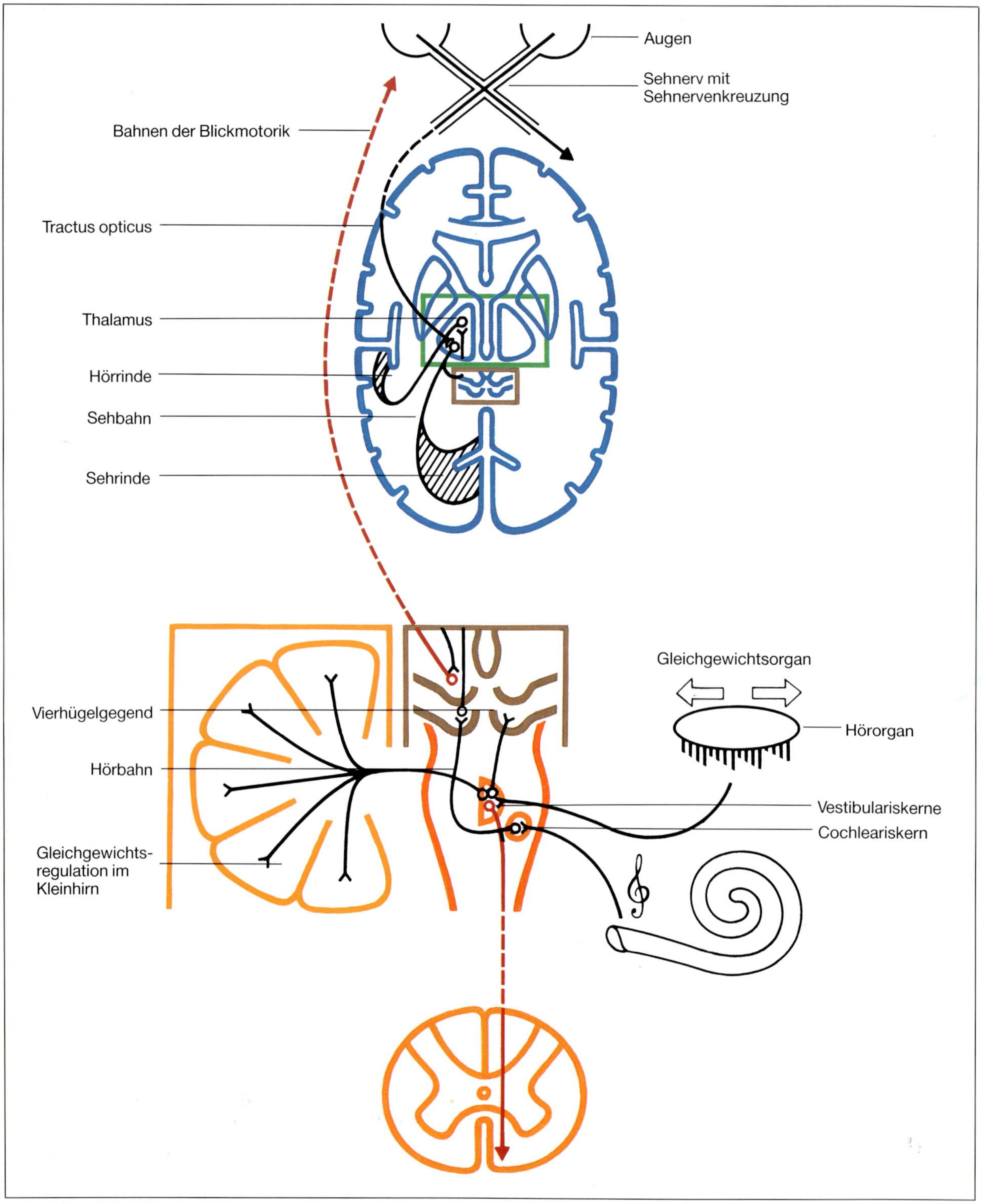

Abb. B-12: Darstellung einiger **sensorischer Afferenzen** und ihrer Bahnverbindungen. Die Zuflüsse aus den Augen gelangen über hintere Thalamusteile (Kniehöcker) zur Sehrinde und zur Vierhügelregion. Von dort wird die Augenmotilität beeinflußt. Einflüsse aus Hör- und Gleichgewichtsteil des VIII. Hirnnerven gelangen in die entsprechenden Kerne in der Brücke. Die Hörbahn verbindet sie weiter mit den Vierhügeln, dem Thalamus und der Hörrinde. Gleichgewichtbahnen ziehen u. a. ins Kleinhirn, das das Regelungsorgan für das Gleichgewicht darstellt.

Zu den **speziellen sensorischen Systemen** rechnet man das Gleichgewichtssystem, das Hörsystem und das Sehsystem.

Für das **Gleichgewichtssystem** bilden die ersten bipolaren Neurone die Afferenzen. Ihre Perikarya liegen im Ganglion vestibulare. Ihre peripheren Prozesse kommen von den Haarzellen der Cristae ampullares und der Macula von Sacculus und Utriculus. Sie enden im Nucleus vestibularis superior, inferior und medialis. Der Nucleus vestibularis lateralis erhält Zuflüsse von den Purkinje-Zellen und wird als verlagerter Kleinhirnkern angesehen.

Die Efferenzen aus den Vestibulariskernen gehen

- zum Kleinhirn,
- als Fasciculus longitudinalis medialis nach oben zu den Augenmuskelkernen, als Tractus vestibulospinalis medialis nach unten zu den motorischen Kernen der Nackenmuskeln,
- als Tractus vestibulospinalis lateralis aus dem Nucleus vestibularis lateralis nach spinal, zur Tonisierung der Extensoren des Stammes und
- über den Thalamus zum Sulcus intraparietalis, der zentralen Repräsentation.

Für das **auditorische System** liegt die zentrale Repräsentation im Temporalhirn. Die ersten Neurone der Afferenzen sind bipolare Neurone, deren Perikarya im Ganglion spirale liegen. Ihre peripheren Fortsätze kommen von den Haarzellen des Corti-Organs, ihre zentralen Fortsätze ziehen zum dorsalen und ventralen Nucleus cochlearis und der oberen Olive. Das zweite Neuron entspringt aus dem dorsalen kochleären Kern, bildet die sichtbaren Striae acusticae dorsales und gelangt über den Lemniscus lateralis zum kontralateralen unteren Vierhügel. Diese Bahn wird von einer zweiten, mehrfach synaptisch unterbrochenen begleitet. Von den unteren Vierhügeln führt das nächste Neuron der Hörbahn zum medialen Kniehökker (Corpus geniculatum mediale). Die Verbindung zwischen beiden Strukturen ist als Brachium colliculi inferioris deutlich sichtbar. Schließlich entspringt von hier die Hörstrahlung, die zum Kortex zieht. Das telenzephale Hörzentrum liegt im Temporalteil der Rinde in einem Teil des Bodens der Fissura lateralis (Sylvius). Sie wird als Heschl-Querwindung bezeichnet.

Die Efferenzen aus dem kortikalen Gebiet, das als Projektionskortex für das Hören funktioniert, gehen naturgemäß in andere Rindenregionen. Enge Verbindungen bestehen zu den Sprachzentren.

Zum **Sehsystem** gehören Bahnen, die direkt dem Sehen dienen, aber auch solche, die zur Integration von Sehen, Augenbewegungen und der Adaptation des Sehapparates an die Sehbedingungen nötig sind.

Die Sehbahn beginnt afferent in der Retina. Die **Retina** enthält Fotorezeptoren, die Stäbchen und Zapfen in der äußersten Schicht. Das erste Neuron endet an bipolaren Zellen in der Mitte der Retina. Ihre Fortsätze ziehen zu den großen Ganglienzellen in der innersten Schicht der Retina. Ihre Axone bilden den Nervus opticus. Nach Verlassen der Retina sind seine Axone myelinisiert. Beide Nervi optici verbinden sich zum **Chiasma nervi optici**. In ihm kreuzen die Fasern aus den nasalen Retinahälften, so daß jeweils Impulse aus den rechten Retinahälften in die rechte Hemisphäre und aus den linken Retinahälften in die linke Hemisphäre gelangen. Dieses Neuron der Sehbahn endet am lateralen Kniehöcker. Die von dort ausstrahlenden Fasern bilden die Sehstrahlung. Sie enden in der Area striata, die sich unter- und oberhalb der Fissura calcarina ausbreitet. Zwischen lateralem Kniehöcker und Sehrinde besteht eine Punkt-zu-Punkt-Repräsentation. Auch die Gesichtsfelder sind topisch repräsentiert. Aus dem primären Sehkortex (Area 17) gibt es Verbindungen zu den visuellen Assoziationskortizes (Area 18 und 19).

Als eigentliche Efferenzen des visuellen Systems können aber die Bahnen angesehen werden, die von der Sehrinde, vor allem aber vom lateralen Kniehöcker über die oberen Vierhügel und die Area praetectalis zu den Kernen der Augenmuskeln gelangen. Diese letzten Fasern sind für die Verbindung von Sehen und Augenmotilität zuständig. Die Kerne der Nerven der Augenmuskeln (III, IV, VI) stehen nicht wie andere motorische Hirnnervenkerne unter direktem Einfluß des motorischen Kortex. Koordinierte Augenbewegungen, die Blickbewegungen, werden von Blickzentren gesteuert. Für die horizontale Blickbewegung wird ein paramedianes Zentrum in der Brücke, für die vertikale ein solches im Mittelhirn verantwortlich gemacht, schließlich gibt es ein frontales Blickzentrum im Endhirn, dessen Ausfall die Deviation conjuguée beim Schlaganfall erklärt.

Die gemeinsame Endstrecke für die Koordination der Augenbewegungen bildet der Fasciculus longitudinalis medialis. Er zieht von den Vestibulariskernen zum Mittelhirn und verbindet die Augenmuskelkerne. In ihn strahlen Fasern von der Vierhügelplatte und der Area praetectalis ein; damit stehen die Augenmuskelkerne noch zusätzlich zu den Blickzentren unter dem Einfluß des Gleichgewichtssystems. Über die genannten Bahnen laufen auch Licht- und Konvergenzreflexe.

11. Extrapyramidalmotorik und zerebelläre Systeme

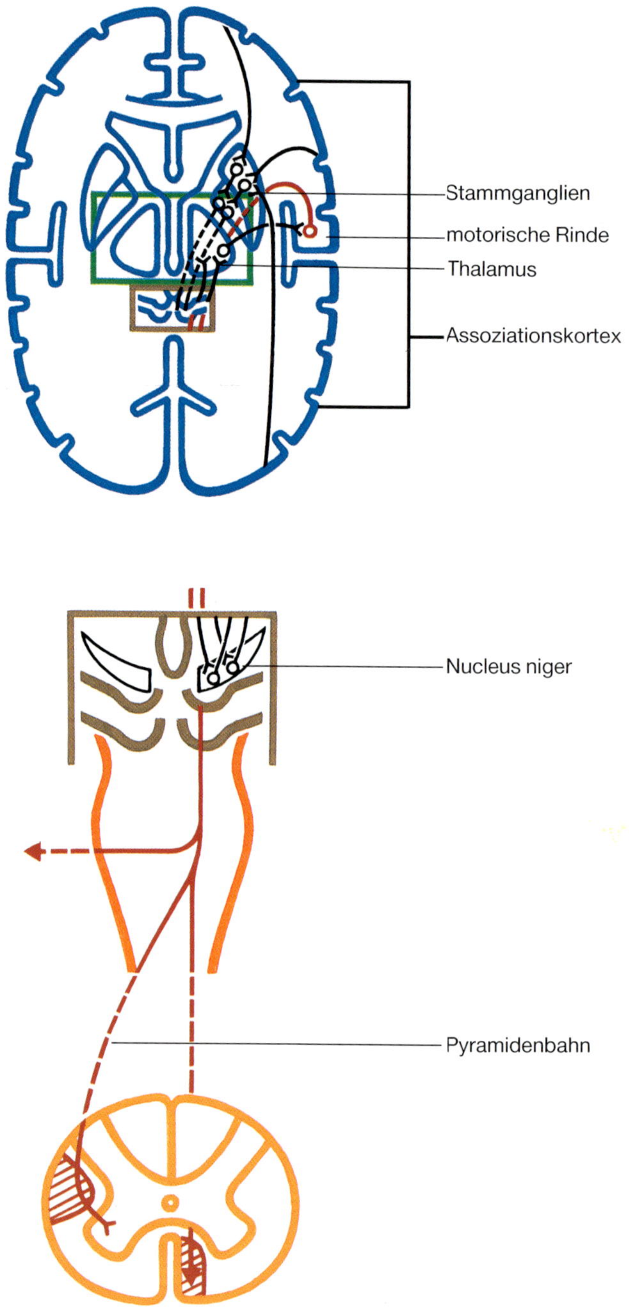

Abb. B-13: Darstellung eines Teils des **extrapyramidal-motorischen Systems.** Die Zuflüsse zum Striatum kommen vom gesamten Kortex; sie werden weitergeleitet zum Pallidum, von dort über den Thalamus zur motorischen Rinde. Dargestellt ist weiter der akzessorische Regelkreis vom Pallidum zur Nigra und zurück. Die dargestellten Efferenzen des extrapyramidal-motorischen Systems laufen mit der Pyramidenbahn.

Das **extrapyramidal-motorische System** besteht aus verschiedenen Kerngruppen, die durch Regelkreise miteinander verbunden sind. Die Endstrecke der gesamten extrapyramidalen Regelkreise ist eine thalamokortikale Projektion zum Gyrus praecentralis. Von dort werden die Ausflüsse der extrapyramidalen Motorik offenbar mit der Pyramidenbahn in die Peripherie geleitet.

Zu den **Kernen,** die traditionsgemäß zum extrapyramidal-motorischen System gerechnet werden, gehören **Striatum** (*Putamen* und *Nucleus caudatus*), **Pallidum, Nucleus subthalamicus** und **Substantia nigra.** Die meisten dieser Strukturen stehen aber auch im Dienste des pyramidal-motorischen Systems.

Der **Hauptregelkreis des extrapyramidal-motorischen Systems** hat folgende Bestandteile: **Kortex – Striatum – Globus pallidus – Thalamus – Kortex.** Dabei erhält der erste Abschnitt des Regelkreises, insbesondere das Putamen, erregende Zuflüsse vom sensomotorischen Kortex. Die Efferenzen des Striatum erreichen die Neurone der nächsten Station im Globus pallidus. Vom medialen Segment des Pallidum entspringt der Fasciculus lenticularis und die Ansa lenticularis, die sich zum Fasciculus thalamicus bündeln und zum Thalamus anterior gelangen. Sie enden im Nucleus ventralis anterior und Nucleus ventralis lateralis des Thalamus. Vom Nucleus ventralis anterior gehen Verbindungen zu anderen thalamischen Kernen. Die letzte Strecke dieses übergeordneten Regelkreises entspringt aus dem Nucleus ventralis lateralis zur Area 4 und 6 der Rinde. Dieser Hauptregelkreis ist im strengen Sinne kein Kreis, da durch ihn Information aus dem gesamten Neokortex über die verschiedenen Stationen gebündelt auf die motorische und prämotorische Rinde geleitet wird.

Neben diesem Hauptregelkreis gibt es mehrere interne **Nebenkreise**, von denen der **erste** eine Abzweigung des Hauptregelkreises darstellt. Dieser Regelkreis benutzt die Fasern von Striatum und Pallidum zum Thalamus anterior, die schon im übergeordneten Regelkreis beschrieben wurden, und führt dann vom Thalamus in einer Abkürzung zum Striatum zurück. Diese Fasern verlassen den Fasciculus thalamicus vor seiner Ankunft im Thalamus anterior und gelangen in den Nucleus centromedianus. Von dort, von den intralaminären thalamischen Kernen, gibt es Kurzschlüsse, die quer durch die innere Kapsel verlaufen und in das Striatum gelangen.

Der **zweite** akzessorische **Kreislauf** besteht zwischen **Pallidum** und **Corpus subthalamicum** (Luys). Dabei gehen die Ausflüsse des Pallidum in den Nucleus subthalamicus vom lateralen Teil dieses Kerns aus, während die Rückflüsse in das ganze Pallidum gelangen.

Ein **dritter Regelkreis** schließt die **Substantia nigra** mit ein. Er benutzt Fasern, die vom Striatum über das Pallidum in die Substantia nigra gelangen, im Pallidum aber nicht umgeschaltet werden. Diese Fasern sind dabei GABAerg. Sie enden in der Pars reticularis der Substantia nigra. Von der Pars compacta führen dann feine Fasern, die dopaminerg sind, zurück ins Striatum.

Das gesamte extrapyramidal-motorische System erhält zusätzlich zu den ausgedehnten kortikalen Verbindungen Zuflüsse aus Hirnstamm und Kleinhirn. Über die intralaminären Kerne ist dieses System mit der Substantia reticularis verbunden. Die Verbindungen zum Kleinhirn geschehen über die Kleinhirnefferenzen, die wie die Efferenzen des extrapyramidal-motorischen Systems letztlich im vorderen Thalamus umgeschaltet werden. Die Projektionsgebiete im vorderen Thalamus überlappen sich breit. Schließlich gelangen ins Striatum serotonerge Fasern aus dem Nucleus raphes dorsalis.

Neben den Efferenzen, die über die Pyramidenbahn geleitet werden, gibt das extrapyramidal-motorische System Kollateralen ab, vor allem in die **Formatio reticularis** und den **Nucleus ruber,** der aufgrund seiner Verbindung zum extrapyramidal-motorischen System gelegentlich als dazugehörig angesehen wurde. Schließlich bestehen Verbindungen zwischen Pallidum und **Nuclei habenulares** und somit zwischen extrapyramidal-motorischem System und limbischem System.

Das **Kleinhirn** bildet mit seinem makroskopisch und zytologisch charakteristischen Bau einen sehr geordneten Hirnteil: Die einzigen Efferenzen kommen aus den Purkinje-Zellen. Afferenzen gelangen in alle Schichten und bilden so den Scheitel des Kleinhirnsystems, das offenbar für die Koordination der Zielmotorik, daneben für Gleichgewicht und andere Leistungen zuständig ist.

Zerebellare Afferenzen sind entweder *Moosfasern,* die an den Körnerzellen enden, oder *Kletterfasern,* die zu den Dendriten der Purkinje-Zellen ziehen.

12. Pyramidenbahnsystem

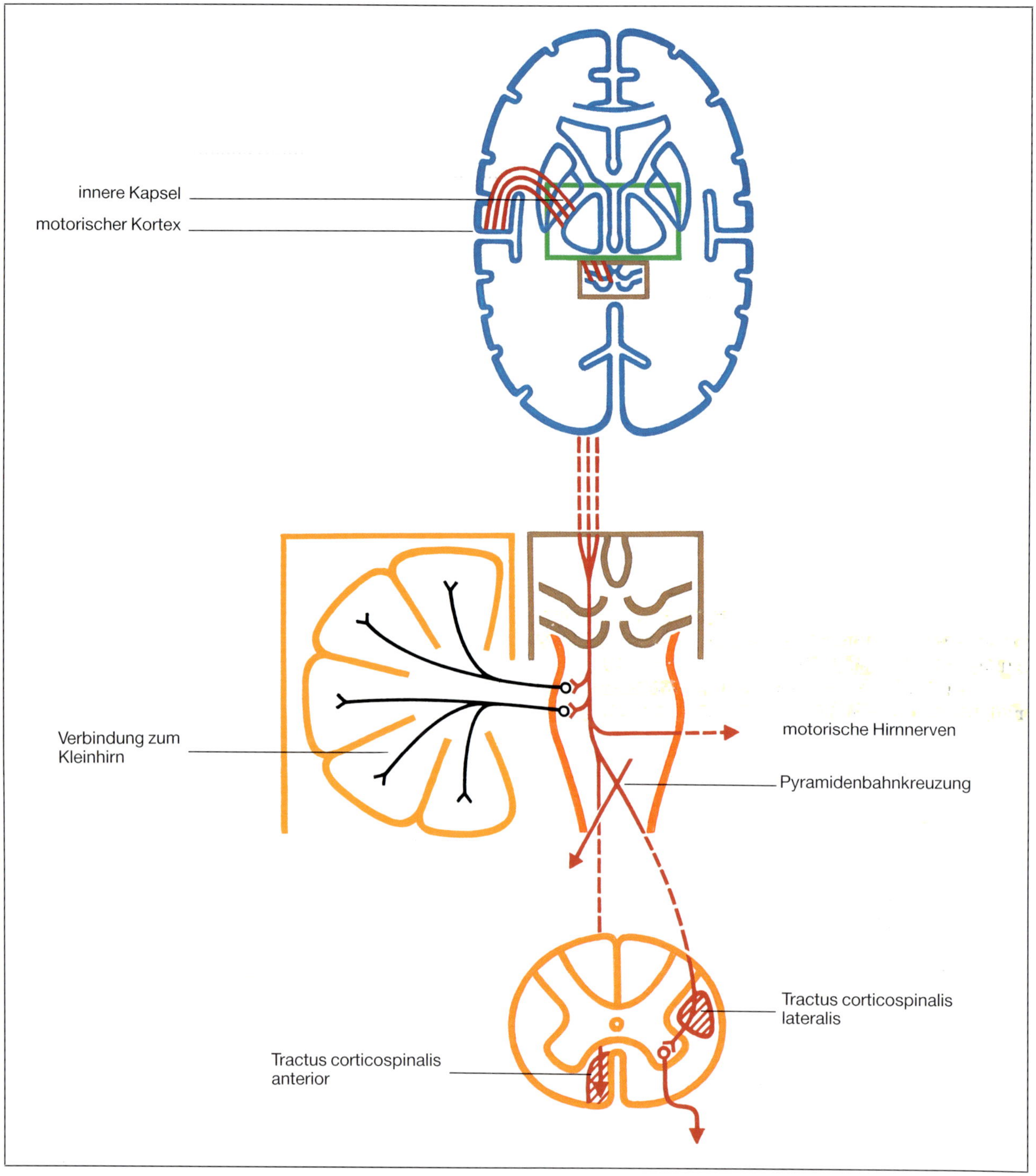

Abb. B-14: Darstellung des **Pyramidenbahnsystems.** Es entspringt aus dem motorischen Kortex, zieht durch die innere Kapsel und kreuzt in der unteren Medulla oblongata. Danach Teilung in Tractus corticus spinalis anterior und lateralis. Auf der Höhe des Hirnstamms gelangt ein Teil in das Kleinhirn, ein anderer Teil zu den motorischen Hirnnervenkernen.

Die **Moosfasern** bilden die Endstrecke der Kleinhirnafferenzen aus der Peripherie. Zuflüsse aus den Vestibulariskernen gelangen zu den Körnerzellen des Lobulus flocculo-nodularis. Im Neocerebellum enden die Tractus spinocerebellares posterior und anterior. Auch Kollateralen der Hinterstrangbahnen ziehen ins Kleinhirn. Die sensiblen Hinterstrangbahnen und die spinozerebellären Bahnen liefern Informationen über die Stellung der einzelnen Teile des Körpers. Schließlich bildet diejenige Bahn einen wichtigen Zufluß zum Kleinhirn, die vom Kortex nach Umschaltung an den Brückenkernen durch den Pedunculus cerebellaris medius ins Neocerebellum gelangt. Das **Kletterfasersystem** nimmt seinen Ursprung von der unteren Olive.

Die Efferenzen des Kleinhirns werden durch die Purkinje-Zellaxone dargestellt, die fast ausschließlich in den Kleinhirnkernen enden (Nucleus dentatus, Nucleus globosus, Nucleus emboliformis, Nucleus fastigii). Ausnahmen bilden nur die Zuflüsse, die zum Vestibulariskern gelangen, weshalb dieser als vorgeschobener Teil des Kleinhirns angesehen wird.

Von den Kleinhirnkernen ziehen Bahnen zum Nucleus ruber und zum Thalamus. Sie kreuzen auf der Höhe des Mittelhirns. Die Anteile, die ohne Umschaltung im Nucleus ruber zum Thalamus ziehen, vermischen sich dort mit den Projektionsgebieten des großen extrapyramidal-motorischen Kreislaufs. Andere Anteile werden im Nucleus ruber umgeschaltet und als zentrale Haubenbahn zurückgeleitet zur unteren Olive. Dort erfolgt wiederum eine Umschaltung, wiederum eine Kreuzung und der Aufstieg zurück zum Kleinhirn.

Das Kleinhirn ist demgemäß in eine große kortikale Verbindung eingebunden, die folgende Teilstrecken hat: Großhirnkortex – Nuclei pontis – Kleinhirnkortex – Kleinhirnkerne – Thalamus – motorische Rinde. Insofern ist dieses System ähnlich wie das extrapyramidal-motorische System, zumal wenn man beachtet, daß auch ein akzessorischer Regelkreis vorhanden ist, der folgenden Weg nimmt: Kleinhirnkortex – Intermediärkerne – Nucleus ruber – Olive – Kleinhirnkortex (Guillain-Mollaret-Dreieck).

So erbringt sowohl das extrapyramidal-motorische System als auch das Kleinhirnsystem wichtige motorische Zusatzleistungen bei der Haltungs- und Zielmotorik. Endstrecke sind die motorischen Bahnen vom Kortex (Pyramidenbahn) und vom Stammhirn zu den spinalen Neuronen.

Pyramidenbahn

Wichtige Verbindungen aus dem Großhirnkortex gelangen als lange kortikofugale Systeme in die Kerne des Hirnstamms und an die motorischen Vorderhornzellen des Rückenmarks. Diese Bahnen bündeln sich in der Stabkranzfaserung und in der inneren Kapsel und treten dann in die Hirnschenkel ein, die beidseits basal am Mittelhirn sichtbar sind. In der Brücke spalten sich diese Bahnen in gut unterscheidbare Bündel auf, die von querverlaufenden Brückenfasern getrennt werden. Die medialen und lateralen Gebiete der Hirnschenkel werden von solchen Bahnanteilen eingenommen, die an den Brückenkernen enden. Die in der Mitte gelegenen Bahnanteile ziehen als Pyramidenbahnen weiter ins Rückenmark. Die meisten Fasern der Pyramidenbahnen kreuzen in der unteren Medulla oblongata auf die Gegenseite. Diese Pyramidenbahnkreuzung ist in der Tiefe des Sulcus anterior sichtbar. Nach der Kreuzung heißt die Pyramidenbahn Tractus corticospinalis lateralis, der kleinere ungekreuzte Anteil ist der Tractus corticospinalis anterior.

Die kortikopontinen und kortikospinalen Bahnen werden bis in die Höhe der Stammganglien von Fasern für Striatum und Thalamus begleitet.

Die Bahnen für den Hirnstamm ziehen zu den motorischen Hirnnervenkernen, mit Ausnahme der Kerne für die äußeren Augenmuskeln. Je nachdem, ob motorische Hirnnervenkerne gekreuzte kontralaterale oder kontra- und ipsilaterale Zuflüsse aus dem motorischen Kortex erhalten, entstehen unterschiedliche Hirnnervenausfälle bei zentralen Lähmungen. Andere Anteile dieser Bahnen werden an den Brückenkernen umgeschaltet und gelangen dann ins Kleinhirn.

Die Pyramidenbahn bildet das erste Neuron der Motorik schlechthin. Früher hat man die Pyramidenbahn als die Bahn der Willkürmotorik angesehen; dabei wurde angenommen, daß andere (extrapyramidalmotorische) Leistungen auf anderen Wegen in die Peripherie gelangen. Heute ist aufgrund hodologischer Studien klar, daß auf den Präzentralkortex, von wo die Pyramidenbahn im wesentlichen ihren Ausgang nimmt, auch die Endstrecken der Extrapyramidal- und Kleinhirnmotorik konvergieren.

Schädigungen der Pyramidenbahn können auf verschiedenen Ebenen stattfinden. Ganz überwiegend entstehen dann spastische Lähmungen; bei akuten supratentoriellen Schädigungen gibt es Hemiparesen, bei Rückenmarksschädigungen Paraparesen.

13. Formatio reticularis

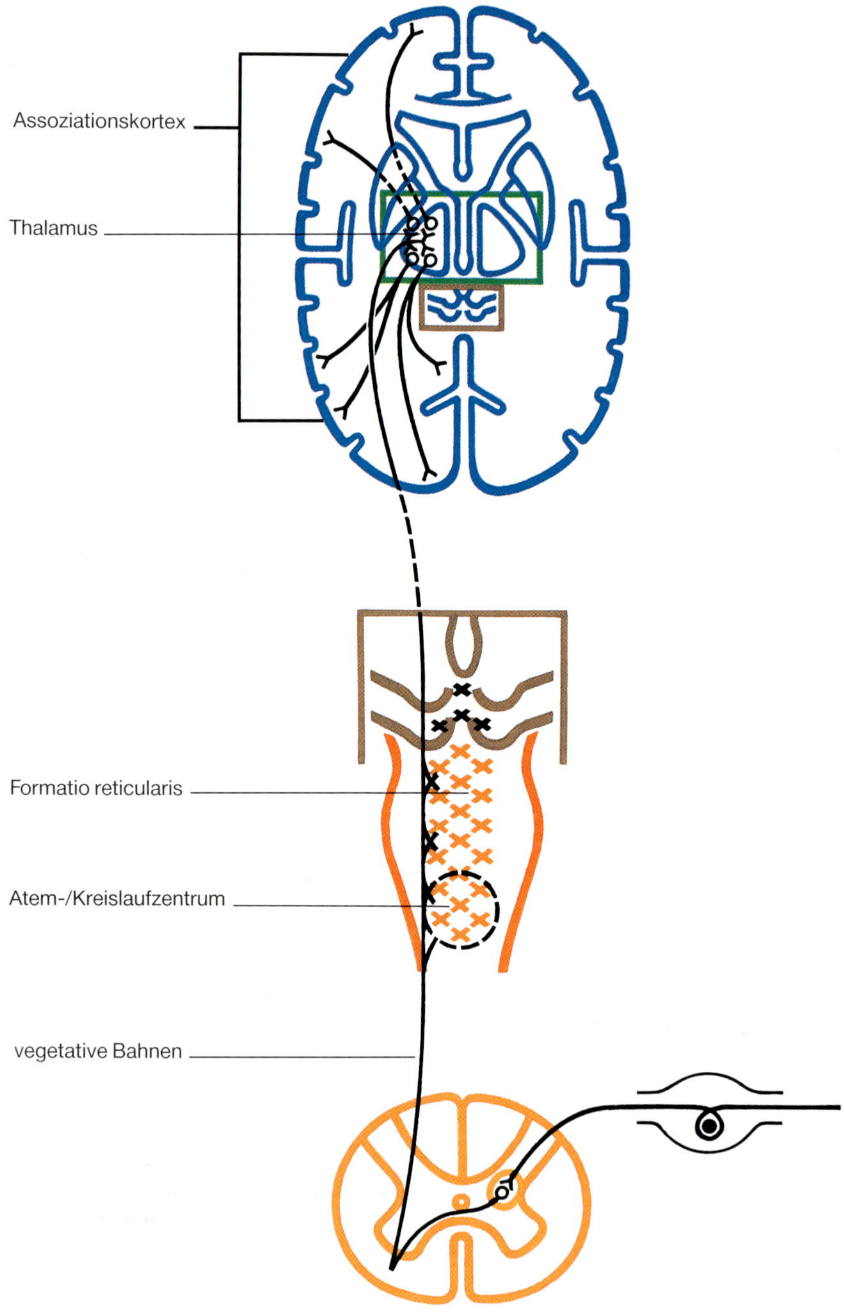

Abb. B-15: Darstellung der **Formatio reticularis,** die Einflüsse aus den sensiblen Bahnen erhält. Eine Umschaltung erfolgt im Thalamus. Von dort geht die aktivierende Funktion in die gesamte Hirnrinde.

Bei der **Formatio reticularis** unterscheidet man einen aufsteigenden und einen absteigenden Teil. Das Wesentliche der Formatio reticularis besteht aber darin, daß sie ein Kontinuum vielfach unterbrochener, kurzer Bahnen darstellt. Die Unterteilung in einen ab- und aufsteigenden Teil ist somit mehr oder weniger künstlich.

Der absteigende Teil wird im allgemeinen als **Tractus reticulospinalis** bezeichnet. Er setzt sich aus einem bulbospinalen und einem pontospinalen Anteil zusammen. Der **pontospinale Teil** entspringt aus den beiden Nuclei reticulares pontis caudalis und rostralis. Er steigt im Vorderstrang nach unten und endet in der Zona intermedia des Rückenmarks. Der **bulbospinale Trakt** entstammt dem Nucleus gigantocellularis der Medulla oblongata und erstreckt sich über das ganze Rückenmark. Seine Fasern laufen im Seitenstrang und enden in der Intermediärzone der Medulla spinalis. Beide Systeme wirken über Interneurone auf Alpha- und Gammamotoneurone ein.

Der quantitativ stärkste Zufluß zu den Kernen, in denen die retikulospinalen Fasern entstehen, kommt aus der Pyramidenbahn. Alle bis jetzt genannten Kerngruppen gehören zur **Formatio reticularis medialis.** Zu ihr wird zusätzlich noch ein retikuläres Mittelhirnkerngebiet gerechnet, aus dem keine eigenen Bahnen entspringen, das aber ausgedehnte Zuflüsse erhält und mit den genannten Kernen verbunden ist. Diese Zuflüsse kommen aus dem medialen Vorderhirnbündel, aus dem Tractus mamillotegmentalis, aus der Verbindung Stria medullaris – Tractus habenulointerpeduncularis, also aus limbischen Strukturen.

An den Kernen der bulbären medialen Formatio reticularis enden auch Zuflüsse vom Kleinhirn.

Neben der Formatio reticularis medialis gibt es eine **Formatio reticularis lateralis,** die kurze auf- und absteigende Verbindungen in der Medulla oblongata bildet. Durch sie werden einige Hirnnervenkerne des unteren Hirnstamms verbunden. Diesen Weg benutzen sogenannte bulbäre Reflexe, etwa der Schluck- und Würgereflex.

Zuflüsse zur Formatio reticularis lateralis kommen wiederum – kontralateral – aus dem motorischen Kortex und – ebenso kontralateral – aus dem Nucleus ruber.

Aufsteigende retikuläre Bahnen bilden ein zweites zentripetales Leitungsprinzip, das den schnelleitenden langen sensiblen Bahnen gegenübergestellt werden kann. Auf der Höhe des Rückenmarks setzt sich dieses System aus vielen kurzen Bahnen zusammen, die man auch den Eigenapparat genannt hat. Ihre Fortsetzungen im Hirnstamm, von der Medulla oblongata bis zum Mittelhirn, stellen die aufsteigende Formatio reticularis im eigentlichen Sinne dar. Sie wird auf allen Ebenen des Hirnstamms durch die Kerne der Formatio reticularis unterbrochen.

Wie die absteigende Formatio reticularis wird auch ihr **aufsteigender Teil** in einen medialen und einen lateralen Anteil untergliedert. Die **medialen Kerne,** eingebettet in die aufsteigende Bahn, sind Nucleus reticularis gigantocellularis, Nucleus reticularis pontis caudalis und rostralis und vor allem die median liegenden Raphekerne. Diese **Raphekerne** sind im einzelnen Nucleus raphes pontis, Nucleus raphes dorsalis, Nucleus centralis superior, Nucleus raphes magnus und Nucleus raphes obscurus. Alle diese genannten Raphekerne gehören zum serotonergen Hirnstammsystem; andererseits erhält der Locus coeruleus, der Hauptkern des zentralen noradrenergen Systems, seine wichtigsten Zuflüsse aus den Raphekernen.

Die **Formatio reticularis lateralis** ist – wie beim absteigenden Teil – weniger gut gegliedert und stellt im wesentlichen ein nach unten und oben leitendes Netzwerk dar.

Die Gesamtheit der Bahnen, die vom intermediären Grau des Rückenmarks ihren Ursprung nehmen und die direkt oder nach Umschaltung in die Formatio reticularis medialis ziehen, ist die **spinoretikuläre Projektion.**

Darüber hinaus erhält die Formatio reticularis Kollateralen von sensiblen Hirnnervenkernen, aus dem Nucleus vestibularis und cochlearis, aus dem optischen System über die Vierhügel und aus dem Riechsystem über das mediale Vorderhirnbündel. Die Efferenzen aus den aufsteigenden retikulären Faserverbindungen und ihren Kernen gelangen als retikulothalamische Fasern zu den intralaminären Kernen des Thalamus. Sie scheinen einen Scheitelpunkt des retikulären und/oder vegetativen Systems darzustellen. Von den intralaminären Kernen gehen Verbindungen direkt und unter Zwischenschaltung anderer Thalamuskerne zur Hirnrinde. Über diese Verbindungen übt die Formatio reticularis vermutlich ihre aktivierende Wirkung aus.

14. Limbisches System und vegetative Zentren

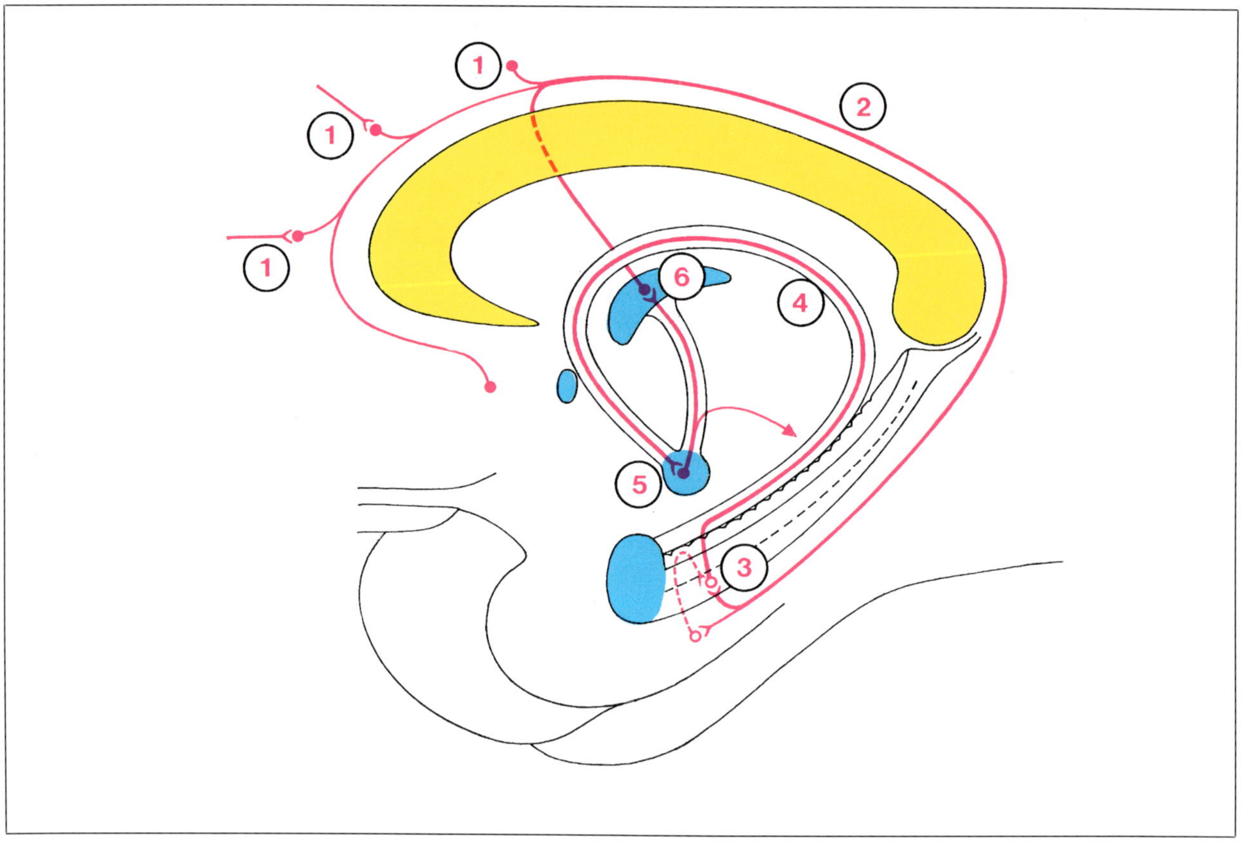

Abb. B-16: Der **Papez circuit** als Teil des limbischen Systems. **1:** Ausflüsse zum Kortex. **2:** Indusium griseum. **3:** Cornu ammonis. **4:** Fornix. **5:** Corpora mamillaria. **6:** Thalamus anterior. (Nach Nieuwenhuys, Voogd, van Huizen)

Zum **limbischen System** gehören grob drei Anteile:

- Eine breite Verbindung zwischen Septum und limbischem Mittelhirnsystem via Hypothalamus,
- ein innerer Ring, dessen Hauptkern die Amygdala ist, der Septumkerne, Hypothalamus und Stria terminalis einschließt, und
- der eigentliche Hippokampus als äußerer Ring.

In den ersten Anteil des limbischen Systems, das **limbische Septum-Mittelhirn-Kontinuum,** ist zentral der Hypothalamus eingeschaltet. In ihm unterscheidet man im allgemeinen drei Kernzonen: Eine periventrikuläre, eine mediale und eine laterale. Die Kerne der **paramedianen Zone** sind klein und schlecht abgegrenzt; der Nucleus infundibularis wird dazu gerechnet. Die **mittlere Zone** besteht in ihrem vorderen Anteil aus dem Nucleus hypothalamicus anterior und den wichtigen Nuclei supraopticus und paraventricularis, im mittleren Anteil aus dem dorsomedialen und ventromedialen Kern und in ihrem hinteren Gebiet aus Teilen der Corpora mamillaria und dem Nucleus posterior hypothalami. Die **laterale Zone** wird im allgemeinen als laterales hypothalamisches Gebiet bezeichnet. Die wichtigsten Verbindungen des **Hypothalamus** gehen nach rostral ins limbische Vorderhirn- und nach kaudal ins limbische Mittelhirnsystem. Zusätzlich hat der Hypothalamus aber noch folgende Verbindungen:

- Zum Thalamus,
- afferent vom orbitofrontalen Neokortex,
- zum Papez circuit über die Corpora mamillaria und
- zur Hypophyse. Über diese Verbindung, das tubero-infundibulo-hypophyseale System, kontrolliert der Hypothalamus die Produktion der Hypophysenhormone.

Nach rostral setzt sich der Hypothalamus fort in die präoptische Region und die Septumregion. Die **präoptische Region** besitzt ebenfalls drei Zonen, die periventrikuläre, die mediale und laterale Gruppe. Noch weiter rostral liegt das Rindengebiet des Septums.

Im **Septum** findet man eine mediale und laterale Kerngruppe und den medialen Teil des Kerns des diagonalen Bandes von Broca. In der Nähe des Septums liegt der Nucleus accumbens, der Verbindungen zum limbischen System hat und Zuflüsse aus dem extrapyramidal-motorischen System bekommt, also eine Verbindung beider Strukturen darstellt.

Das **limbische Mittelhirngebiet** bildet das kaudale Ende des Kontinuums, das in seiner ganzen kraniokaudalen Ausdehnung vom limbischen Vorderhirnbündel durchzogen wird. Das limbische Mittelhirngebiet besteht aus der Area tegmentalis ventralis, dem Nucleus raphes dorsalis, dem Nucleus centralis superior (Bechterew) und dem Nucleus tegmentalis dorsalis (Gudden). Mit dem vorderen Pol dieses Kontinuums sind Amygdala und Hippocampus verbunden; auch das Riechsystem gewinnt hier Anschluß. Der hintere Abschnitt ist Teil der Formatio reticularis, so daß retikuläre Fasern hier Anschluß an das limbische System gewinnen.

Eine gesonderte Verbindung zwischen Hypothalamus und kaudaler Medulla oblongata liegt periventrikulär und wird als **Fasciculus longitudinalis dorsalis** (Schütz) bezeichnet. Dieses Bündel verbindet den Hypothalamus mit dem Mittelhirn und mit dem Nucleus tegmentalis dorsalis (Gudden). Eine weitere Komponente der kraniokaudalen Faserverbindung ist der Tractus mamillotegmentalis Gudden. Er spaltet sich aus dem Tractus mamillothalamicus ab und zieht nach unten zur Formatio reticularis.

Die zweite Komponente des limbischen Systems ist ein innerer Regelkreis, der mit dem vorderen Anteil des Kontinuums verbunden ist und in der Amygdala seinen Hauptkern hat. Die **Amygdala** (Mandelkern) zerfällt in mehrere unterschiedliche Kerngruppen, grob in eine kortikomediale und basolaterale Gruppe. Ein kleiner Nucleus centralis liegt zwischen Amygdala und Nucleus caudatus. Dieser Nucleus centralis ist wie der Nucleus caudatus dopaminreich aufgrund zahlreicher dopaminerger Endigungen aus dem Hirnstamm.

Der Bogen von der Amygdala zum Septum wird im wesentlichen durch die **Stria terminalis** geschlagen. Sie entspringt aus der Amygdala, begleitet den Nucleus caudatus vor die Commissura anterior und spaltet sich dort in drei Anteile, die vor, in und hinter die Commissura anterior ziehen. Die Stria terminalis leitet in beide Richtungen. Zwischen Amygdala und Vorderhirngebiet besteht von der anderen Seite eine Verbindung, die man als ventralen amygdalofugalen Weg bezeichnet. Diese Fasern schließen den Kreis zwischen Amygdala und der präoptiko-hypothalamischen Zone. Zusätzlich erhält die Amygdala Zuflüsse aus dem Bulbus olfactorius und den olfaktorischen Teilen der Hirnrinde, vom Hirnstamm und von nichtolfaktorischen kortikalen Bezirken. Efferenzen aus dem Mandelkern führen aus dem Regelkreis hinaus zum Thalamus dorsalis, zur Formatio reticularis des Hirnstamms und in einige kortikale Bereiche.

Den äußeren Ring des limbischen Systems bildet die **Ammonsformation** oder der **Hippocampus.** Von den drei Teilen, in die der Hippocampus üblicherweise eingeteilt wird, dem Hippocampus praecommissuralis, supracommissuralis und retrocommissuralis, sind die beiden ersten rudimentär. Der präkommissurale wird zur Septumregion, der suprakommissurale besteht aus dem Indusium griseum. Erst der retrokommissurale Hippocampus entwickelt sich stärker und bildet den eigentlichen Hippocampus. Er erstreckt sich vom Splenium corporis callosi bis zum Uncus gyri parahippocampalis. In ihm unterscheidet man drei Rindenschichten: den Gyrus dentatus, das Ammonshorn und das Subiculum. Gyrus dentatus und Ammonshorn (Cornu ammonis) bilden den Allokortex, wobei die Hauptschicht im Gyrus dentatus Körnerzellen, im Ammonshorn Pyramidenzellen sind. Im Subiculum geht der Allokortex in den achtschichtigen Isokortex über. Die Leitungsbahnen, die diesen Ring des Hippocampus begleiten, sind Fornix und Cingulum. Man kann beide Formationen als ontogenetisch gleich angelegte, durch den Balken getrennte Fasergruppen auffassen.

Der **Fornix** entspringt aus dem Alveus, der dem Cornu ammonis peripher aufliegenden weißen Faserschicht, und verbindet als Fimbria und Fornixsäulen den Hippocampus mit dem Hypothalamus und dem Thalamus.

Faserzuflüsse zum Hippocampus kommen
- aus der Area entorhinalis,
- aus dem Septum,
- aus dem Thalamus und
- aus dem rostralen Hirnstamm.

Der wichtigste Zufluß wird von den Fasern aus der Area entorhinalis gebildet. Sie enden in den des Gyrus dentatus. Im Cortex entorhinalis laufen Faserverbindungen aus dem übrigen Temporallappen und dem Frontobasalhirn zusammen.

Die Axone des Gyrus dentatus enden ihrerseits in der Formation CA3 des Ammonshorns. Diese senden wiederum Axone aus, die an Dendriten des CA1-Bandes enden. Von dort gehen Verbindungen zum Subiculum, von wo die meisten Efferenzen des Hippokampus ihren Ausgang nehmen. Diese Projektionen führen zurück zur Area entorhinalis und zum Temporalhirn, aber auch zum frontalen Kortex. Außerdem entstehen am Subiculum die Fasern, die über den Fornix zu den Corpora mamillaria wie zum vorderen Thalamus gelangen. Sie bilden einen Teil des physiologisch definierten **Papez circuit.**

15. Blutversorgung und Gefäßsystem

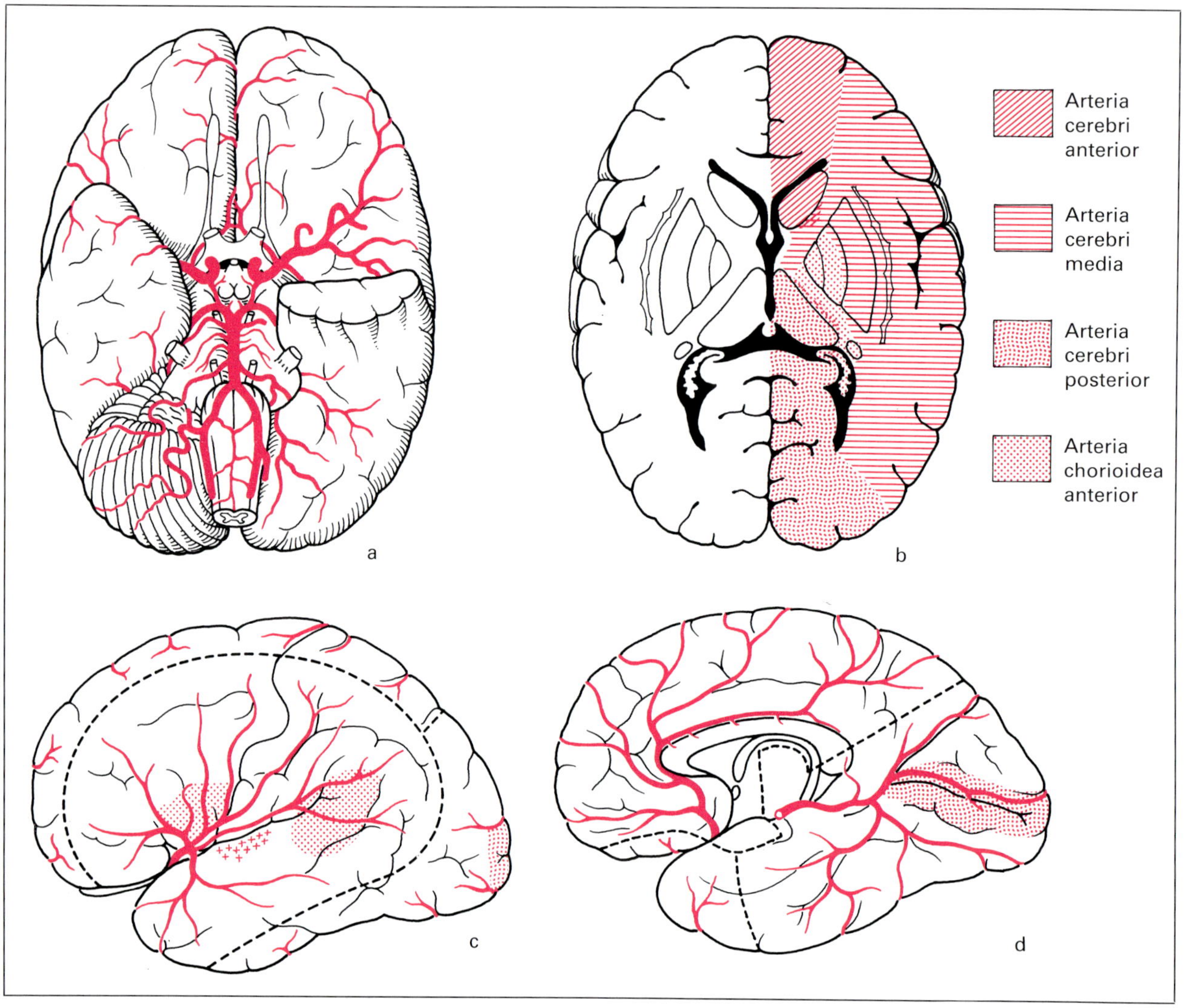

Abb. B-17: Arterielle Versorgung des Hirns von basal (a) und einer Großhirnhemisphäre von lateral und medial (c und d). Dazu Schema der Versorgung der Großhirnregionen durch die Hirnarterien im Horizontalschnitt (b). (Nach Duus)

Die **arterielle Versorgung des Hirns** wird durch vier große Gefäße, die beiden inneren Karotiden und die Vertebralarterien, geleistet. Aus jeder **Karotis** entspringt eine vordere und mittlere Hirnarterie; die beiden **Vertebralarterien** vereinigen sich zur unpaaren **A. basilaris,** von der paarig Arterien für Hirnstamm und Kleinhirn entspringen; am Ende teilt sich die A. basilaris in die beiden hinteren Hirnarterien.

Der größte Teil der Großhirnhemisphären einschließlich des motorischen und sensiblen Projektionskortex und der Sprachzentren wird durch die mittlere Hirnarterie **(A. cerebri media)** versorgt. Die vordere Hirnarterie **(A. cerebri anterior)** ist für die Mantelkantenregion von frontobasal bis parietal zuständig. Das Gebiet der hinteren Hirnarterie **(A. cerebri posterior)** ist Okzipital- und Temporalhirn mit der primären Sehrinde. Das Stammganglienmassiv erhält seine Zuflüsse aus der Karotis und aus allen drei genannten supratentoriellen Gefäßen.

Die arterielle Versorgung des Kleinhirns wird durch das vertebrobasiläre Stromgebiet geleistet. Der hintere Abschnitt erhält seine Blutzufuhr aus der **A. cerebellaris inferior posterior,** die noch aus der A. vertebralis entspringt. Dagegen kommen die Arterien für die oberen und mittleren Kleinhirnanteile **(A. cerebellaris superior** und **A. cerebellaris inferior anterior)** aus der A. basilaris. Aus dieser letzten Arterie kommen auch kleine Äste für das verlängerte Mark, die Brücke und Teile des Mittelhirns.

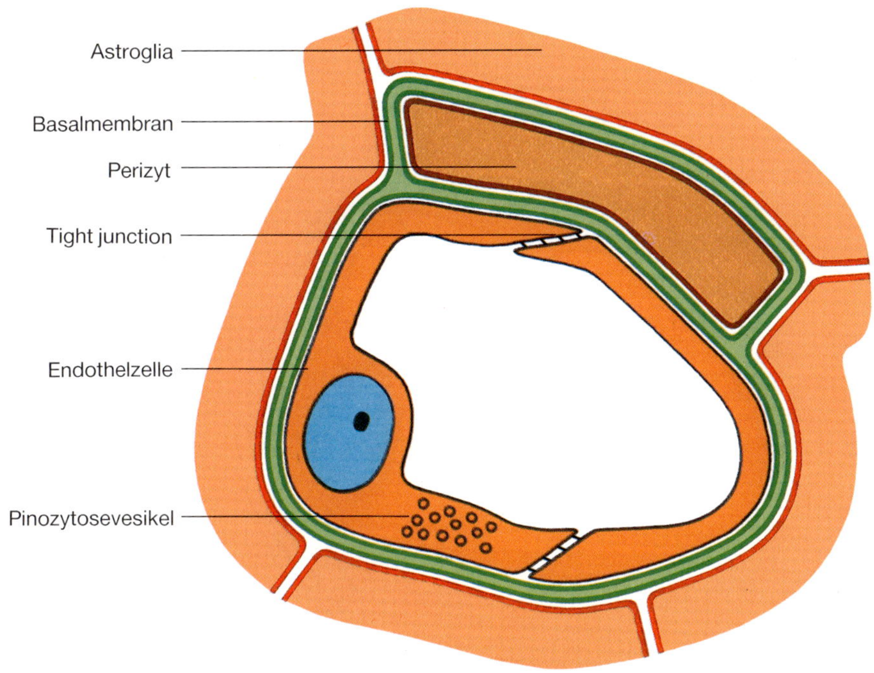

Abb. B-18: Schematische ultrastrukturelle Darstellung einer **Hirnkapillare.** Endothelrohr und Perizyten sind von einer Basalmembran umgeben, peripher astrozytäre Fortsätze. Die »Blut-Hirn-Schranke« wird durch das Endothel gebildet.

Die Gefäße beider Seiten und das Karotis- und vertebrobasiläre Stromgebiet werden durch kurze Gefäße so verbunden, daß ein arterieller Verteilerkreis entsteht, der **Circulus arteriosus** (Willis). Zwischen beiden vorderen Hirnarterien verbindet die **A. communicans anterior.** Die Verbindung zwischen Karotis- und Basilarisstromgebiet bilden die **Aa. communicantes posteriores.** Die Anlage und die Kaliber der einzelnen Gefäße in diesem Kreis sind variabel.

Der **venöse Abfluß** erfolgt durch ein paariges Venensystem der Konvexität und durch eine unpaare innere Drainage. Die paarigen Venen der Konvexität sammeln sich im **Sinus sagittalis superior.** Das Drainagegebiet der peripheren paaren Venen sind die Hemisphären. Dagegen werden die inneren Hirnstrukturen, Stammganglien und das Gebiet in der Nähe des Ventrikelsystems nach innen in einzeln liegende größere Venen abgeleitet. Diese einzelnen Venen sind für die Beurteilung neuroradiologischer Bilder wichtig und tragen Eponyme. Bekannt ist die Vena basalis Rosenthal. Auch diese Venen münden in die Sinus.

Die Venensinus bilden ein untereinander verbundenes System. Am Ansatz der Falx cerebri liegt der **Sinus sagittalis superior,** an ihrem unteren Ende der Sinus sagittalis inferior. **Sinus sagittalis inferior** und **innere Hirnvenen** münden in den Sinus rectus. Der **Sinus rectus** verläuft im Kleinhirnzelt und gewinnt Anschluß an den Confluens sinuum, wo er sich mit dem Sinus sagittalis superior trifft und das Blut nach beiden Seiten in die **Sinus transversus, sigmoideus** und dann in die **Vena jugularis interna** ableitet. Es gibt noch kleinere Zuflüsse zum Venensystem, besonders aus einem basalen Venenplexus, zu dem auch der bekannte **Sinus cavernosus** gerechnet werden kann.

Die arterielle Gefäßversorgung und der venöse Abfluß sind entscheidend für die klinischen Folgen von Durchblutungsstörungen. Arterielle Versorgungsgebiete und venöse Abflußgebiete determinieren arterielle und venöse Infarktzonen. Dabei wird die Mannigfaltigkeit der klinischen Bilder, besonders bei den arteriellen Infarkten, erklärt durch

1. die sehr große Variabilität der Gefäßanlagen und
2. durch die Möglichkeit der Anastomosen.

In seinem feinen Bau unterscheidet sich das Gefäßsystem des Hirns von dem anderer Organe vor allem auf der Ebene der **Kapillaren:** Die Kapillarenwandung besteht aus Endothel, Basalmembran und anschließendem Zytoplasma der Gliazelle. Vereinzelte Perizyten werden ebenfalls und separat durch eine Basalmembran umgeben. Die Kapillaren stellen die funktionelle Blut-Hirn-Schranke dar. Anatomisch wird die Schrankenfunktion durch das geschlossene Endothelrohr geleistet. Als einzige Kapillaren des menschlichen Körpers besitzen sie, bis auf wenige Ausnahmen, Endothelien, die durch »tigh junctions« dicht verbunden sind.

16. Peripheres Nervensystem – Hirnnerven

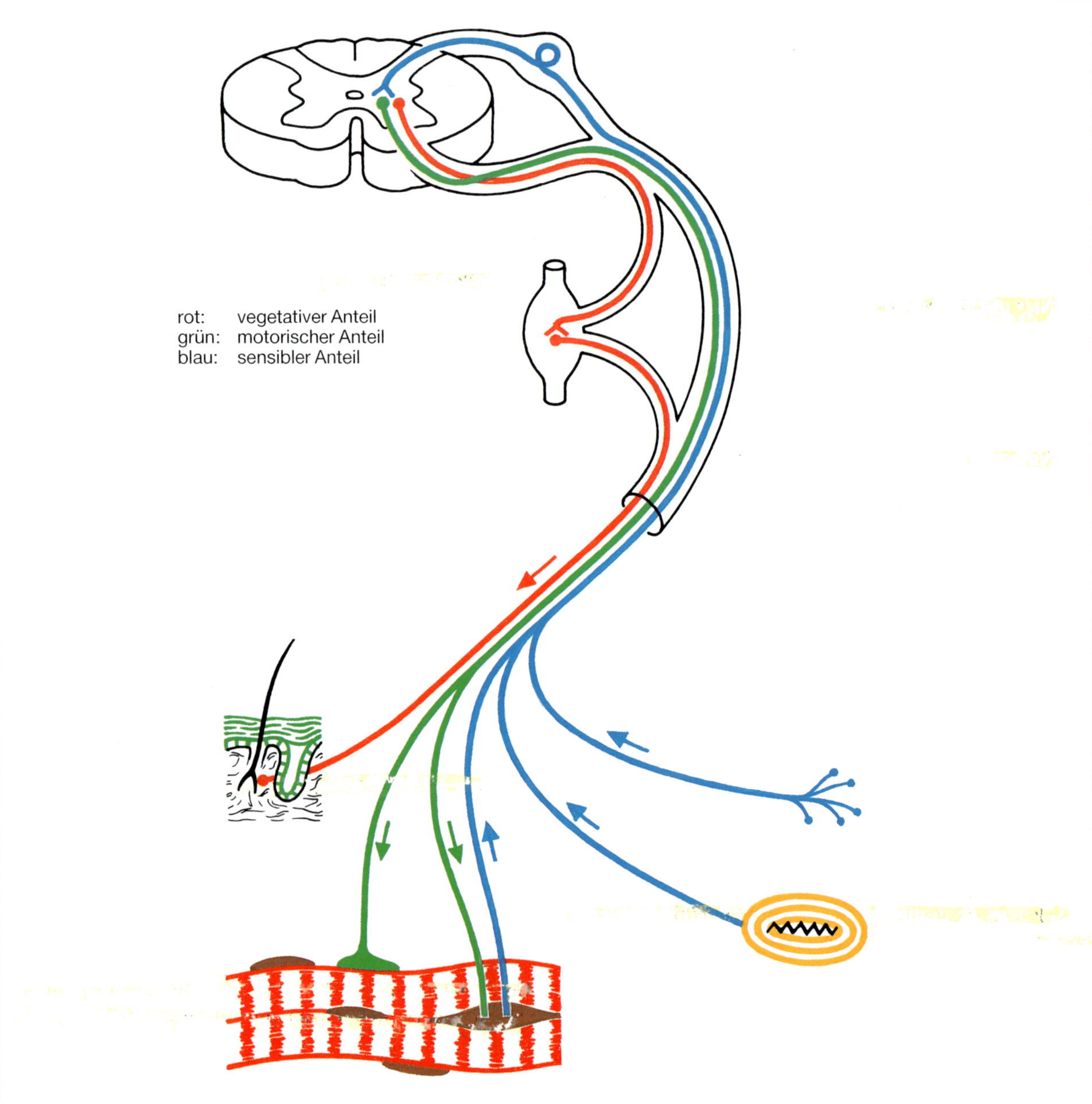

Abb. B-19: Darstellung der Zusammensetzung der **gemischten Spinalnerven**

Der **gemischte Spinalnerv** besteht aus motorischen Efferenzen, sensiblen Afferenzen und vegetativen Efferenzen. Die motorischen Efferenzen kommen aus den Vorderhörnern und ziehen zur Muskelendplatte und zur Muskelspindel. Sensible Eingänge entstammen dem peripheren sensiblen System, Haut und Tastkörperchen sowie den Muskelspindeln. Ihre Perikarya liegen im Spinalganglion. Sympathische Efferenzen entstammen dem Seitenhorn des Rückenmarks und ziehen zum kleinsten Teil weiter mit dem gemischten Spinalnerven zur Haut.

Im Sakralmark finden wir, wie im Hirnstamm, parasympathische Zentren und Abgänge. Das bedeutet, daß die parasympathische Versorgung eines Großteils der Körperperipherie von Hirnnerven geleistet wird (Beispiel Nervus vagus, der Schweifende). Dagegen wird die sympathische Versorgung von Kopfgebieten von den Thorakalsegmenten des Rückenmarks übernommen.

Die klare Gliederung des Rückenmarks in Vorderhorn und Seitenhorn entspricht in den Teilen des Hirnstamms, vor allem Medulla oblongata und Brücke, wo das Neuralrohr nicht auf gleichmäßige Weise geschlossen ist, einer Nebeneinanderlagerung verschiedener Kerngebiete. Motorische, sensible und vegetativ parasympathische Kerne sind je nach den Anteilen der entsprechenden Hirnnerven in ganz unterschiedlicher Größe repräsentiert. Der I. und II. Hirnnerv sind eigentlich Hirnteile.

Der **Nervus olfactorius** (I) hat seinen Ursprung als Fila olfactoria von den Riechsinneszellen der Riechschleimhaut und geht durch die Lamina cribrosa zum Bulbus olfactorius. Im Bulbus olfactorius wird auf das zentrale Riechsystem umgeschaltet.

Der **Nervus opticus** (II) ist ein Teil des Zwischenhirns. Beide Nervi optici ziehen von den Sinneszellen der Retina zum Chiasma opticum und bilden einen Teil der Sehbahn.

Der **Nervus oculomotorius** (III) führt die Fasern für die Augenmuskeln mit Ausnahme des Rectus lateralis und des Obliquus superior. Er hat sein Kerngebiet im Mittelhirn. Der N. oculomotorius ist zuständig für alle Augenbewegungen, mit Ausnahme der Abduktion und der Rotation nach außen unten.

Der **Nervus trochlearis** (IV) ist ein sehr feiner Ast, der als einziger dorsal austritt und den Musculus obliquus superior innerviert. Patienten mit Trochlearis-Lähmung haben nur Beschwerden beim Hinabgehen einer Treppe.

Der **Nervus trigeminus** (V) ist der sensible Gesichtsnerv mit kleinem motorischen Anteil. Peripher vom Ganglion trigemini (semilunare Gasser) ist der sensible Anteil im Gesicht in mehrere Äste aufgespalten. Die größten dieser Äste werden als **Nervus ophthalmicus** (V1) für Auge und Stirn, **Nervus maxillaris** (V2) für den Oberkiefer und **Nervus mandibularis** (V3) für den Unterkiefer bezeichnet. Alle drei Äste treten an charakteristischer Stelle aus dem Knochen unter die Haut. Beim N. ophthalmicus (V1) ist dies oberhalb der Augenhöhle, beim Ast V2 unterhalb der Augenhöhle und beim Ast V3 lateral am Kinn. An dieser Stelle sind die Trigeminusäste gelegentlich druckempfindlich.

Bei Lähmung des sensiblen Anteils des Trigeminus wird der entsprechende Teil des Gesichts hypo- oder anästhetisch. Die Sensibilität der Kornea fällt ebenfalls aus, so daß der Kornealreflex ausbleibt. Motorisch innerviert der V. Hirnnerv vier wichtige Kaumuskeln: Die Musculi pterygoidei lateralis und medialis, den Musculus temporalis und den Musculus masseter. Beim Ausfall des motorischen N. trigeminus der einen Seite macht sich der Ausfall des M. pterygoideus medialis, der den Kiefer nach innen zieht, bemerkbar. Beim Öffnen des Mundes weicht der Unterkiefer nach der kranken Seite ab.

Der **Nervus abducens** (VI) innerviert den lateralen geraden Augenmuskel. Er entspringt hinter der Brücke, hat dementsprechend bis zum Musculus rectus lateralis einen langen Verlauf und ist deshalb oft von pathologischen Prozessen betroffen. Dann kann das Auge nicht nach außen geführt werden.

Der **Nervus facialis** (VII) ist der Hirnnerv für die mimische Gesichtsmuskulatur. Er innerviert einseitig die Muskeln der Stirn, des Auges und des Mundes. Der wichtigste vom N. facialis innervierte periphere Augenmuskel ist der Musculus orbicularis oculi. Bei seiner Lähmung kann das Auge nicht geschlossen werden. Beim Versuch wird der Bulbus oculi nach oben gedreht (Bell-Phänomen). Am Mund ist es der Musculus orbicularis oris, der einseitig vom N. facialis innerviert wird. Bei dessen Lähmung hängt der Mundwinkel bewegungslos.

Man unterscheidet grob eine periphere Fazialislähmung, die alle Äste betrifft, und eine zentrale Fazialislähmung, bei der nie die Stirn, aber immer der Mundast betroffen ist. Die Intaktheit der Innervation der Stirn erklärt sich aus den doppelseitigen supranukleären Zuflüssen. Der supranukleäre Zufluß für das Kerngebiet des Mundastes ist nur einseitig gekreuzt.

Der **Nervus vestibulocochlearis** (VIII) führt primäre Afferenzen aus dem Gleichgewichtsorgan und aus dem Hörorgan. Er zerfällt in die Pars vestibularis und die Pars cochlearis.

Der **Nervus glossopharyngeus** (IX) versorgt motorisch die Schlundmuskulatur.

Der **Nervus vagus** (X) ist der wichtigste und bedeutendste Nerv des parasympathischen Systems. Einzelne wichtige Teiläste sind vor allem der **Nervus laryngeus superior** und der **Nervus laryngeus recurrens.** Besonders der N. recurrens hat einen relativ weiten Verlauf und kann deshalb bei Operationen im Halsbereich leicht verletzt werden. Der N. recurrens ist der Stimmnerv.

Der **Nervus accessorius** (XI) verläuft akzessorisch zum N. vagus und innerviert den Musculus sternocleidomastoideus und einen Teil des Musculus trapezius.

Der **Nervus hypoglossus** (XII) ist der motorische Nerv für die Zungenmuskulatur. Bei seiner Lähmung weicht die Zunge nach der kranken Seite ab, weil nur die gesunde Seite sinnvoll gestreckt wird.

17. Gemischte Spinalnerven

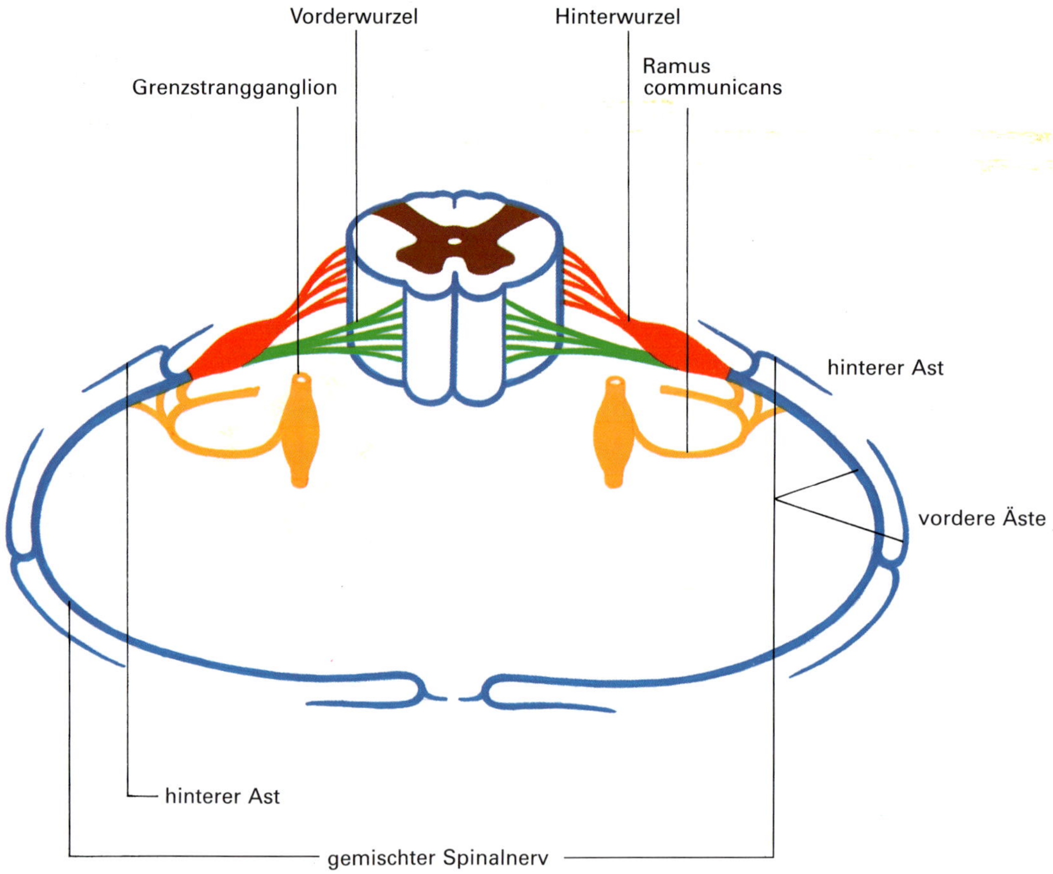

Abb. B-20: Metamere (segmentale) Anordnung eines **Thorakalnervenpaares**

Vorder- und Hinterwurzeln bilden den **gemischten Spinalnerven,** von dem in den Thorakalsegmenten Rami communicantes zum Grenzstrangganglion abgehen. Ein kleiner Teil wird wieder zurückgeleitet zum gemischten Spinalnerven. Vom Grenzstrang aus erfolgt die sympathische vegetative Innervation.

Die Wurzelaustritte im Bereich des gesamten Rückenmarkskanals sind metamer oder segmental angeordnet. Motorische Wurzeln eines Segments werden bestimmten Muskeln zugeordnet, die ontogenetisch als Bildung dieses Segments aufzufassen sind. Für viele Segmente gibt es Kennmuskeln, deren Ausfall eine Höhenlokalisation der Schädigung erlaubt. Noch strenger ist die Zuordnung bei den Hinterwurzeln. Die Fasern, die durch eine Hinterwurzel ziehen und im entsprechenden Spinalganglion ihre Perikarya besitzen, sind auch für einen segmentalen Bezirk der Haut zuständig. Sehr deutlich ist die Verteilung am Rumpf, wo die entsprechenden Segmente (Dermatome) streifenförmig angeordnet sind.

Eine Verwerfung der Segmentlinien tritt an den Extremitäten auf. Sie wird jedoch weitgehend aufgehoben, wenn man sich den Menschen als Vierfüßler vorstellt.

Im Bereich des Rumpfes, besonders im Bereich des Brustkorbs ist auch die periphere Innervation noch weitgehend segmental angeordnet. Eine Wurzel entspricht einem Paar der Nervi intercostales. Im Hals- und Lendenbereich findet aber dann eine Zusammenlagerung der aus den verschiedenen Segmenten entspringenden Primärstränge zu Plexus statt, aus denen wiederum periphere größere Nervenstränge entspringen. Diese aus den Plexus entspringenden Nerven besitzen eine prinzipiell andere, nichtsegmentale Verteilung, so daß bei Nervenschädigungen peripher von den Plexus ein anderes Muster entsteht als bei Schädigungen der Wurzeln. Es folgt der Verzweigungssequenz der Anteile der verschiedenen Nerven.

Halsnerven (Nervi cervicales): Der Ramus dorsalis des 2. Halsnerven ist der Nervus occipitalis major, die Rami ventrales der Segmente C1-C4 bilden den Plexus cervicalis. Sie versorgen die Haut von Kopf, Hals und Nacken.

Armgeflecht (Plexus brachialis): Die Rami ventrales des 5. bis 8. Halsnerven und des ersten Thorakalnerven bilden den Plexus brachialis. C5 und C6 bilden einen oberen, C7 einen mittleren, C8 und Th1 einen unteren Strang. Jeder teilt sich in einen ventralen und dorsalen Ast. Alle dorsalen Äste vereinigen sich zum Fasciculus posterior, die ventralen des oberen und mittleren zum Fasciculus lateralis und der ventrale Ast des unteren Strangs bleibt als Fasciculus medialis erhalten. Aus dem Fasciculus posterior entspringen die Nervi axillaris und radialis, aus dem Fasciculus lateralis der Nervus musculocutaneus und eine Medianuswurzel und aus dem Fasciculus medialis die mediane Medianuswurzel, der Nervus ulnaris und Hautnerven. Vor dieser Aufteilung in die peripheren Nerven der oberen Extremitäten gibt der Plexus als Ganzes Äste für die Muskulatur und Sensibilität des Thorax ab: Nervus dorsalis scapulae (C5), Nervus thoracicus longus (C5-C7), Nervus suprascapularis (C5, C6), Nervi subscapulares (C5, C7), Nervus thoracodorsalis (C6-C8) u. a.

Nach der Aufzweigung in die peripheren Äste entspringen aus dem Plexus weiter:

Der **Nervus axillaris** (C5, C6) für die Innervation des Deltoideus und Teres minor mit einem Hautast für die Schulter.

Der **Nervus radialis** (C5-Th1) für die Streckmuskeln des Ober- und Unterarms. Sein Ramus superficialis tritt auf den Handrücken und versorgt dort Daumen, 2. und 3. Finger bis zur Mittelphalanx. Der Ramus profundus versorgt Teile der Streckseite des Arms.

Der **Nervus musculocutaneus** (C7-C5) versorgt den Bizeps, die Mm. coracobrachialis und brachialis und sensibel die Radialseite des Unterarms.

Der **Nervus medianus** (C6-Th1) verläuft in der Mitte der Beugemuskeln am Unterarm und innerviert die meisten von ihnen. An der Hand versorgt der Nerv die Hohlhand mit meist 3½ Fingern und greift noch auf die dorsale Seite des 2. bis 4. Fingers über.

Der **Nervus ulnaris** (C8-Th1) innerviert die Flexoren an der Ulnarseite von Unterarm und Hand und viele kleine Handmuskeln. An der Hand ist sein sensibles Gebiet die Ulnarseite mit 1½ volaren und 2½ dorsalen Fingern.

Brustnerven (Nervi thoracales): Die kleinen Rami dorsales versorgen die Muskulatur der Wirbelsäule und einen kleinen Teil der Haut. Die Rami ventrales bilden die Nervi intercostales. Sie versorgen die Interkostalmuskulatur motorisch, aber auch Teile der Bauchmuskulatur und segmental die Dermatome der Haut des Rumpfs.

Lenden- und Kreuzwirbel (Nervi lumbales et sacrales): Die Rami ventrales der Lumbal- und Sakralnerven bilden den Plexus lumbosacralis (Th12-S3) für die Innervation der unteren Extremitäten und der unteren Bauchwandanteile, den Plexus pudendalis (S1-S4) für die Innervation des unteren Rumpfendes und den Plexus coccygeus (S5-Co1) für die Innervation der Haut der Steißbeingegend bis zum Anus.

Der **Plexus lumbosacralis** wird unterteilt in den Plexus lumbalis aus L1-L4 und den Plexus sacralis aus L4-S3. Aus dem **Plexus lumbalis** kommen Rami musculares zu den **Musculi psoas major, minor** und **iliacus,** die **Nervi iliohypogastricus** (L1), **ilioinguinalis** (L1) und **genitofemoralis** (L1, L2), weiter der **Nervus femoralis** (L1-L4) zur Innervation der Musculi psoas und iliacus, pectineus, sartorius und quadriceps femoris. Dieser Nerv führt Rami cutanei anteriores für die Haut des Oberschenkels, außerdem den Nervus saphenus für die Innenseite der Haut des gesamten Beins. Der **Nervus obturatorius** (L2-L4) für die Adduktoren und die Haut der medialen Oberschenkelseite ist ebenfalls ein Ast dieses Plexus. Aus dem **Plexus sacralis** (L4-S3) entspringen: die **Nervi gluteus superior** und **inferior** für die Glutäalmuskulatur und der **Nervus cutaneus femoris posterior** zur Gesäßhaut.

Der **Nervus ischiadicus** (L4-S3) innerviert sämtliche Beugemuskeln des Oberschenkels und alle Unterschenkel- und Fußmuskeln sowie die Haut des Unterschenkels und Fußes. Vor Aufteilung in die Endäste gehen von ihm Äste für die Becken- und Oberschenkelmuskulatur ab.

Danach teilt sich der Nerv in die **Nervi fibularis communis** und **tibialis.** Diese Nerven innervieren die Muskulatur des Unterschenkels und des Fußes und versorgen sensibel deren Haut. Dabei spaltet sich der N. fibularis communis nochmal in den Nervus fibularis superficialis und profundus. Der N. fibularis superficialis innerviert die Peronealmuskeln, der N. profundus den Musculus tibialis anterior. Der N. tibialis versorgt die Muskeln der Wade.

18. Autonomes peripheres Nervensystem

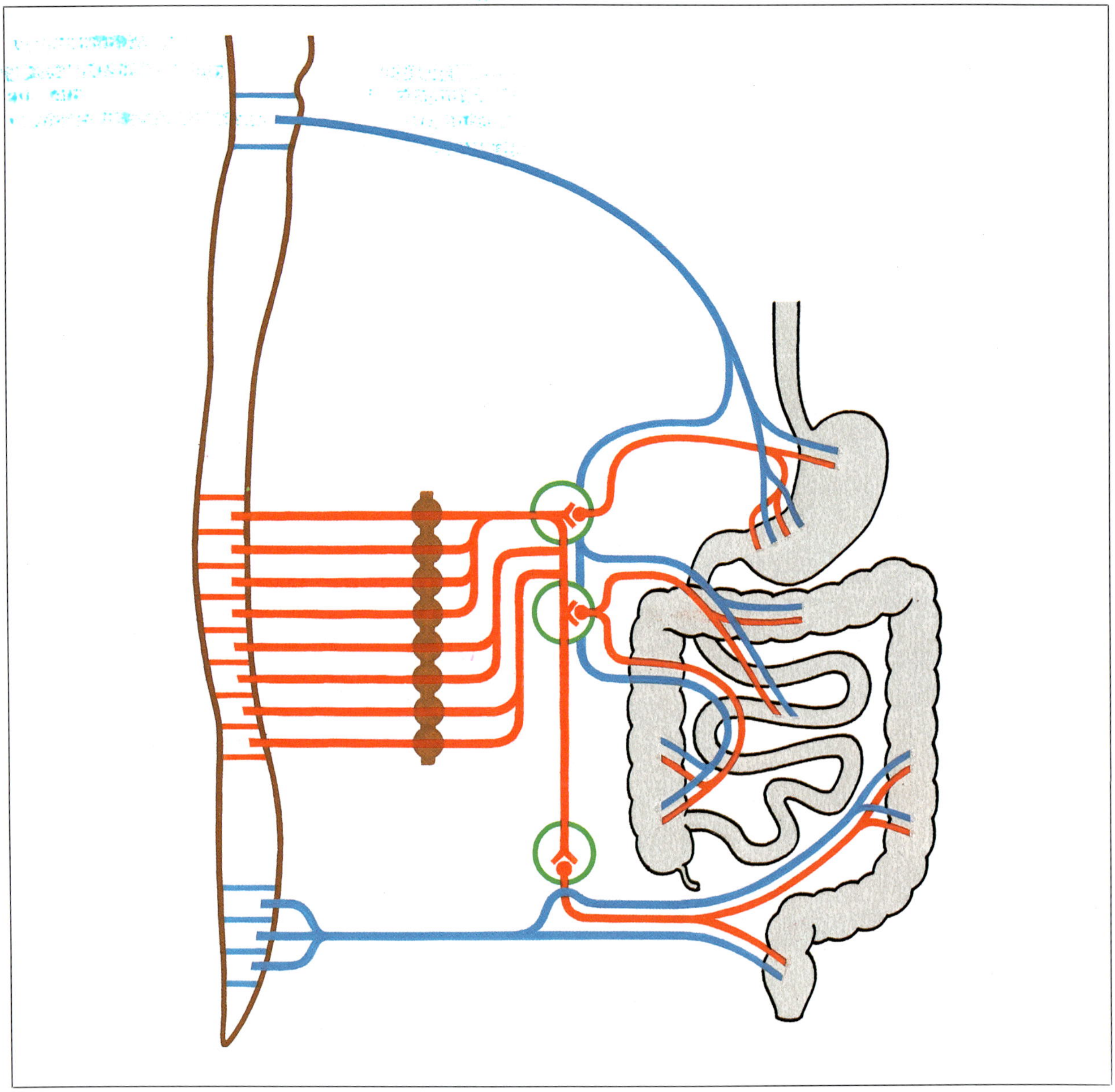

Abb. B-21: Man erkennt (stilisiert), daß der **Parasympathikus** über den N. vagus und das Sakralmark die vegetative Versorgung der gesamten Eingeweide übernimmt, während der Sympathikus aus dem Thorakalmark, hier stilisiert, die **sympathische Innervation** der Eingeweide leistet. Die sympathische und parasympathische Innervation von Kopf und Hals ist nicht dargestellt. Sie geschieht aus denselben Quellen, nämlich N. vagus für den parasympathischen Typ und den aufsteigenden Halssympathikus, der vom Rückenmark kommt. Sympathikus und Parasympathikus unterscheiden sich bezüglich ihrer Funktion und der Endüberträgersubstanz. Die Wirkung des Parasympathikus kann man als trophotrop, die des Sympathikus als ergotrop einstufen. Die ganglionäre Überträgersubstanz ist in beiden Fällen Azetylcholin, die postganglionäre beim Sympathikus meist Noradrenalin, beim Parasympathikus Azetylcholin. Das Nebennierenmark kann ebenfalls als Bestandteil des peripheren Sympathikus angesehen werden. (Nach Netter)

Das **periphere vegetative Nervensystem** läuft in seinem parasympathischen Anteil mit Hirnnerven und Sakralnerven. Die Hirnnerven werden als Leitschienen benutzt; die parasympathischen Ganglien mit den Perikarya der postganglionären Neurone liegen immer abgesondert von den Hirnnerven, die vom parasympathischen Anteil benutzt werden.

Der Okulomotorius hat parasympathische Teile. Sie innervieren den Musculus ciliaris und den Musculus sphincter pupillae. Der parasympathische Anteil wird im Ganglion ciliare in der Augenhöhle umgeschaltet.

Parasympathische Fasern benutzen den Nervus maxillaris des N. trigeminus als Leitschiene und werden im Ganglion pterygopalatinum umgeschaltet. Den Nervus lingualis benutzen Geschmacksfasern, die dann vom N. trigeminus abzweigen und als Chorda tympani zum N. facialis gelangen und diesen Nerven dann afferent weiter benutzen.

Der N. facialis führt parasympathische Fasern für die Innervation einiger Speicheldrüsen und der Tränendrüse sowie Fasern für die Geschmacksempfindung, die über die Chorda tympani zum N. facialis gelangen. Da verschiedene Äste den N. facialis an unterschiedlichen Stellen seines Verlaufs in der Schädelbasis verlassen, kann ihre Versehrtheit oder Intaktheit Hinweis auf den Ort der Schädigung geben.

Die **autonomen Bahnen,** die den N. facialis und den N. trigeminus als Wege benutzen, sind: Der Nervus intermedius aus dem Nucleus salivatorius superior – Chorda tympani – Nervus lingualis – Ganglion submandibulare – Unterkiefer- und Unterzungendrüse.

– Nervus intermedius – Nervus petrosus major – Ganglion pterygopalatinum – Nervus zygomaticus – Nervus lacrimalis – Tränendrüse.

– Nervus intermedius – Nervus petrosus major – Ganglion pterygopalatinum – Nervi palatini – Gaumen- und Nasendrüsen.

Geschmacksknospen der Zunge – Chorda tympani – Ganglion geniculi – Nervus intermedius – Tractus solitarius – Nucleus tracti solitarii.

Parasympathische Fasern benutzen auch den Nervus glossopharyngeus, werden im Ganglion oticum umgeschaltet und innervieren die Parotis. Außerdem führt dieser Nerv sensible Afferenzen aus den Schleimhäuten und Geschmacksknospen des hinteren Drittels der Zunge und aus dem Gaumen.

Parasympathisch werden von den Kopfeingeweiden bis zum Dickdarm die Efferenzen vom N. vagus gestellt. Dabei gibt der N. vagus aber auch Fasern an die quergestreifte Muskulatur von Schlund, Gaumen und vor allem vom Kehlkopf ab. Seine Hauptinnervationen sind aber die glatte Muskulatur und Drüsen des Verdauungstrakts bis zum Colon descendens, die Muskeln und Drüsen des Respirationstrakts und kardioinhibitorische Fasern. Schließlich führt der N. vagus viszeroafferente Fasern von sämtlichen efferent innervierten Eingeweiden.

Die **Versorgung der Baucheingeweide** vom Colon descendens bis zum Rektum, der Blase und der Genitalien wird parasympathisch vom sog. sakralen Parasympathikus übernommen. Seine Ursprungszellen liegen in der Zona intermedia des 2. bis 5. Sakralsegments. Die Efferenzen gelangen über den Plexus pudendalis und die Nervi pelvici zu Geflechten des kleinen Beckens und werden in den dortigen Ganglien oder erst in den intramuralen Ganglien umgeschaltet. An der Harnblase führt der Parasympathikus zur Kontraktion des Detrusors (Auslösung der Miktion). Weiterhin führt der sakrale Parasympathikus zu vermehrter Sekretion von Darm- und Geschlechtsdrüsen und zur Steigerung der Durchblutung der Sexualorgane.

Der **Sympathikus** entstammt dem Thorakalmark und wird überwiegend in den Ganglien des Grenzstrangs umgeschaltet. Am Hals sind die ursprünglich metamer angelegten Ganglien auf drei zusammengeschmolzen; im oberen Ganglion werden die sympathischen Fasern für den Kopf umgeschaltet, unter anderem auch diejenigen für die Pupillendilatation. Sie entstammen dem Seitenhorn des Rückenmarks in Höhe C8-Th2; dieses Gebiet ist das Centrum ciliospinale. Reizung des Halssympathikus führt zur Erweiterung von Pupille und Lidspalte und zum Exophthalmus. Das Gegenteil ist der Hornersche Symptomenkomplex.

Aus dem Ganglion stellatum, dem unteren Ganglion des Halssympathikus, stammen Gefäß- und Eingeweidenerven der oberen Extremitäten und des Halses und Fasern zur Schilddrüse. Der obere Thorakalsympathikus beteiligt sich an der Bildung des Plexus cardiacus. Aus den unteren Brustganglien formen sich die Nervi splanchnici, die zu den Gebilden der Bauchhöhle ziehen. Noch weiter kaudal wird der Sympathikus durch die Nn. splanchnici lumbales und sacrales vertreten.

Als vegetative Zentren der Medulla oblongata werden ein Vasomotoren- und ein Atemzentrum bezeichnet. Es handelt sich um Regelkreise innerhalb der Formatio reticularis, die lokal kaum abgegrenzt sind.

19. Ultrastruktur von Nervenzellen und Synapsen

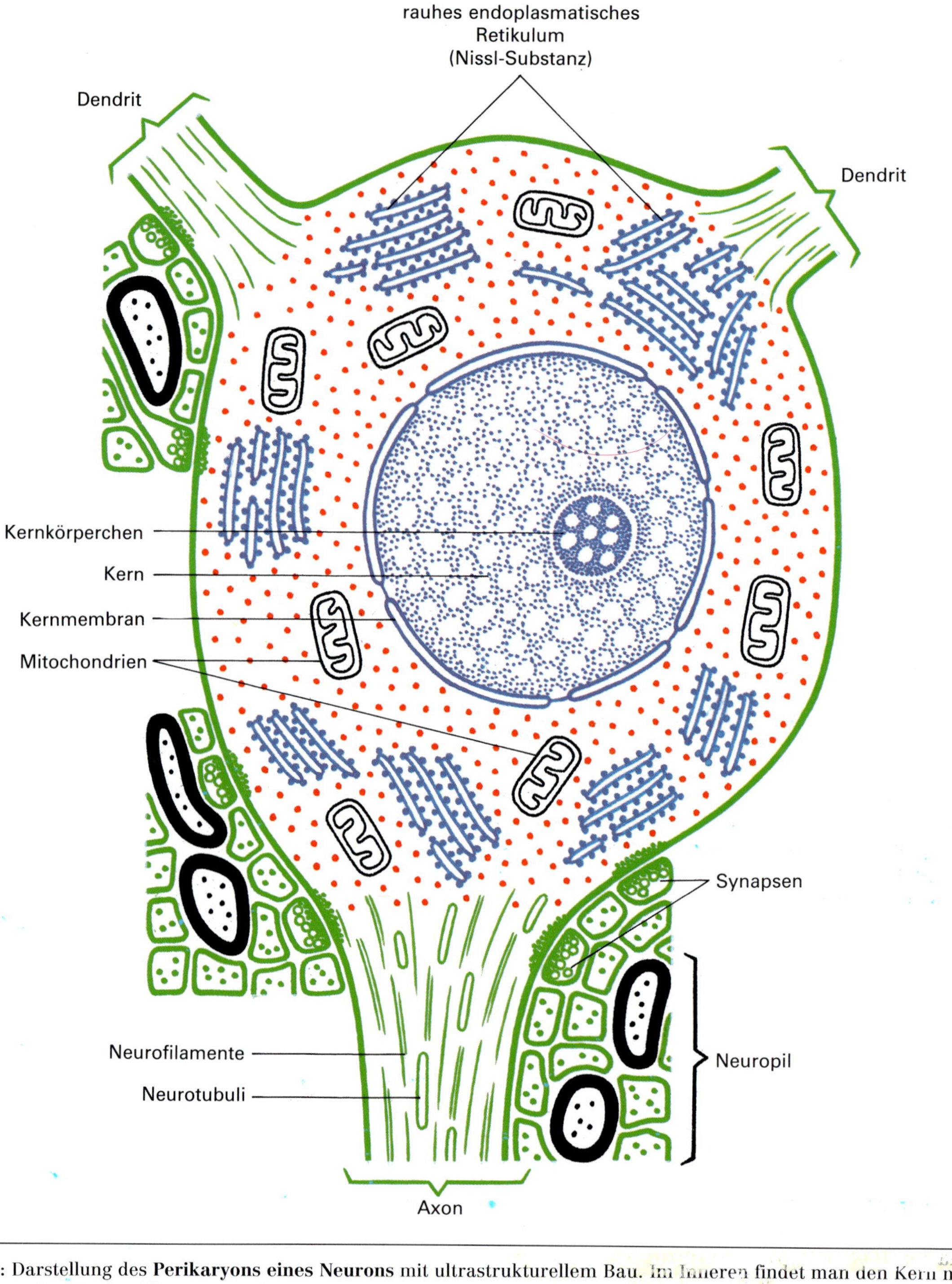

Abb. B-22: Darstellung des **Perikaryons eines Neurons** mit ultrastrukturellem Bau. Im Inneren findet man den Kern mit dem Nukleolus sowie z. T. durchlässig gezeichneter Kern-(Doppel-)Membran. Im Zytoplasma des Perikaryons sind Mitochondrien, freie Ribosomen und Bestandteile des rauhen endoplasmatischen Retikulums gezeichnet. Letztere sind das ultrastrukturelle Korrelat der sog. Nissl-Substanz. Dendriten und das nach unten abgehende Axon sind ebenfalls angedeutet. In ihnen liegen Neurofilamente und im Axon zusätzlich Neurotubuli. Diese Strukturen werden als Korrelat des axonalen Transports angesehen. (Nach Krstić)

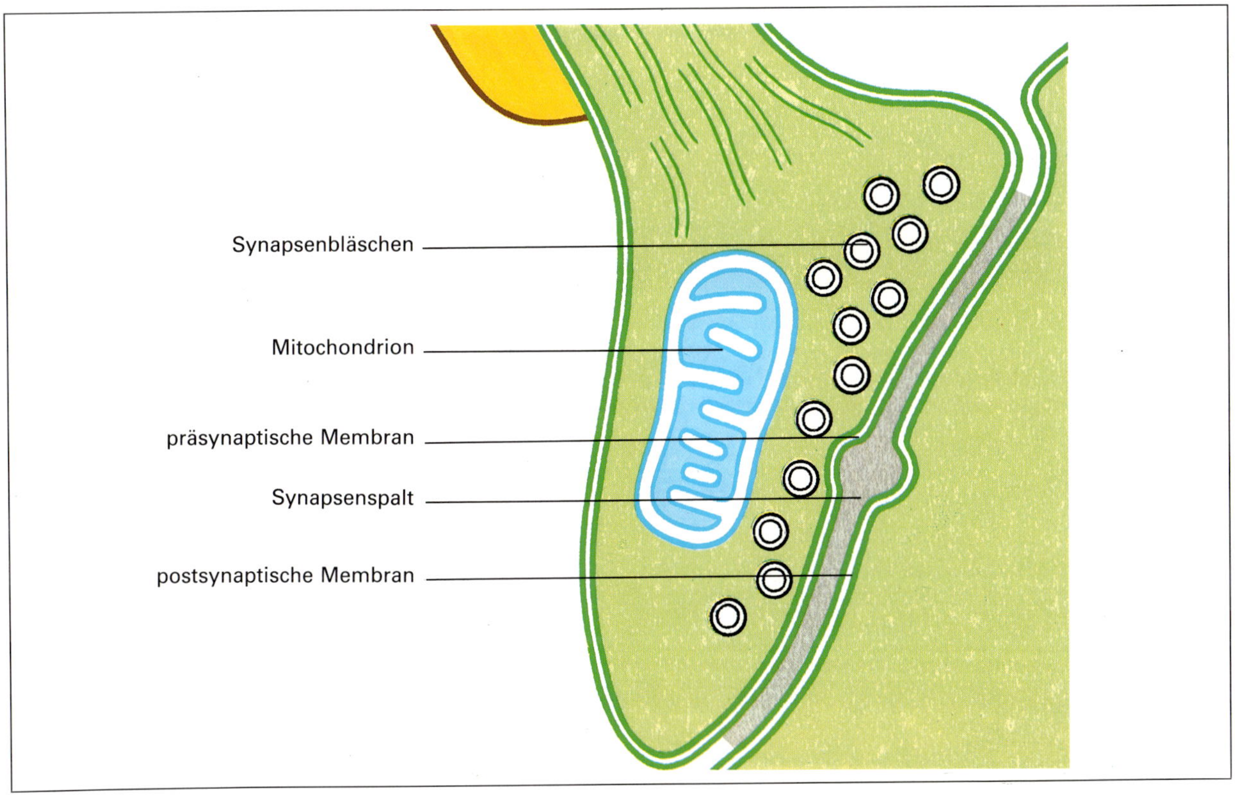

Abb. B-23: Darstellung der **Synapse**, der post- und präsynaptischen Membran, des Synapsenspalts und der Vesikel, in denen die Transmittersubstanz enthalten ist.

Ultrastrukturell sind Nervenzellen durch den relativen Reichtum an rauhem endoplasmatischen Retikulum (Nissl-Substanz), einen filamentösen und tubulären Apparat (Mikrotubuli und Neurofilamente) und die Synapsen gekennzeichnet. Kerne und Kernkörperchen sowie der große Anteil des rauhen endoplasmatischen Retikulums sind, wie bei anderen stoffwechselaktiven Zellen, Ausdruck der Proteinsynthese. Die Mikrofilamente bilden ein skelettäres Grundgerüst. Sie unterscheiden sich in ihrer Proteinzusammensetzung von anderen Intermediärfilamenten. Die Neurotubuli sind im wesentlichen im Bereich der Axone lokalisiert. Sie gelten als morphologisches Korrelat des axonalen Transports.

An der Membran der Nervenzelle findet man Verdichtungen, die als postsynaptische Membran zum Komplex einer Synapse gehören.

Die **Synapse** besteht aus präsynaptischer Membran, Synapsenspalt und postsynaptischer Membran. Die präsynaptische Membran begrenzt die Endigung – zytologisch Endknopf – eines zuführenden Axons. Die Synapsen selbst treten in mehreren Modifikationen auf. Am einfachsten zu unterscheiden sind axosomatische Synapsen, die an das Nervenzellsoma gehen. Daneben findet man axodendritische Synapsen, bei denen die postsynaptische Membran einem Dendriten angehört.

Besondere Ausformungen dieser axodendritischen Synapsen kommen bei den Purkinje-Zellen vor. An deren Dendriten findet man ultrastrukturell kleine Ausstülpungen, die von der präsynaptischen Membran halbmondförmig umgeben werden.

Die präsynaptische Membran begrenzt den Endknopf, in dessen Innerem präsynaptische Vesikel in Verbindung mit einem präsynaptischen Gitter liegen.

Ähnliche Bildungen sind die synaptischen Platten *(synaptic ribbons)* in der Retina und die synaptischen Stäbchen *(synaptic rods)* in den Zellen der Pinealis. Auch die motorische Endplatte muß als modifizierte Synapse aufgefaßt werden. Es wurde auch vielfach versucht, bahnende und hemmende Synapsen morphologisch zu unterscheiden.

Im Inneren des synaptischen Endknopfs liegen die Synapsenbläschen – *synaptic vesicles* – mit klarem – *clear vesicles* – oder elektronendichtem – *dense core vesicles* (DCV's) – Inhalt. Die Bläschen enthalten Transmitter und verschiedene Proteine. Synapsen sind spezifische Membranorte der Signalübermittlung durch Liganden und Rezeptoren mit nachfolgenden *Second-messenger*-Systemen.

20. Gliazellen

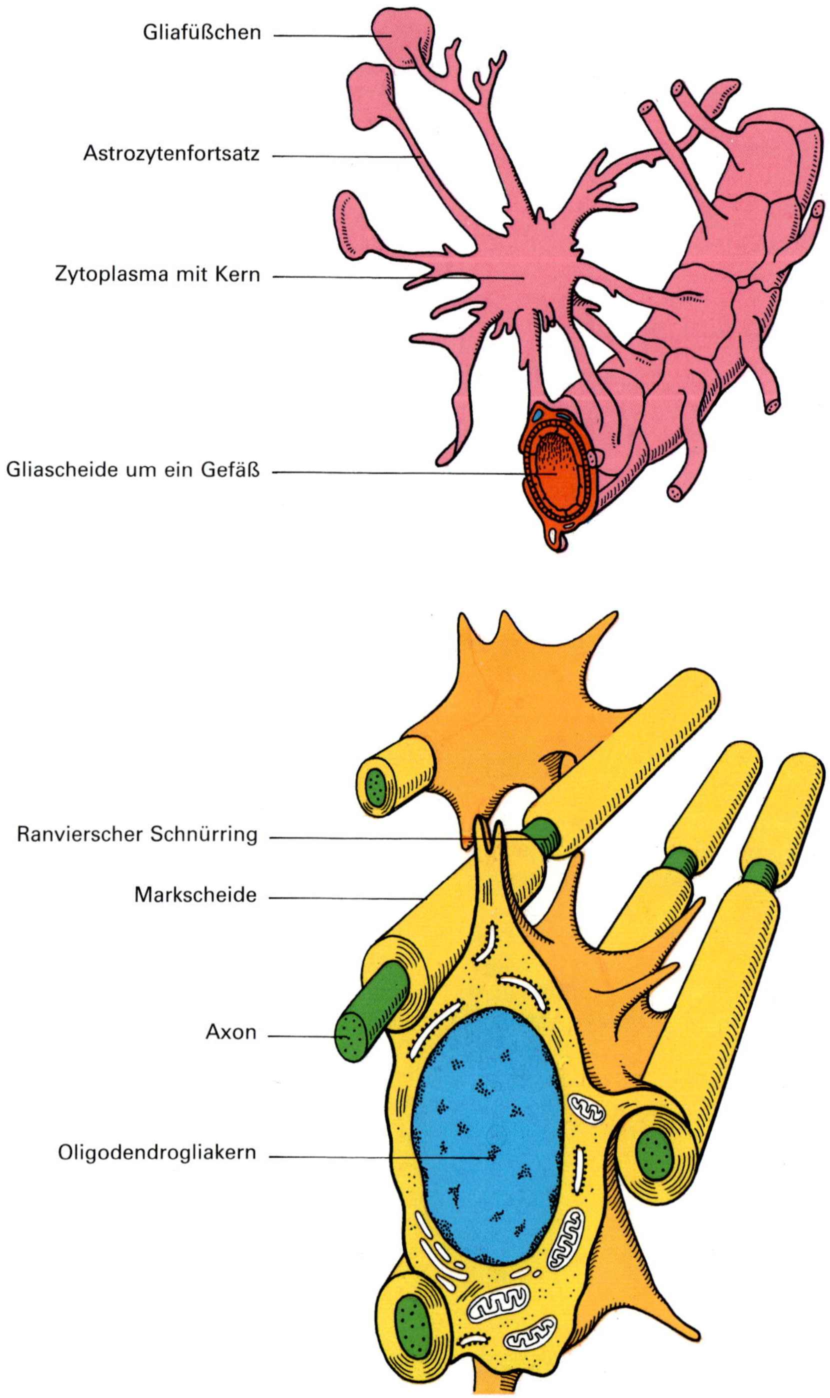

Abb. B-24: Darstellung von **Astroglia** (oben) mit den das Gefäß umgebenden Gliafüßchen; Darstellung einer **Oligodendrogliazelle** (unten, ultrastrukturelle Darstellung) mit Kern, Zytoplasma und den die Axone umgebenden zytoplasmatischen Einrollungsfiguren. (Nach Krstić)

Neben den Nervenzellperikarya mit ihren Fortsätzen findet man im zentralen Nervengewebe auch Gefäßbindegewebe und neurogene Stützzellen, die **Neuroglia.** Traditionsgemäß teilt man die Neuroglia in drei zytologisch definierte Untertypen ein: Astroglia, Oligodendrogliazellen und Meso- oder Mikroglia. Die Mikroglia gilt als mesodermal. Weiter werden zur Glia die Ependymzellen und einige funktionell spezialisierte Zellen des Hirns und seiner Anhangsgebilde gerechnet.

Die **Astrozyten der Astroglia** sind sternförmig, oft weit verzweigt. Man teilt in fibrilläre Astrozyten und protoplasmatische Astrozyten ein. Sie unterscheiden sich in Gestalt und Färbeverhalten: Die fibrillären Astrozyten besitzen einen nackten Kern und weit ausstrahlende Fortsätze (Gliafasern). Bei den protoplasmatischen Astrozyten zeichnet sich das perinukleäre Zytoplasma deutlich ab. Zur Darstellung der Astrozyten und Gliafasern sind unterschiedliche Methoden angegeben worden (Metallimprägnationen, Gliafaserfärbungen am Paraffinschnitt). Heute gelingt eine Identifizierung der Astroglia oft sicher mit dem immunhistochemischen Nachweis von saurem Gliafaserprotein (GFAP – Glial fibrillary acid protein).

Die Astrozyten sind normalerweise ultrastrukturell wenig spektakulär. Ihnen wird eine skelettäre Stützfunktion und eine nutritive Funktion zugeschrieben. Sie bilden mit ihren Zytoplasmafortsätzen einen Ring um die Kapillaren und nehmen möglicherweise am aktiven Transport von Stoffen aus dem Gefäßsystem heraus teil. Das morphologische Korrelat der Blut-Hirn-Schranke wird heute allerdings in den fest miteinander verbundenen Kapillarendothelien gesehen. Eine wichtige Rolle spielen die Astrozyten bei reparativen Prozessen.

Offenbar werden Astrozyten durch vielfache Noxen zur Proliferation angeregt. Sie schwellen dann und zeigen ein voluminöses eosinrotes Zytoplasma: gemästete Astrozyten *(Gemistozyten).* Ultrastrukturell findet man dann eine Vermehrung der normalerweise in geringer Zahl vorhandenen Intermediärfilamente. Sie bestehen aus saurem Gliafaserprotein. Die astrozytäre Proliferation spielt eine Rolle in der Randzone pathologischer Prozesse, z. B. bei Infarkten und Rindenprellungsherden, aber auch bei sonst sehr diskreten Veränderungen, die sich erst durch die Gliose zeigen. Wenn sich die Gliafasern parallel anordnen, wie in Entmarkungsplaques bei multipler Sklerose, spricht man von isomorpher Gliose; bei sich netzförmig überkreuzenden Fasern von anisomorpher Gliose.

Die zweite Form der Glia ist die **Oligodendroglia.** Sie spielt eine Rolle bei der zentralen Markreifung. Im Prinzip besitzt sie dieselbe Funktion wie die Schwann-Zellen der Peripherie: Sie umgibt mit Membran- und Zytoplasmalamellen ein Axon konzentrisch in mehreren Lagen.

Lichtmikroskopisch imponieren Oligodendrogliazellen als nackte Kerne, die zwischen den Fasern der weißen Substanz liegen – interfaszikuläre Oligodendroglia – oder um große Nervenzellperikarya herum (Satellitenzellen). Oligodendrozyten lassen sich mit Silberimprägnationen zusammen mit ihren kurzen Verzweigungen darstellen.

Die dritte, häufigere Form der Gliazellen ist die **Mikroglia** oder Hortega-Glia, die sich in ihrer typischen Morphologie nach Versilberung mit Hortegas Silberkarbonat zeigt. Im Lichtmikroskop sieht man einen länglichen Kern, weshalb man diese Zellen auch Stäbchenzellen nennt, und sich kurz verzweigendes Zytoplasma. Ultrastrukturell besitzen Mikrogliazellen gehäuft Lysosomen. Mikrogliazellen sind für einige pathologische Reaktionen sehr wichtig: Sie phagozytieren Neurone bei deren schnellem Untergang, so bei Poliomyelitis, sie bilden die wichtigsten reaktiven Zellen bei der progressiven Paralyse und formen sich bei vielen intrazerebralen Prozessen zu phagozytierenden Abräumzellen (Fettkörnchenzellen) um. Sie besitzen als ursprünglich mesodermale Zellen Bedeutung für die intrazerebrale Immunreaktion.

Zu den gliösen Elementen rechnet man weiter die **Ependymzellen** und die **subependymäre, regenerationsfähige Glia.** Einige dieser letzten Zellen werden *Tanyzyten* genannt. Die Ependymzellen besitzen überwiegend Kinozilien. Mit dem Ependym der Ventrikelwand steht die Lamina epithelialis choroidea, die Bedeckung des Plexus chorioideus, in kontinuierlicher Verbindung.

Schließlich sind als **modifizierte Gliazellen** anzusehen: die Schwann-Zellen, die Stützzellen von Sinnesepithelien, die Müller-Zellen der Retina, die Bergmann-Glia im Kleinhirn, die Pituizyten des Hypophysenhinterlappens u. a.

Das **Gefäßbindegewebe** bildet im Zentralnervensystem die eigentliche mesodermale Komponente. Die Hirngefäße zeichnen sich dadurch aus, daß sie ein allseitig eingeschlossenes Endothelrohr besitzen. Die Verbindung der Endothelzellen geschieht durch *tight junctions.* Gefäße nehmen an der Narbenbildung teil.

C. Physiologie

1. Erregungsbildung und Erregungsfortleitung

1.1. Ruhe- und Aktionspotential

1.1.1. Das Membranpotential als Informationsträger

Das Neuron (Nervenzellkörper und die Gesamtheit seiner Ausläufer) kann auf Einflüsse von außen oder auf interne, spontane Prozesse mit einer lokalen Änderung der elektrischen Potentialdifferenz über die Zellmembran, des **Membranpotentials,** reagieren. Diese Membranpotentialänderung kann sich auf andere Bereiche des Neurons ausbreiten und in seine Ausläufer, den Neuriten und die Dendriten, als Information fortgeleitet werden. Wenn die Ausbreitung der Potentialänderung passiv nach den Gesetzen der elektrischen Leitung in Flüssigkeiten erfolgt, spricht man von *elektrotonischer Fortleitung*. Wird die Potentialänderung von den Bereichen der Zellmembran, die sie erfaßt, aktiv verstärkt und erhöht weitergegeben, liegt ein fortgeleitetes *Aktionspotential* vor.

1.1.2. Ionenflüsse durch die Zellmembran

In der Zellmembran lokalisierte, primär von chemischen Prozessen mit Energie versorgte Ionentransportmechanismen erzeugen erhebliche Konzentrationsunterschiede zwischen dem Zytosol und dem Extrazellulärraum. Wichtigster dieser Mechanismen ist die sog. **Natriumpumpe,** ein Membranprotein, das unter Spaltung eines energiereichen ATP-Moleküls drei Na^+-Ionen aus der Zelle hinaus und zwei K^+-Ionen ins Zellinnere schafft. Dadurch wird das Zytosol gegenüber der extrazellulären Flüssigkeit mit K^+ aufgeladen und Na^+-verarmt.

Die so geschaffenen Konzentrationsgradienten stellen eine Triebkraft für den transmembranären Diffusionsfluß von Ionen, der zwangsläufig auch ein Fluß von Ladungen (Strom) ist, dar. Zwar ist die Lipiddoppelschicht der Membran für geladene, hydrophile Moleküle kaum passierbar, aber sie enthält porenbildende **Kanalproteine,** die bei Öffnung die Durchlässigkeit der Membran weitgehend spezifisch für eine Ionenart erhöhen (Na^+-, K^+-, Ca^{++}-Kanäle usw.). Die *Ionenleitfähigkeit der Membran*, die mit g bezeichnet wird, ergibt sich aus der Einzelkanalleitfähigkeit mal der Zahl offener Kanäle in der Zellmembran.

Fließen K^+-Ionen entsprechend ihrem Konzentrationsgradienten aus dem Zellinneren in den Extrazellulärraum ab, wird das Zellinnere durch den Abstrom positiver Ladungen (positiver Auswärtsstrom) negativ aufgeladen. Strömen Na^+-Ionen entlang ihrem Konzentrationsgradienten ins Zellinnere, verschiebt sich das Membranpotential zu innen mehr positiven Werten. Die entstehenden Potentialunterschiede zwischen Zellinnerem und -äußerem wirken ebenfalls als Triebkraft auf die Ionenflüsse. Bei (innen) negativem Membranpotential werden Kationen ins Zellinnere gezogen, Anionen wie Cl^- dagegen nach außen getrieben. Die Netto-Triebkraft für den Fluß eines Ions ergibt sich aus der Summe von transmembranären Konzentrations- und Potentialgradienten. Nach der Nernstschen Gleichung für einwertige Kationen

$$E_o = -\frac{RT}{F} \cdot \ln\,(c_{innen}/c_{außen})$$

entspricht ein Konzentrationsunterschied von 10:1 (innen gegen außen) bei 37° C als Triebkraft einem Membranpotential von ca. 61 mV, so daß sich z. B. bei zehnfach höherer intrazellulärer K^+-Konzentration der nach außen treibende Konzentrationsgradient und der nach innen ziehende elektrische Gradient gerade die Waage halten, wenn das Membranpotential −61 mV (innen negativ) beträgt. Diese zur Ausbalancierung des Konzentrationsgradienten notwendige Potentialdifferenz wird als *Gleichgewichtspotential* E_o bezeichnet. An der Nervenzellmembran ist E_{oK} etwa −100 mV und E_{oNa} + 50 bis +70 mV. Die Nettotriebkraft für den von einem Ion getragenen Ladungsfluß ergibt sich aus der Differenz zwischen dem Gleichgewichtspotential und dem tatsächlichen Membranpotential (E_m-E_o). Ist E_m (innen) positiver als E_o, wird ein Kation nach außen fließen, ist es negativer, nach innen. Die Höhe des Ionenstroms I entspricht dem Produkt von Membranleitfähigkeit und Nettotriebkraft als

$$I = g\,(E_m\text{-}E_o).$$

1.1.3. Ionenflüsse und Ruhemembranpotential

Wenn sich die von Ionen getragenen transmembranären Ladungsflüsse gerade ausgleichen, wird die Netto-Ladungsverschiebung über die Membran Null und das Membranpotential bleibt konstant. Dieses Fließgleichgewicht kennzeichnet den Zustand der nicht erregten Nervenzelle (Ruhemembranpotential). Betrachtet man nur die beiden für die Membranpotentialeinstellung entscheidenden Kationen Na^+ und K^+, gilt für das Fließgleichgewicht $I_{Na} = -I_K$. Da die Kaliumleitfähigkeit g_K in Ruhe etwa 20mal höher liegt als g_{Na}, muß durch Verschiebung des Membranpotentials E_m in Richtung E_{oK} die Nettotriebkraft für K^+ so lange reduziert (und

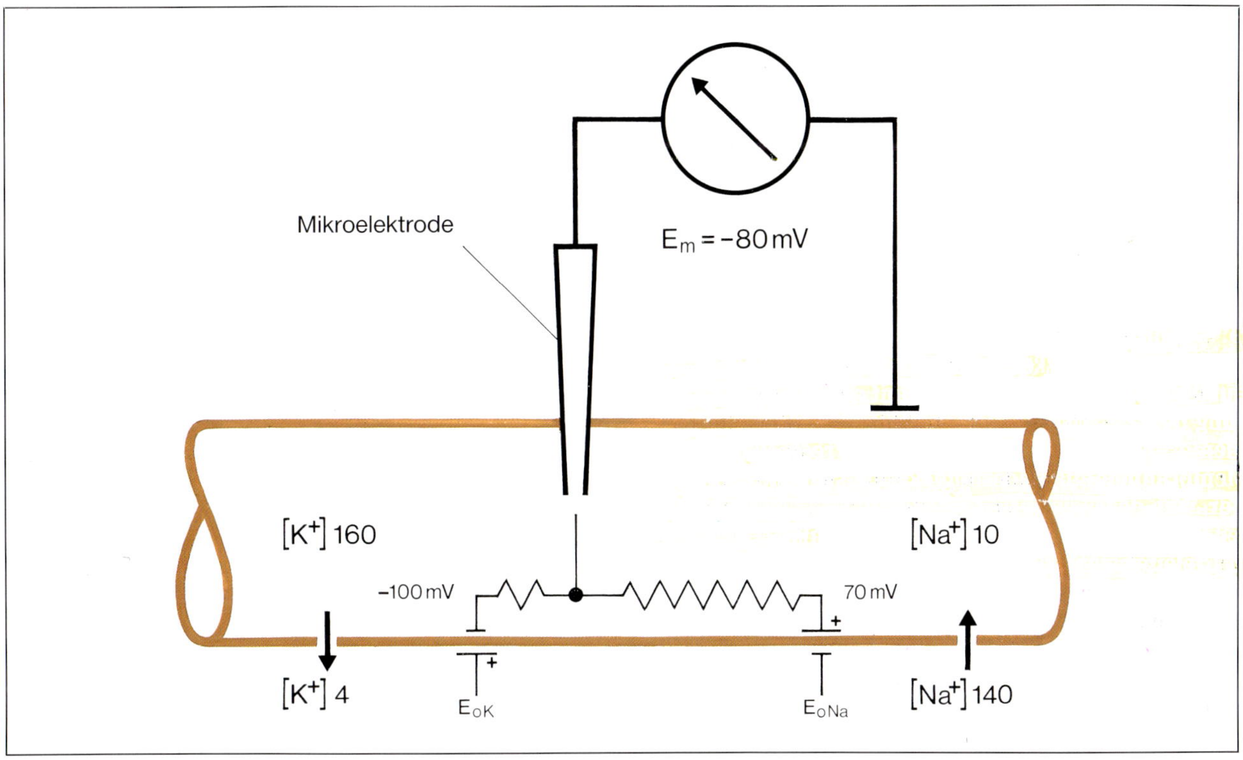

Abb. C-1: Einstellung des **Ruhemembranpotentials** einer Nervenfaser als Fließgleichgewicht zwischen den elektromotorischen Kräften für K^+ und Na^+

die für Na^+ erhöht) werden, bis der Betrag von E_m-E_{oK} $1/20$ dessen von E_m-E_{oNa} ist. Das Ion mit der höheren Membranleitfähigkeit zieht somit das Ruhemembranpotential an sein Gleichgewichtspotential heran.

1.1.4. Aktionspotential

Wenn die Na^+-Leitfähigkeit der Nervenzellmembran durch externe Einwirkung oder spontan ansteigt, wird der Na^+-Einstrom größer als der K^+-Ausstrom, und es kommt zu einer als Depolarisation bezeichneten Verschiebung des Membranpotentials in Richtung positiver (bzw. weniger negativer) Werte. Die Depolarisation führt zu einer Zunahme der Triebkraft E_m-E_{oK} für I_K und einer Verminderung der Triebkraft für I_{Na}. Bei einem weniger negativen (depolarisierten) Membranpotential würde sich ein neues Fließgleichgewicht einstellen, wenn die Na^+-Kanäle nicht die Eigenschaft hätten, sich bei Membrandepolarisation rasch zu öffnen (potentialsensitive Ionenkanäle). Bei geringgradiger Depolarisation kann der infolge **Aktivierung des Na^+-Systems** angestiegene Na^+-Einstrom noch durch den mit der Depolarisation zunehmenden K^+-Ausstrom kompensiert werden. Wenn allerdings ein bestimmtes Depolarisationsausmaß (Schwellenpotential) überschritten wird, führt die Selbstverstärkung des Na^+-Systems (Depolarisation öffnet Na^+-Kanäle, vermehrter Na^+-Strom depolarisiert weiter) zu einer lawinenartigen Zunahme des Na^+-Einstroms und zu einer Verschiebung des Membranpotentials bis in die Nähe des Na^+-Gleichgewichtspotentials E_{oNa} (Umpolarisation zu innen positivem E_m).

Die Aktivierung des Na^+-Systems durch eine Depolarisation hält nur sehr kurze Zeit (weniger als 1 ms) an. Dann schließen sich die Na^+-Kanäle wieder (Inaktivierung), der K^+-Ausstrom gewinnt die Oberhand und das Membranpotential wird zum Ruhepotential zurückgeführt *(Repolarisation)*. Bei manchen Zellen kann ein vorübergehender Anstieg von g_K zu einem Potentialabfall unter das Ruhepotential *(Hyperpolarisation)* führen.

Die kurzdauernde, als **Alles-oder-nichts-Reaktion** ablaufende Potentialschwankung wird Aktionspotential genannt. Zellen, die Aktionspotentiale bilden können (neben Nervenzellen z.B. auch Muskelzellen), werden als erregbare Zellen eingestuft. Während der Depolarisations- und der frühen Repolarisationsphase des Aktionspotentials kann das Natriumsystem nicht erneut aktiviert werden *(absolute Refraktärphase der erregbaren Zelle)*. Im weiteren Verlauf der Repolarisation kehrt die Erregbarkeit graduell zum Ausgangswert zurück. Die Zeit, in der die Aktivierbarkeit des Na^+-Systems wieder vorhanden, aber noch vermindert ist, heißt relative Refraktärphase.

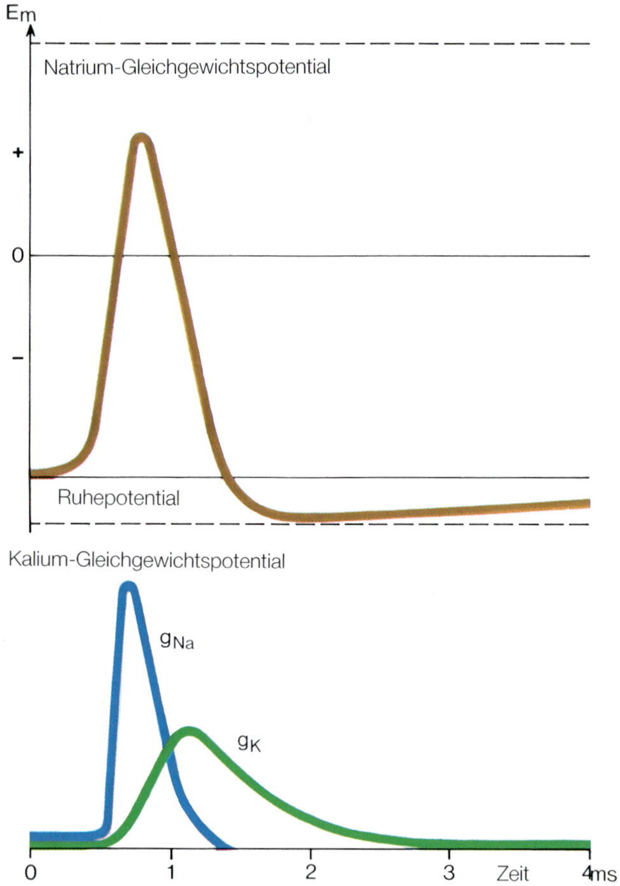

Abb. C-2: Änderungen des Membranpotentials E_m und der Natrium- und Kaliumleitfähigkeiten g_{Na} und g_K beim Ablauf eines Aktionspotentials an der Membran einer Nervenfaser vom Frosch.

Infolge der Refraktärität der Nervenzelle antwortet die Zellmembran auf einen langanhaltenden, überschwellig depolarisierenden Reiz nur mit einem Aktionspotential. Bei manchen Nervenzellen jedoch erfolgt die Reaktivierung des Na^+-Systems in der Repolarisationsphase so rasch, daß die Erregbarkeitsschwelle unter das (noch depolarisierte) Membranpotential absinkt und erneut ein Aktionspotential ausgelöst wird. Diese *repetitive Erregungsbildung* dient dazu, eine Depolarisation konstanter Höhe (z.B. unter Einwirkung eines Dauerreizes auf sensorische, als Rezeptoren fungierende Nervenfasern) in eine regelmäßige Folge von Aktionspotentialen umzusetzen, wobei die Aktionspotentialfrequenz vom Ausmaß der Depolarisation abhängt.

Wenn eine Depolarisation der Nervenzellmembran sehr langsam stattfindet, laufen Aktivierung und Inaktivierung des Na^+-Systems parallel. Wird eine bestimmte Mindestdepolarisationsgeschwindigkeit unterschritten, kann die Aktivierung die Inaktivierung nicht mehr überholen, und die Membran wird ohne Auftreten eines Aktionspotentials refraktär. Sehr langsam ansteigende, *einschleichende Reize* lösen daher auch dann keine Erregung aus, wenn sie hoch überschwellige Werte erreichen.

Wenn **externe elektrische Reize** zur Auslösung von Aktionspotentialen eingesetzt werden, hängt die Schwelle der Erregungsauslösung außer von der Stromdichte an der Nervenzelle bzw. ihrem Ausläufer von der Reizdauer ab. Zum einen benötigt die Aktivierung des Na^+-Systems Zeit, zum anderen muß ein extern, z.B. über eine auf die Haut aufgesetzte Elektrode, zugeführter Strom zunächst die hohe Membrankapazität (die Zellmembran stellt zusammen mit den angrenzenden Flüssigkeitsschichten einen Elektrolytkondensator dar) umladen. Der für die Erregung einer Nervenzellmembran typische Zeitbedarf läßt sich über eine Kurve erfassen, die die Schwellenreizstärke in Abhängigkeit von der Reizdauer darstellt. Ihre charakteristischen Werte sind die Schwellenreizstärke bei sehr langen Rechteckreizen *(Rheobase)* und die für eine Erregungsauslösung mit doppelter Schwellenstromstärke mindestens benötigte Reizdauer *(Chronaxie)*.

1.2. Intrazelluläre Fortleitung von Membranpotentialänderungen

1.2.1. Erregungsausbreitung im Nervenzellkörper

Die Na^+-Leitfähigkeit des erregten Areals einer Nervenzellmembran steigt maximal auf etwa das 1000fache des Ruhewerts an. Der Na^+-Einstrom durch den erregten Membranbezirk wirkt auf die Zelle wie ein lokal zugeführter, depolarisierender Reizstrom. Das Ausmaß der resultierenden *elektrotonischen Membrandepolarisation* nimmt mit zunehmender Entfernung vom Erregungsort ab. Wenn die umgebenden Membranbezirke nur unterschwellig depolarisiert werden, steigt in ihnen die Triebkraft für den K^+-Auswärtsstrom E_m-E_{oK}. Die eingeflossenen positiven Ladungen strömen zunächst als K^+ durch die Membran in der Umgebung des Erregungsortes zurück nach außen (kreisende Strömchen). Wenn die Depolarisation der ruhenden Membran die Schwelle für die explosionsartig zunehmende Aktivierung der Na^+-Leitfähigkeit überschreitet, kehrt sich die Stromrichtung um, und der vorher unerregte Bezirk wird ebenfalls zum Lieferanten für einen depolarisierenden Na^+-Einwärtsstrom. Die Erregungsausbreitung erfolgt um so schneller, je weiter die überschwellige elektrotonische Depolarisation in die zunächst unerregten Membranbezirke hineinreicht, denn die Verstärkung des Depolarisationssignals durch Aktivierung der Na^+-Leitfähigkeit kostet Zeit. Bei Nervenzellsomata mit ihrer im Verhältnis zum Volumen relativ geringen Oberfläche breitet sich eine lokal entstehende Erregung so schnell elektrotonisch aus, daß das Aktionspotential nahezu synchron im ganzen Zellkörper ausgelöst wird.

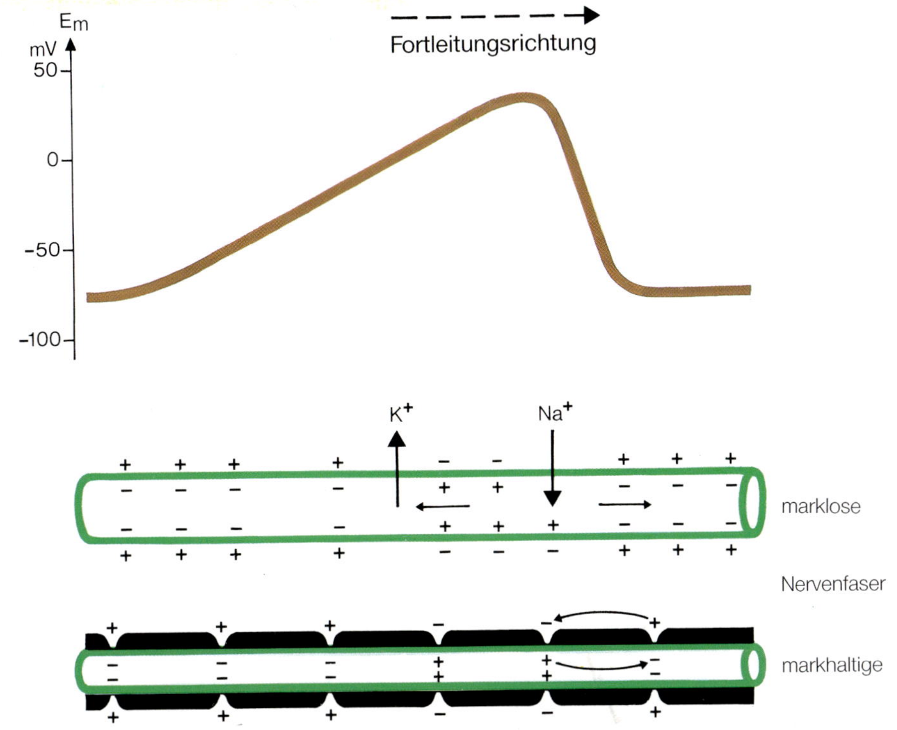

Abb. C-3: Längsprofil des Membranpotentials während der Ausbreitung einer Erregung (Aktionspotential) in einer Nervenfaser (oberer Teil). Im unteren Teil sind Ladungs- bzw. Ionenflüsse für eine entsprechende marklose und eine myelinisierte Nervenfaser schematisch wiedergegeben.

1.2.2. Erregungsfortleitung in marklosen Nervenfasern

In den röhrenförmigen Zellausläufern der Nervenzellen (Axone), die einen relativ geringen Innenquerschnitt besitzen, wird der in Längsrichtung durch den Axonzylinder fließende depolarisierende Strom nicht durch die Leistungsfähigkeit der Stromquelle (erregter Membranbezirk), sondern durch den Längswiderstand des Axoplasmas limitiert. Bei marklosen Axonen, bei denen die Membrankapazität auf der ganzen Länge umgeladen werden muß, hat die überschwellige Depolarisation eine Reichweite von höchstens 1 mm, bei sehr dünnen Nervenfasern noch weniger. Da die Erregungsausbreitung wesentlich länger dauert als die Erregung selbst (Aktionspotential), läuft über die Axone eine erregte Zone, die wie eine Schleppe einen refraktären Bereich hinter sich her zieht. Bei einer Faserdicke von 1 µm beträgt die Ausbreitungsgeschwindigkeit der Erregung ca. 1 m/s.

1.2.3. Saltatorische Erregungsfortleitung

Die Erregungsfortleitung in einer Nervenfaser wird beschleunigt, wenn die Membran des Achsenzylinders abschnittsweise von Schwann-Zellen wie von Isolierband umwickelt wird und nur noch alle 1–2 mm an den *Ranvierschen Schnürringen* auf kurze Distanz freiliegt. Die kleine Membranfläche der Ranvierschen Schnürringe reicht bei Erregung als Stromquelle zur Erzeugung des in Längsrichtung durch das Axoplasma fließenden Depolarisationsstroms aus. Der Strom braucht nicht mehr die gesamte Membranfläche, sondern nur die Membran der folgenden Ranvierschen Schnürringe mit ihrer geringen Kapazitat umzuladen, und die Reichweite der elektrotonischen Erregungsausbreitung steigt gegenüber einer marklosen Nervenfaser mit gleichem Innenquerschnitt etwa auf das 20fache. Charakteristisch für die markhaltige Nervenfaser ist die sprunghafte Fortpflanzung der Erregungswelle von einem erregten Ranvierschen Schnürring bis zum nächsten, elektrotonisch gerade noch überschwellig depolarisierten *(saltatorische Erregungsleitung)*. An diesem tritt dann infolge des Zeitbedarfs der Aktionspotentialbildung eine Verzögerung in der Erregungsausbreitung ein, auf die der nächste Sprung elektrotonischer Fortleitung folgt. Bei einer Reichweite der elektrotonischen Depolarisation von etwa 1 cm werden in der Regel mehrere Schnürringe übersprungen, so daß der Ausfall eines Schnürrings nicht zur Unterbrechung der Erregungsfortleitung führt.

1.2.4. Nervenfaserklassen

Die peripheren Axone werden nach Bemarkung, Dicke und Leitungsgeschwindigkeit in Klassen eingeteilt. Für efferente Fasern wird die Klassifizierung nach Erlanger und Gasser, für afferente die nach Lloyd und Hunt bevorzugt.

Nervenfaserklassen

Erlanger und Gasser	Lloyd und Hunt	Durchmesser (µm)	Leitungsgeschwindigkeit (m/s)*
Aα	Ia, Ib	15	50–70
Aβ	II	10	40
Aγ		6	30
	III	2–7	10–30
Aδ		3–5	15–30
B		2	10
C	IV	1	1

* Die Leitungsgeschwindigkeit der Nervenfasern vom Menschen liegt etwa 30% niedriger als die meist angegebene der Katzenaxone.

Zur Klasse der dicksten, am schnellsten leitenden Axone gehören die Alpha-Motoneurone (Aα), die primären Muskelspindelafferenzen (Ia) und die Afferenzen der Golgi-Sehnenorgane (Ib). Zur Klasse II rechnen die meisten afferenten Fasern der Haut-Mechanorezeptoren und die sekundären Muskelspindelafferenzen. Die Efferenzen der Gamma-Motoneurone bilden die Gruppe Aγ. Zur Klasse III werden die dünnen, markhaltigen Afferenzen von Thermo-, Mechano-, Chemo- und Schmerzrezeptoren sowie die viszeralen sensiblen Afferenzen zusammengefaßt. Dem unteren Bereich der Klasse III entsprechen die präganglionären vegetativen Fasern der Gruppe B. Zur Gruppe C bzw. Klasse IV zählen die marklosen, postganglionären Efferenzen des vegetativen Nervensytems und die langsam leitenden Afferenzen der Thermo-, Mechano-, Chemo- und Nozizeption.

Die Potentialschwankung, die bei Erregungsfortleitung über die peripheren Nervenfasern läuft, kann extrazellulär (z.B. von der Haut oder über eingestochene Nadelelektroden) abgeleitet werden. Wenn man einen Nerv lokal elektrisch reizt und die fortgeleitete Erregung in größerem Abstand von der Reizstelle registriert, erhält man entsprechend der unterschiedlichen Leitungsgeschwindigkeit der Fasergruppen eine mehrgipflige Erregungswelle (Summenaktionspotential). Bei heterogener Nervenschädigung (z.B. Entmarkungskrankheiten) ist diese Erregungswelle verbreitert (Dispersion der Leitungsgeschwindigkeiten). Bei Druckschädigung des Nervs (z.B. des N. medianus bei Karpaltunnelsyndrom) ist die maximale Nervenleitungsgeschwindigkeit vermindert. Durch Druckeinwirkung oder Abkühlung werden zunächst die dicken, markhaltigen Nervenfasern gestört, während bei Einwirkung von lokalanästhetischen Pharmaka, die das Na^+-System blockieren, die dünnen Fasern (Vegetativum, Sensibilität) zuerst ausfallen.

1.3. Interzelluläre Erregungsüberleitung

1.3.1. Elektrotonische Koppelung

Eine erregungsbedingte Membranpotentialschwankung (Aktionspotential) kann von Zelle zu Zelle übertragen werden, wenn zwischen zwei Zellen ausreichend große Kontaktflächen mit niedrigem elektrischen Übergangswiderstand vorhanden sind. Außerdem muß die Senderzelle genug Strom liefern können, um die Membrankapazität der Zielzelle bis zur Erregungsschwelle umzuladen. Derartige elektrische Synapsen finden sich bei Nervenzellkontakten nur selten, während sie z.B. im Herzmuskel allein für die Erregungsausbreitung von Zelle zu Zelle verantwortlich sind. Nach Nervenverletzungen können sich im Narbengewebe elektrisch leitende Kontakte zwischen benachbarten dünnen Nervenfasern ausbilden. Über diese **Ephapsen** kann eine efferente, in vegetativen Fasern laufende Erregungswelle z.B. auf eine afferente nozizeptive Faser überspringen und eine Schmerzempfindung auslösen.

1.3.2. Prinzip der chemischen Synapse

Wenn die dünnen Endausläufer eines Nervs eine große Zielzelle beeinflussen sollen, wird ein chemischer Verstärkungsmechanismus im Zwischenzellkontakt benötigt. Die als elektrisches Signal (Aktionspotential) ankommende Erregung löst in spezialisierten Strukturen der Axonendverzweigung die Freisetzung eines Botenstoffs **(Transmitter)** aus. Die Transmittersubstanzen werden überwiegend im Soma des Nervenzellkörpers synthetisiert und durch axonalen Transport in die präsynaptische Nervenendigung gebracht. Dort werden sie in Bläschen (Vesikeln) gespeichert. Wenn die präsynaptische Membran durch ein über das Axon fortgeleitetes Aktionspotential erregt wird, kommt es zu Ausstoßung (Exozytose) der Speichervesikel und damit zur portionsweisen (in Quanten erfolgenden) Freisetzung von Transmittern in den synaptischen Spalt. Die Transmitterausschüttung wird durch einen Ca^{++}-Einstrom aus dem synaptischen Spalt in die durch Depolarisation besser Ca^{++}-leitfähig gewordene präsynaptische Membran gestartet.

An der postsynaptischen Membran der Zielzelle binden die Transmitter an **Membranrezeptoren,** die als spezielle Sensormoleküle weitgehend spezifisch auf einen bestimmten Transmitter reagieren. Als Botenstoffe dienen vor allem *Aminosäuren bzw. ihre Derivate* (Glutamat, Glycin, Asparaginsäure, Gammaaminobuttersäure, Noradrenalin, Dopamin, Histamin, Serotonin) und *Peptide* (z.B. Neurotensin, Substanz P, TRH,

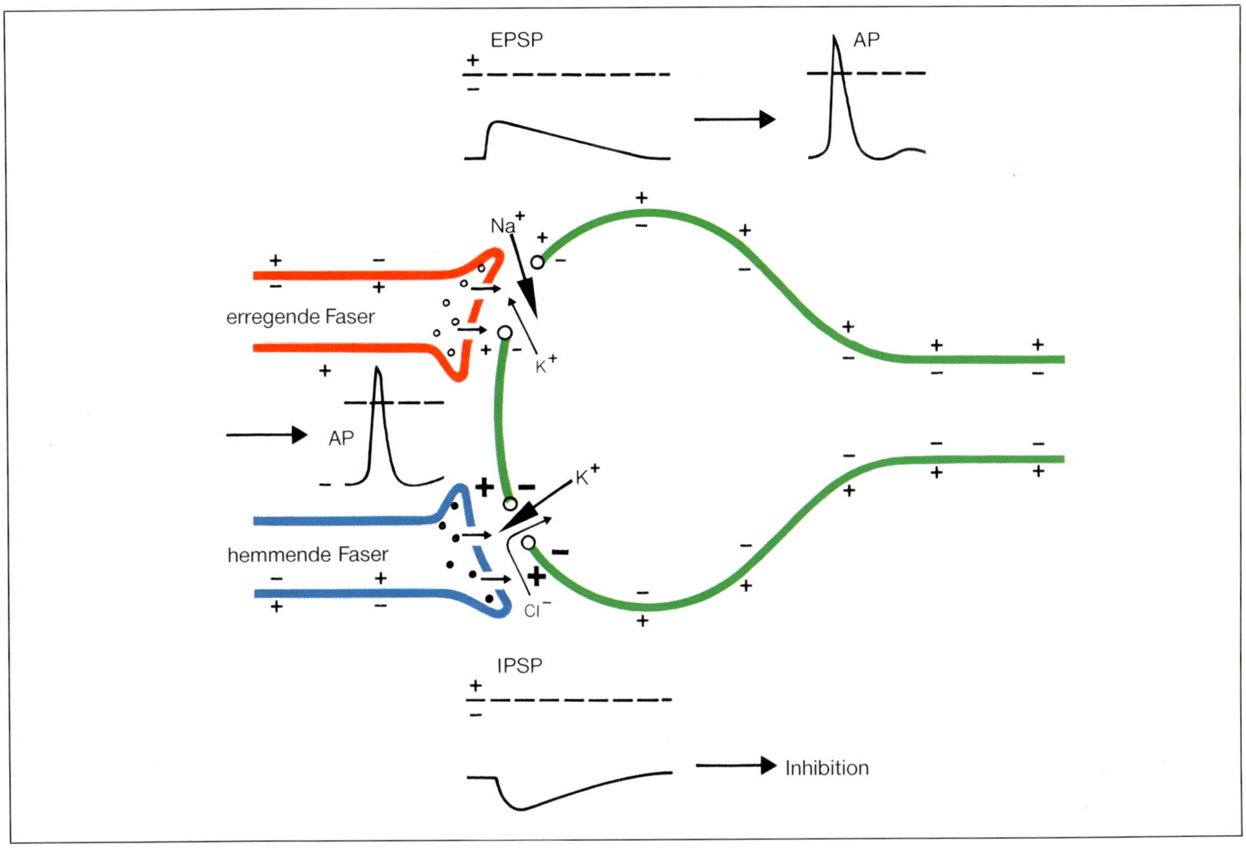

Abb. C-4: Schematische Darstellung der Vorgänge an einer **exzitatorischen** (oben) und einer **inhibitorischen axosomatischen Synapse**

Gastrin, ACTH, Enkephaline), aber auch *Purine* (ATP) und vor allem *Azetylcholin.* Viele der Neurotransmitter, insbesondere die Neuropeptide, fungieren auch als endokrine Botenstoffe (z.B. als enterale Gewebshormone).

Die Rezeptoren der subsynaptischen Membran lösen nach Bindung des Transmitters eine Zellreaktion aus. Anschließend wird der Botenstoff durch chemische Umsetzung oder Aufnahme in die prä- oder postsynaptische Zelle wieder inaktiviert. Die von Nervenendigungen freigesetzten Botenstoffe können den Erregungszustand oder den Stoffwechsel der Zielzelle direkt beeinflussen oder nur die Wirkung anderer Botenstoffe hemmen oder fördern. Im letzteren Fall spricht man statt von Neurotransmittern von **Neuromodulatoren.** Bestimmte Botenstoffe (z.B. opioide Peptide) können sowohl als Transmitter als auch als Modulatoren wirken. Die meisten Nervenendigungen (möglicherweise sogar alle) schütten bei Erregung nicht nur einen, sondern mehrere Botenstoffe aus. Als Kotransmitter sind vor allem Neuropeptide nachgewiesen worden (z.B. Glutamat zusammen mit Substanz P).

1.3.3. Postsynaptische Potentiale

Den nächsten Schritt in der Informationskaskade der chemischen Synapse kann eine *De-* oder *Hyperpolarisation der subsynaptischen Membran* infolge Änderung von Ionenleitfähigkeiten *(rezeptorgesteuerte Ionenkanäle)* bilden.

Wenn durch die Transmitterbindung vorwiegend Na^+-Kanäle geöffnet werden, entsteht ein exzitatorisches postsynaptisches Potential **(EPSP).** Bei Synapsen, die die Axone der Alpha-Motoneurone mit den Skelettmuskelfasern bilden (motorische Endplatten), ist die subsynaptische Depolarisation so intensiv, daß sie weit überschwellig für die Auslösung eines Aktionspotentials in der die neuromuskuläre Synapse umgebenden Muskelzellmembran ist. Auf jedes präsynaptische Aktionspotential folgt daher eine Erregung der Zielzelle. Bei den kleineren Synapsen, die die Endknöpfchen von Nervenfasern mit den Nervenzellkörpern bilden, reicht ein EPSP in der Regel nicht zur Erregung der postsynaptischen Zelle aus. Zur überschwelligen Depolarisation ist eine **räumliche** oder **zeitliche Summation** von exzitatorischen postsynaptischen Potentialen erforderlich. Ein EPSP dauert 10 bis 20 ms, so daß sich bei rasch aufeinanderfolgenden präsynaptischen Aktionspotentialen (der minimale Zeitabstand wird

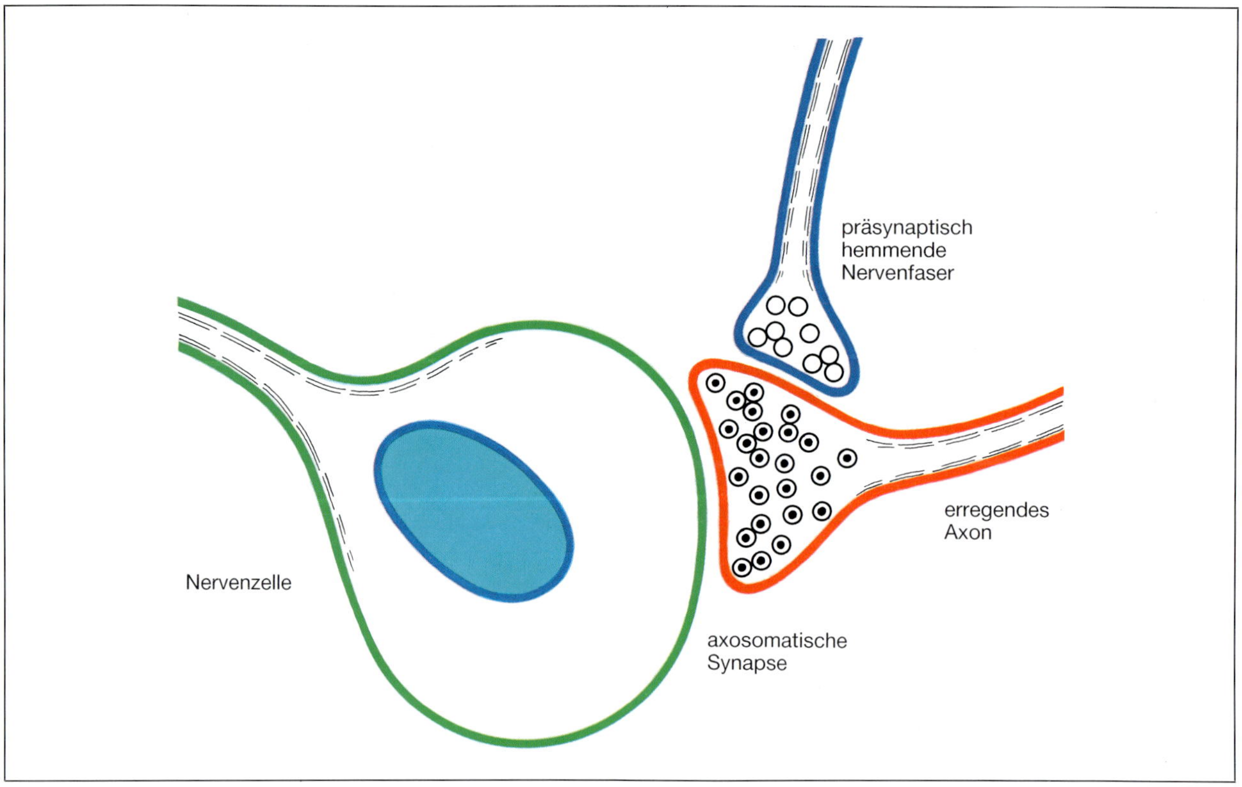

Abb. C-5: Verschaltung von Nervenfasern bei präsynaptischer Hemmung

durch die 1 bis 2 ms lange Refraktärphase bestimmt) die EPSP überlagern können.

Wird durch Bindung des Transmitters die Leitfähigkeit vor allem von K^+- und Cl^--Kanälen erhöht, resultiert eine Hyperpolarisation, das inhibitorische postsynaptische Potential **(IPSP)**. Ein IPSP kann einem benachbarten EPSP entgegenwirken (räumliche Summation von erregenden und hemmenden Einflüssen).

Eine Sonderform der interzellulären Informationsübertragung mittels Potentialänderungen stellt die Bildung synaptischer Kontakte zwischen einem Axonausläufer und der präsynaptischen Endigung einer anderen Nervenfaser dar. Bei dieser Konstellation setzt das an der präsynaptischen Endigung angreifende Axon einen erregenden Überträgerstoff frei, der die präsynaptische Membran der axosomatischen oder axodendritischen Synapse depolarisiert. Die vordepolarisierte Membran kann nur noch Aktionspotentiale verminderter Amplitude produzieren und entsprechend weniger Transmitter freisetzen. Bei intensiver Vordepolarisation wird die präsynaptische Membran refraktär. Diesen inhibitorischen Mechanismus, der z.B. den Informationsfluß von sensiblen Afferenzen zu motorischen Nervenzellen begrenzt, nennt man **präsynaptische Hemmung.** An Motoneuronen dauert die präsynaptische Hemmung 100 bis 200 ms und damit etwa 10mal länger als die postsynaptische. Präsynaptisch hemmend können auch Neuromodulatoren wirken (z.B. verminderte Ausschüttung des erregenden Transmitters Glutamat unter dem Einfluß von Opioiden).

1.3.4. Rezeptorinduzierte Zellreaktion

Wenn bei der synaptischen Informationsübertragung eine Nervenzelle als Zielzelle dient, kann als Ergebnis der Verrechnung zahlreicher EPSP und IPSP, ggf. moduliert durch präsynaptische Hemmung, ein Aktionspotential als **Alles-oder-nichts-Reaktion** ausgelöst werden. Die Ausbreitung der Erregungswelle auf die Nervenzellfortsätze (Weiterleitung des Aktionspotentials) stellt die wesentliche Reaktion der Zielzelle dar. Daneben wirkt der in den synaptischen Spalt ausgeschüttete Transmitter modulierend auf den Rezeptorenumsatz der postsynaptischen Membran. Eine häufige Freisetzung von Botenstoff kann die synaptische Informationsübertragung sowohl hemmen (Desensibilisierung durch Herabregulation der postsynaptischen Rezeptorendichte) als auch bahnen (postexzitatorische Potenzierung der Erregbarkeit). Außerdem wirkt der Transmitter auf die präsynaptische Membran, aus der er freigesetzt wurde, zurück. Er kann seine eigene Freisetzung über verschiedene Rezeptoren reduzieren oder fördern. Besondere präsynaptische Wechselwirkungen ergeben sich bei Freisetzung mehrerer Neurotransmitter aus der gleichen Nervenendigung.

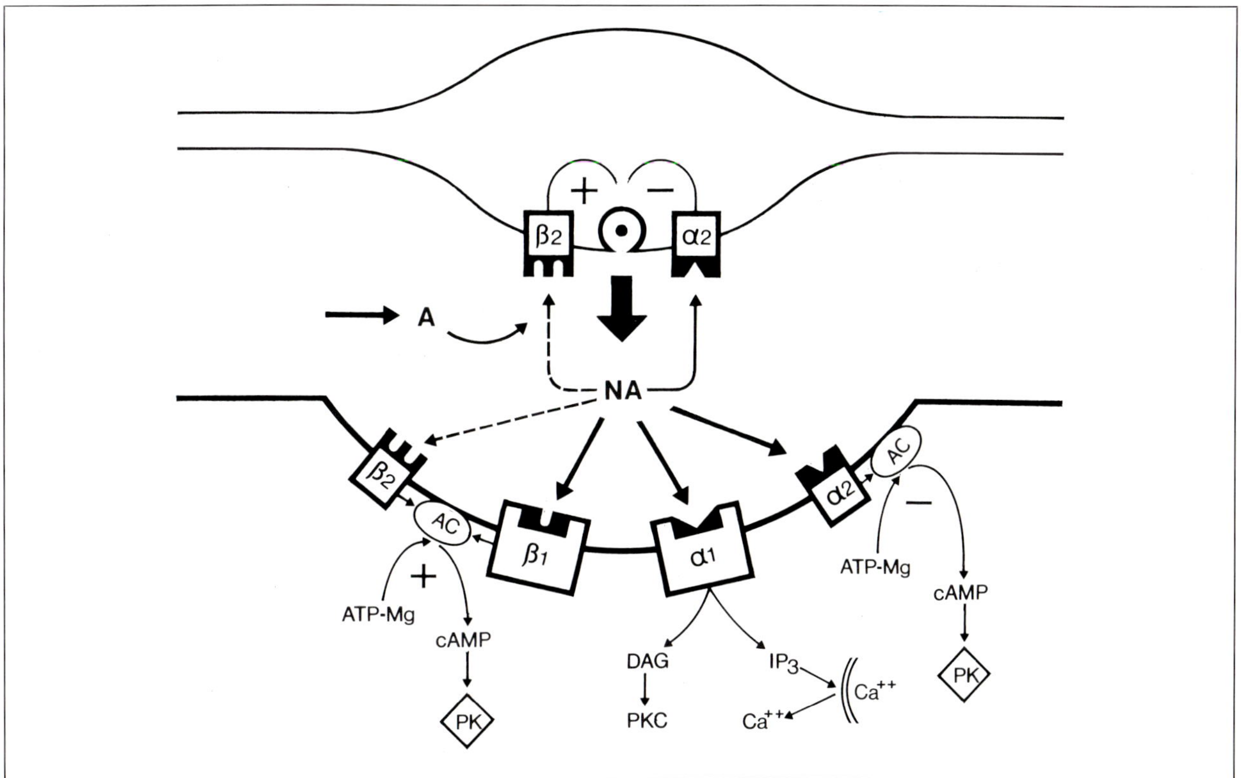

Abb. C-6: Wirkung von aus einer postganglionären sympathischen Nervenfaser freigesetztem **Noradrenalin** (NA) und von aus dem Nebennierenmark stammendem, auf dem Blutweg zur Synapse gelangenden **Adrenalin** (A) auf die Rezeptorentypen der **präsynaptischen** und **postsynaptischen Membran**

Wenn die Zielzelle nicht eine Nervenzelle, sondern eine Muskelzelle ist, ist die Auslösung eines Aktionspotentials über eine erregende Synapse nicht Selbstzweck, sondern Startsignal für eine Reaktionskette, die z.B. zur Muskelfaserkontraktion führt. Zweiter Bote *(second messenger)* in der die elektromechanische Koppelung bewirkenden Reaktionskaskade ist eine Anhebung der zytosolischen Ca^{++}-Konzentration von unter 10^{-7}mol/l auf ca. 10^{-5} mol/l vor allem durch erregungsinduzierte Ca^{++}-Freisetzung aus intrazellulären Speichern. Das **Ca^{++}-Signalsystem** der intrazellulären Informationstransduktion kann von subsynaptischen Rezeptoren auch ohne Auslösung eines Aktionspotentials aktiviert werden. Durch Öffnung von rezeptorkontrollierten Ca^{++}-Kanälen der Zellmembran kann insbesondere bei kleinen Zellen (z.B. glatte Muskulatur) der Ca^{++}-Spiegel angehoben werden. Außerdem können Rezeptoren in der Zellmembran durch Aktivierung einer Phospholipase eine Reaktionskette starten, an deren Ende die Bildung der Botenstoffe *Inositoltrisphosphat* (IP_3) und Diacylglycerol (DAG) steht. IP_3 bewirkt, wenn es ins Zellinnere gelangt, die Freisetzung von Ca^{++} aus intrazellulären Speichern (endoplasmatisches Retikulum) und aktiviert dadurch das Ca^{++}-Signalsystem.

Das Diacylglycerol lagert sich an ein phosphorylierendes Membranenzym, die *Proteinkinase C* (C-Kinase), an und aktiviert es im Zusammenwirken mit Ca^{++}-Ionen. Über die Phosphorylierung von Proteinen auf dem **C-Kinase-Weg** können Transmitter eine längerdauernde Änderung der Zellfunktion auslösen. Eine Phosphorylierung oder Dephosphorylierung von Zellproteinen mit resultierender Funktionsänderung kann von bestimmten Membranrezeptoren nach Bindung von Transmittern auch über die »second messenger« **cAMP** (zyklisches Adenosinmonophosphat) oder **cGMP** (zyklisches Guanosinmonophosphat) induziert werden. Bei der Aktivierung (oder Hemmung) der membranständigen Adenylat- bzw. Guanylatzyklase ist zwischen dem durch Transmitterbindung aktivierten Rezeptorprotein und dem Enzym eine weitere Verstärkungsstufe eingeschaltet, die Aktivierung von GTP-bindenden, sog. *G-Proteinen* in der Membran, die ihrerseits die Zyklaseaktivität stimulieren oder hemmen können. Ein Transmitter wie Noradrenalin kann über verschiedene Rezeptoren und G-Proteine die Adenylatzyklaseaktivität steigern (Betarezeptor-Wirkmechanismus) oder hemmen (Alpha-2-Rezeptoren). Die Einbeziehung von Transmitterfreisetzung in die interzelluläre Signalfortleitung ermöglicht somit nicht nur eine Signalverstärkung, sondern auch eine erhebliche Erweiterung des Wirkungsspektrums der Informationsübertragung.

2. Vom Reiz zur Empfindung

2.1. Signalaufnahme und -weitergabe

2.1.1. Rezeptoren

Der Zustand des Organismus und der Umwelt bzw. seine Veränderungen werden über Sinneszellen registriert. Der Einfluß, auf den Sinneszellen am empfindlichsten reagieren, stellt den *adäquaten Reiz* dar. Der adäquate Reiz kann die Einflußgröße an sich sein *(Proportionalrezeptoren)*, aber auch die Geschwindigkeit der Veränderung der Einflußgröße *(Differentialrezeptoren)*. Die meisten Rezeptoren reagieren sowohl auf die Höhe als auch auf die Änderungsgeschwindigkeit des Reizes (Proportional-Differential-Rezeptoren).

Auf zunehmende Reizstärke antwortet die Sinneszelle in der Regel mit einer Depolarisation ihres Membranpotentials. Diese Potentialveränderung wird abgekürzt als Rezeptorpotential bezeichnet. Ab einer bestimmten Reizstärke (Schwelle) löst das Rezeptorpotential eine Bildung und Fortleitung von Aktionspotentialen in der afferenten Nervenfaser aus, die die Sinneszelle mit dem Zentralnervensystem verbindet (s. u.).

Das Rezeptorpotential ist außer von der Reizstärke von der Reizdauer abhängig. Sehr kurze Reize können trotz hoher Reizstärke unterschwellig bleiben. Andererseits geht das Membranpotential der Sinneszelle nach der Einwirkung eines Reizes nur verzögert auf den Ausgangswert zurück, so daß sich der Effekt rasch aufeinanderfolgender Reize überlagern kann. Durch *zeitliche Summation* können einzeln unterschwellige Reize überschwellig werden. Kehrseite dieses Effekts ist die Begrenzung der zeitlichen Auflösungsfähigkeit. Nach Überschreiten einer durch die Rezeptorenträgheit bestimmten Verschmelzungsfrequenz rufen auch überschwellige intermittierende Reize eine kontinuierliche Empfindung hervor.

Bei längeranhaltendem Reiz nimmt die Reaktion der meisten Sinneszellen ab. Die zeitabhängige Abschwächung der Rezeptorantwort nennt man **Adaptation.**

2.1.2. Afferenzen

Sinneszellen können selbst Nervenzellen sein. Diese *primären Sinneszellen* können im Spinalganglion liegen und den Reiz mit sensitiven Verzweigungen ihres Axons registrieren (z. B. Schmerzrezeptoren), können aber auch peripher lokalisiert sein und spezielle Reizaufnahmestrukturen am Zellkörper ausbilden (z. B Rezeptoren der Riechschleimhaut). In der Regel leiten die primären Sinneszellen die gewonnene Information als elektrisches Signal über das eigene Axon zum Zentralnervensystem weiter. Die *sekundären Sinneszellen* dagegen entstammen in der Regel dem Epithelgewebe (z. B. Innenohrhaarzellen, Geschmackssinnzellen). Sie treten über chemische Synapsen in Kontakt mit den ableitenden Nervenfasern, deren Perikaryen in den Spinalganglien oder in den Hirnnervenganglien liegen.

Im Gegensatz zu den Rezeptoren sind die ableitenden Nervenfasern zur Bildung und Fortleitung von Aktionspotentialen fähig. Bei den primären Sinneszellen wird der Anfangsteil des Axons durch die elektrotonische Überleitung des Rezeptorpotentials depolarisiert. Bei überschwelliger Depolarisation setzt eine intermittierende Bildung von Aktionspotentialen ein, wobei die Aktionspotentialfolge mit zunehmendem Rezeptorpotential schneller wird (Frequenz- bzw. Pulsgruppenkodierung der Information). Sekundäre Sinneszellen setzen, wenn das Rezeptorpotential überschwellig wird, erregenden Transmitter in der chemischen Synapse zur ableitenden Nervenfaser frei und rufen in dieser eine Depolarisation hervor, die in eine Aktionspotentialfolge umgewandelt wird.

2.1.3. Afferente Informationsverarbeitung

Über die ableitende Nervenfaser läuft die Sinnesinformation an der pseudounipolaren Ganglienzelle vorbei zum nächsten Neuron der Informationskette, das im Rückenmark, in den Hinterstrangkernen des verlängerten Marks oder im Gehirn selbst liegen kann. An der von der Afferenz gebildeten Synapse reicht ein von einem Aktionspotential hervorgerufenes exzitatorisches postsynaptisches Potential (EPSP) nicht zur überschwelligen Depolarisation des folgenden Neurons aus. Dessen Erregung kann, ausgehend von einer Afferenz, nur durch zeitliche Summation von rasch aufeinanderfolgenden Aktionspotentialen erreicht werden. Die maximale Frequenz der Aktionspotentiale liegt je nach Afferenz zwischen 20 und 800 Hz.

Die afferente Nervenfaser verzweigt sich und nimmt im Zentralnervensystem Kontakt mit mehreren Neuronen des sensorischen Systems sowie mit Interneuronen, die ein Netzwerk in der jeweiligen Region bilden, auf. Die Divergenz der Information ermöglicht, die Nachricht von einem Reiz über mehrere parallele Kanäle weiterzuleiten. Die Überschußinformation bei mehrfacher Übermittlung des gleichen Signals wird als *Redundanz* bezeichnet. Durch redundante Informationsübertragung werden die Störanfälligkeit (auch bei lokalen Verletzungen des Nervensystems) und die Fehlerquote der Signalübermittlung reduziert.

Am einzelnen zweiten Neuron der sensorischen Informationskette enden Verzweigungen mehrerer Afferenzen. Damit laufen an dem Neuron die Informationen einer Reihe von Rezeptoren zusammen. Der Einzugsbereich eines Neurons (z. B. Hautareal beim Schmerz-

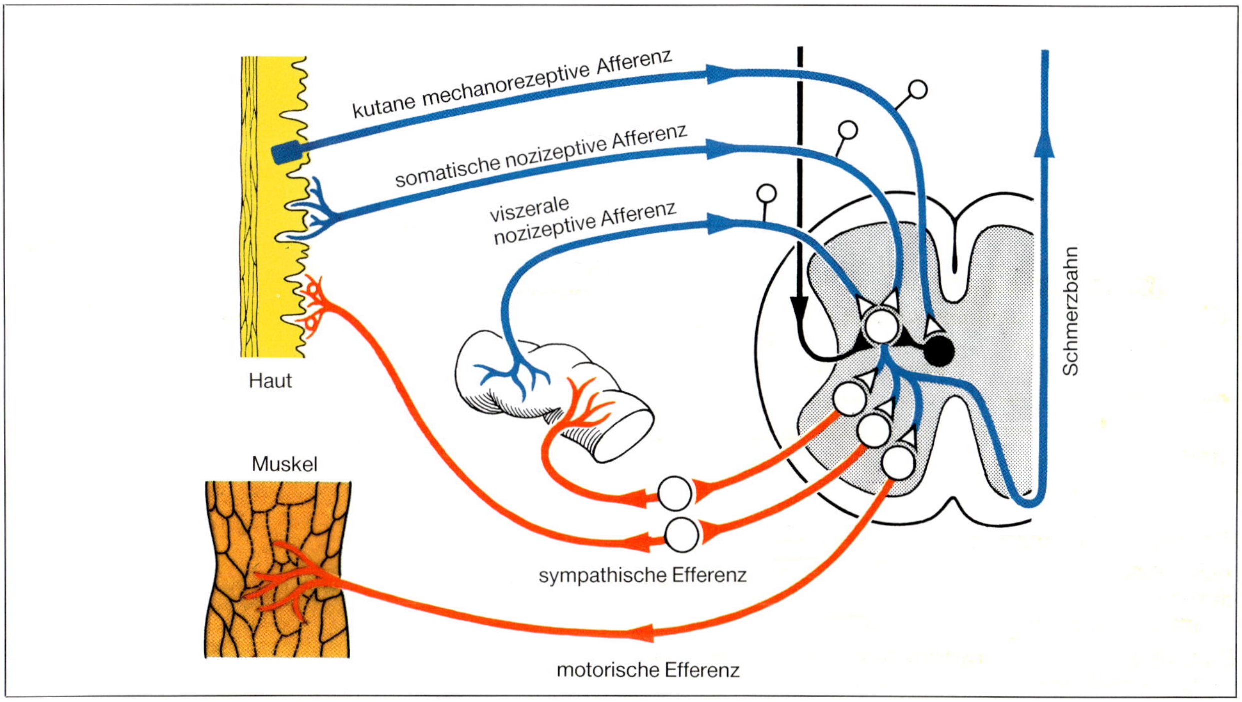

Abb. C-7: Schema der segmentalen Verschaltung von **somatischen** und **viszeralen nozizeptiven Afferenzen.** (Mod. nach M. Zimmermann)

sinn) ist dessen **rezeptives Feld.** Die *Konvergenz* der sensorischen Information an einem Neuron ist Grundlage der räumlichen Bahnung. Unter *räumlicher Bahnung* versteht man, daß einzeln unterschwellige EPSP benachbarter Synapsen das Neuron durch Überlagerung überschwellig depolarisieren. Auf dieser räumlichen Bahnung beruht die Abhängigkeit der Reizschwelle von der gereizten Fläche.

Auf einem sensorischen Rückenmarksneuron können Afferenzen z.B. von Schmerzrezeptoren aus der Haut und der Eingeweide, die vom gleichen Rückenmarkssegment aus innerviert werden, konvergieren. Damit ist die Grundlage des **übertragenen Schmerzes** geschaffen, bei dem der Patient in den Eingeweiden entstandene Schmerzinformation in die Hautareale, die vom gleichen Rückenmarkssegment versorgt werden *(Headsche Zonen),* lokalisiert. Bei Gallenblasenentzündung z.B. können Schmerzen in der rechten Schulterregion auftreten. Der übertragene Schmerz ist gegen den **projizierten Schmerz** abzugrenzen, der bei Schädigung eines Nervs in dessen Versorgungsgebiet verlegt wird (z.B. Schmerzen im Bein bei Kompression von Spinalnervenwurzeln im Lendenwirbelbereich).

An der im Rückenmark liegenden, die Sinnesinformation weiterleitenden Nervenzelle konvergieren Signale von Sinneszellen verschiedener Modalitäten (z.B. Nozi-, Mechano- und Thermozeption). Es kann zur Wechselwirkung zwischen benachbarten Synapsen verschiedener Modalitäten kommen, vor allem aber zur gegenseitigen Behinderung der Informationsfortleitung durch präsynaptische Hemmung. Zusätzlich wird die Informationsweitergabe durch den Einfluß von Interneuronen, die im Rückenmark ein Netzwerk zwischen afferent und efferent ausgerichteten Nervenzellen bilden, und von kranialen Bereichen des Zentralnervensystems (z.B. zentrale Hemmung) modifiziert. Beispiel für die Beeinflussung der Fortleitung von Sinnesinformation durch afferente Signale anderer Sinne (Modalitäten) ist die Bekämpfung der Schmerzempfindung durch willkürliche Muskelanspannung (mit Aktivierung der Rezeptoren von Mechano- und Tiefensensibiltät) oder durch Reizung von Thermorezeptoren im Versorgungsgebiet des entsprechenden Rückenmarkssegments (Eisbeutel oder Wärmflasche).

An den Synapsen der Afferenz mit dem folgenden Neuron der Informationskette wird die als Aktionspotentialfolge kodierte Information wieder zu einer abgestuften Depolarisation umgesetzt, d.h. dekodiert. Eine überschwellige Depolarisation regt das zweite Neuron wiederum zu repetitiver Erregung an, und die Information wird erneut als Aktionspotentialfolge in Richtung Gehirn weitergegeben.

Das dritte Neuron als nächste Adresse liegt meist im Thalamus. Die Relaisstationen in den Thalamuskernen, von denen aus die Information die Großhirnrinde erreicht, sind somatotopisch organisiert, d.h. die Neurone, die die (unterschiedliche) somatosensorische Information aus einer bestimmten Körperregion empfangen und weitergeben, liegen benachbart. Vom Tha-

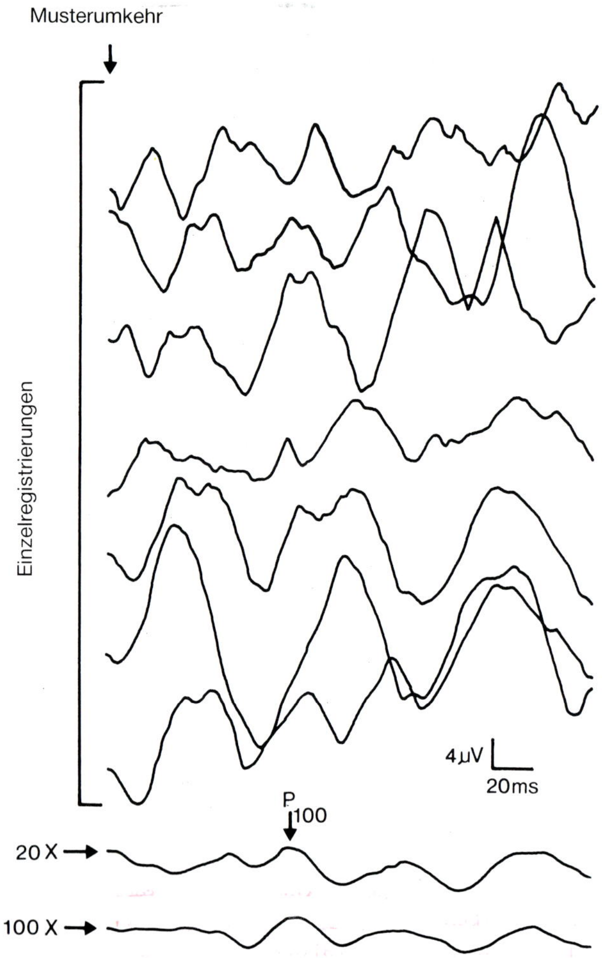

Abb. C-8: Durch Musterumkehr visuell evozierte kortikale Potentiale als Einzelableitungen und bei elektronischer Mittelung von 20 bzw. 100 Registrierungen. (Nach Q. J. Pittman)

lamus aus erreicht die sensorische Information den sensorischen Kortex, der ebenfalls somatotopisch strukturiert ist. Die Erregung der kortikalen Neurone beim Eintreffen der Signale kann durch lokale extrazelluläre Ableitung des Oberflächenpotentials von der Hirnrinde, aber auch von der Kopfhaut erfaßt werden. Die in der Regel mehrphasigen Potentialschwankungen werden evozierte Potentiale genannt. Bei normaler Ableitung der Hirnpotentiale von der Kopfhaut (EEG) sind die **evozierten Potentiale** kaum zu erkennen, weil sie von den Spontanschwankungen des Rindenpotentials (EEG-Wellen) verdeckt werden. Bei mehrfacher, jeweils durch den Reiz gestarteter (getriggerter) Registrierung und anschließender Überlagerung der EEG-Kurven mitteln sich die reizunabhängigen Potentialschwankungen heraus und die evozierten Potentiale werden sichtbar (»signal averaging«). Die Registrierung evozierter Potentiale ermöglicht den objektiven Nachweis der Intaktheit des sensorischen Systems einschließlich der Hirnrindenneurone selbst dann, wenn der Patient keine Auskunft geben kann (Bewußtlosigkeit, Säuglinge).

Die von den sensorischen Systemen pro Zeiteinheit aufgenommene Informationsmenge wird auf dem Weg vom Rezeptor zur Hirnrinde, in der die Empfindung entsteht, sehr stark reduziert. Die erste Begrenzung des Informationsflusses ist bereits durch die Konvergenz mehrerer Afferenzen an dem zweiten Neuron der Informationskette gegeben. Auf den weiteren Stufen der Informationsleitung findet eine erhebliche Reduktion des Informationsflusses durch eine meist über Interneurone bewirkte, von benachbarten Informationskanälen ausgehende Hemmung (»laterale Hemmung«) und durch hemmende Einflüsse von seiten des Zentralnervensystems (»zentrale Hemmung«) statt. Im Mittel gelangen von der auf eine Milliarde bit/s geschätzten, von den Rezeptoren registrierten Information nur etwa 100 bit/s ins Bewußtsein, bevorzugt akustische und visuelle Information. Bei der Auswahl der wahrzunehmenden Information ist unbewußte und bewußte zentrale Kontrolle beteiligt. Durch Konzentrationsübungen ist es z.B. möglich, die Information einer einzelnen Hautafferenz gezielt ins Bewußtsein gelangen zu lassen.

3. Periphere Informationsverwertung

3.1. Spinalmotorik

3.1.1. Monosynaptische Reflexe

Das Rückenmark kann Informationen, die es von den Skelettmuskeln erhält, autonom in Steuerbefehle umsetzen, die es als Aktionspotentiale über die Axone der im Vorderhorn liegenden Alpha-Motoneurone an die Muskeln sendet.

Die Nachrichten über die Muskellänge liefern die parallel zur Arbeitsmuskulatur liegenden *Muskelspindeln*. Sie enthalten mechanosensible Nervenendigungen (primäre und sekundäre Muskelspindelendigungen der Nervenfaserklassen Ia bzw. II), die bei Dehnung erregt und bei Verkürzung inaktiviert werden. Durch spezielle, von Gamma-Motoneuronen innervierte spindeleigene (intrafusale) Muskelfasern kann die Empfindlichkeit der Muskelspindeln verstellt werden. Kontraktion der intrafusalen Fasern wirkt wie Muskeldehnung. Als Spannungs- bzw. Kraftmeßfühler arbeiten die *Golgi-Sehnenorgane* (Ib-Afferenzen), die in Serie mit der Arbeitsmuskulatur liegen.

Die primären Muskelspindelafferenzen nehmen im Rückenmark direkt (monosynaptisch) Kontakt mit den Alpha-Motoneuronen des Muskels, aus dem sie kommen, auf, und aktivieren diese Motoneurone, wenn der Muskel gedehnt wird. Diese nach kurzer Latenz (20 bis

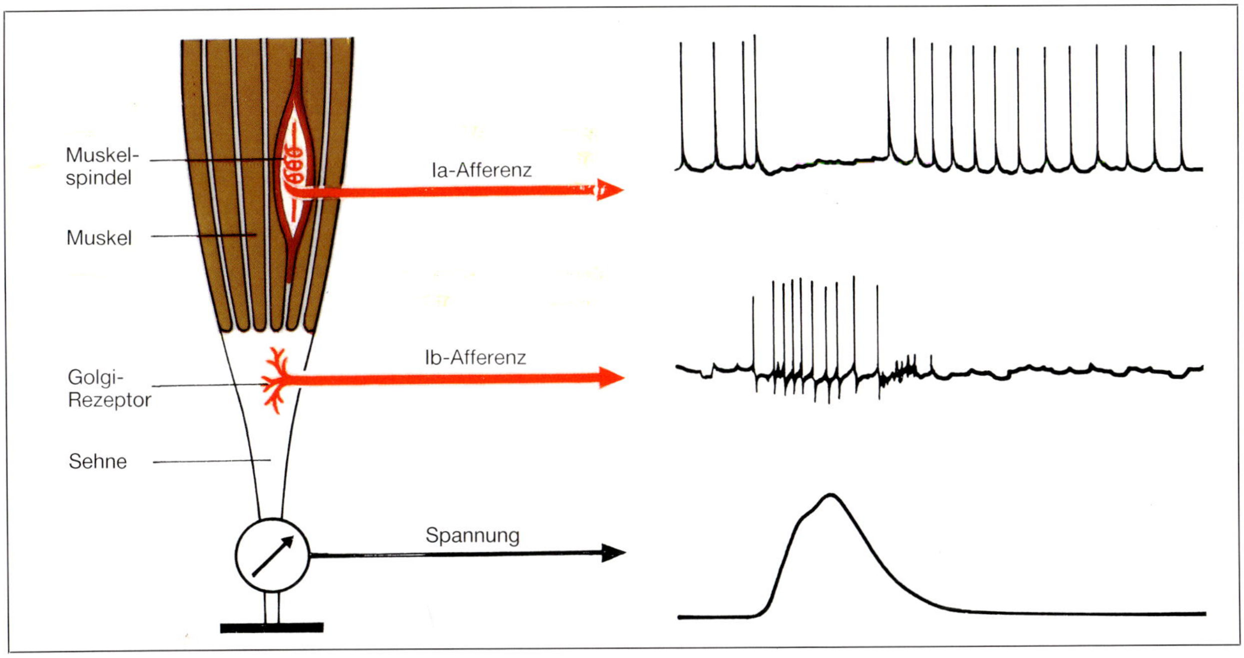

Abb. C-9: Aktionspotentialfrequenz einer primären Muskelspindelafferenz und einer Golgi-Organafferenz bei einer kurzdauernden Kontraktion der extrafusalen Muskelfasern. (Nach J. Meyer-Lohmann, E. D. Schomburg)

40 ms) auftretende Kontraktion bezeichnet man als **phasischen Dehnungsreflex,** im klinischen Sprachgebrauch auch als Sehnenreflex, weil sie durch rasche Anspannung der Sehne z. B. mittels eines Schlags mit dem Reflexhammer ausgelöst wird. Der phasische Dehnungsreflex, früher »Eigenreflex« genannt, stellt eine Einzelkontraktion der Muskelfasern dar. Bei der Verkürzung bricht der afferente Impulsstrom aus den Muskelspindelendigungen zusammen, und es dominiert die (über Interneurone) ausgelöste Hemmwirkung der durch die Kontraktion aktivierten Golgi-Sehnenorgane *(autogene Hemmung).* Außerdem wird di· Entladung der Alpha-Motoneurone durch inhibitorische Interneurone, die von Kollateralen des Motoaxons erregt werden, gebremst *(rekurrente Hemmung durch Renshaw-Zellen).* Wenn der Reflexbogen überempfindlich ist und die Verkürzung des Muskels durch aufgezwungene Dehnung verhindert wird, folgt rasch ein zweiter Dehnungsreflex. Diese repetitive reflektorische Kontraktion nennt man **Klonus.**

Die phasischen Muskeldehnungsreflexe wie der Patellar- oder der Achillessehnenreflex stellen stereotype Reaktionen dar, deren Auslösbarkeit und Intensität einer spinalen und supraspinalen Kontrolle unterliegen. Bei den supraspinalen Einflüssen dominiert normalerweise die Hemmung. Durch Ablenkung der Aufmerksamkeit oder durch Willkürkontraktion auch anderer Muskelgruppen (Jendrassik-Handgriff mit Auseinanderziehen der vor der Brust verhakten Hände) kann die zentrale Hemmung vermindert und die Auslösbarkeit der phasischen Dehnungsreflexe gesteigert werden.

Ungeachtet des Überwiegens der zentralen Hemmung liefert das supraspinale Zentralnervensystem einen für die Auslösung der Dehnungsreflexe notwendigen Erregungshintergrund. Nach akuter Unterbrechung der Rückenmarksbahnen (Querschnittslähmung) fallen zunächst alle Reflexe distal der Schädigung aus. Innerhalb von Wochen erholen sich die autonomen Rückenmarksfunktionen, und die Dehnungsreflexe treten wieder auf. Im weiteren Verlauf entwickelt sich meist eine Hyperreflexie.

3.1.2. Polysynaptische Reflexe

Die Muskelspindelafferenzen, insbesondere die sekundären, nehmen auch polysynaptische, über Interneurone geschaltete Kontakte mit den Motoneuronen auf. Bei länger anhaltender Dehnung kann es auf diesem Weg zur Auslösung von **tonischen Dehnungsreflexen** kommen. Beim gesunden Erwachsenen sind tonische Dehnungsreflexe nicht nachweisbar. Bei Enthemmung der spinalen Reflexmechanismen können sie die Grundlage klinisch erfaßbarer Tonussteigerungen *(Spastik)* bilden. Das Taschenmesserphänomen bei der passiven Dehnung spastischer Muskeln (ein federnd zunehmender Dehnungswiderstand bricht plötzlich zusammen) wird dadurch erklärt, daß die tonische Aktivierung über Muskelspindelendigungen beim Erreichen einer Schwellenspannung durch die von den Golgi-Sehnenorganen ausgehende autogene Hemmung überspielt wird.

Polysynaptische Reflexe können außer durch aus dem Muskel stammende Afferenzen durch zahlreiche

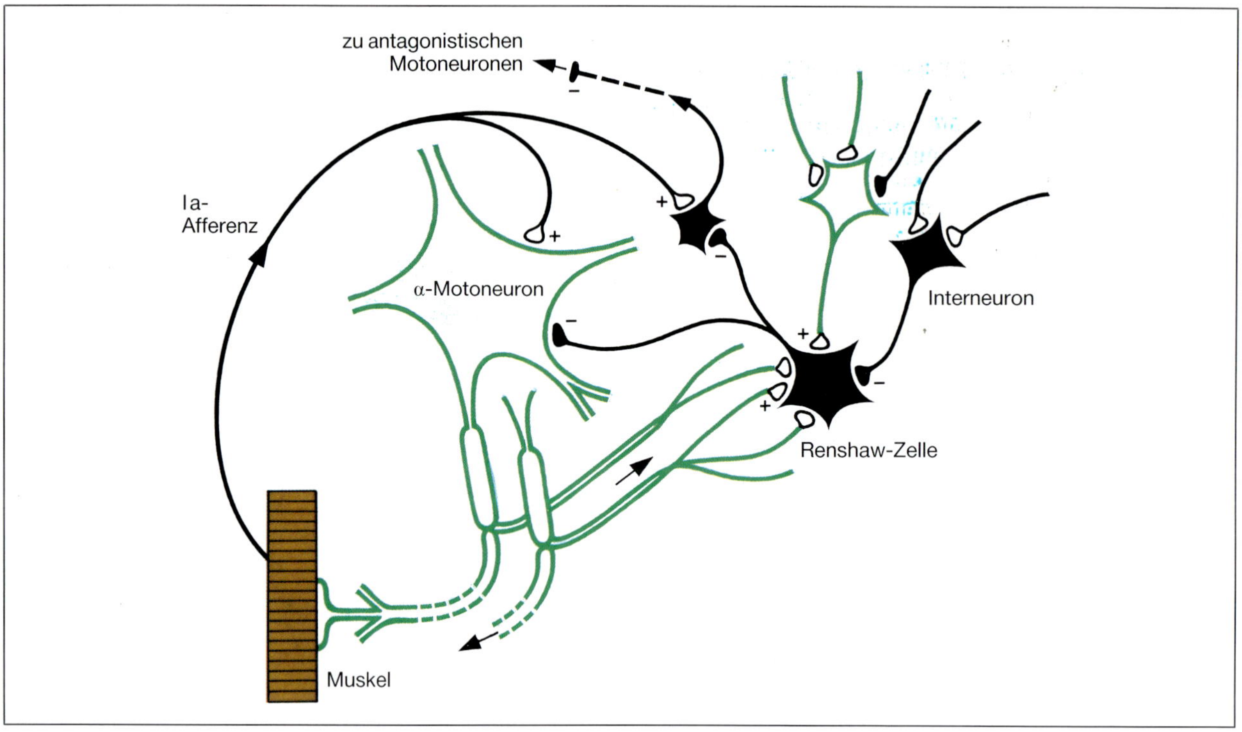

Abb. C-10: Spinale Verschaltungen des **phasischen Muskeldehnungsreflexes** einschließlich der Renshaw-Hemmung. (Nach J. C. Eccles et al.)

andere Afferenzen z. B. von Hautrezeptoren hervorgerufen werden. Dazu gehören z. B. der Konjunktivalreflex (Schließen der Lider und Wegziehen des Kopfes bei Berührung der Bindehaut) und der kutane Bauchdeckenreflex (Kontraktion der Bauchmuskulatur bei mechanischer Reizung der Bauchhaut). Von dem (möglichen, aber nicht zwangsläufigen) Unterschied der Lokalisation der Afferenzen und Efferenzen ist die veraltete Bezeichnung »Fremdreflex« für diese Form der unwillkürlich auslösbaren Muskelkontraktion abgeleitet.

Die neuronalen Verschaltungen polysynaptischer Reflexe sind meist komplex und segmentüberschreitend aufgebaut. Die Reflexzeit ist länger als die der monosynaptischen phasischen Dehnungsreflexe. Mit steigender Reizstärke oder Bahnung des Reflexes wird die Reflexlatenz kürzer.

An den Extremitäten bevorzugt die polysynaptisch-reflektorische Kontraktion die Beuger. Der Reflex erfaßt auch die Muskeln der kontralateralen Extremität mit Hemmung der Flexoren und Erregungen der Extensoren *(gekreuzter Streckreflex)*. Der **Flexorreflex** kann von Mechanoafferenzen (sekundäre Muskelspindelendigungen, Gelenk- und Hautrezeptoren), aber auch von Schmerzafferenzen gestartet werden. Im ersten Fall wird er als Baustein automatisierter Fortbewegung (Lokomotion), im zweiten Fall als Schutzreflex (Wegziehen von Hand oder Fuß bei einem potentiell schädigenden Kontakt) interpretiert. Bei mechanischer Reizung der Fußsohlen, z. B. durch Bestreichen mit der Spitze des Reflexhammers, wird normalerweise eine Plantarflexion aller Zehen ausgelöst, bei starkem Reiz eine Beugung der Extremität mit Wegziehen des Fußes. Ein beim Säugling physiologischer, beim Erwachsenen nur bei Schädigung zentraler motorischer Strukturen auftretender Fußsohlenreflex ist das *Babinski-Phänomen.* Es besteht in einer langsamen Überstreckung (Dorsalbewegung) der Großzehe mit gleichzeitiger Beugung und Spreizung der anderen Zehen, wenn die Haut des Fußsohlenaußenrandes mechanisch gereizt wird.

Als beim Säugling normale, beim Erwachsenen pathologische Reaktion läßt sich durch Flächenkontakt mit Fußsohlen oder Handflächen ein dem Beugereflex entgegengerichteter, polysynaptischer Reflex auslösen, die *positive Stützreaktion.* Durch Aktivierung der Strecker folgt die Extremität einem nachgebenden Druckreiz (sog. *Magnetreaktion*). Bei Widerstand der berührten Kontaktfläche kann die Streckerkontraktion der unteren Extremität so verstärkt werden, daß es zur pfeilerartigen Versteifung der Beine kommt.

Neben den polysynaptischen Extremitätenreflexen gibt es eine Reihe weiterer unwillkürlich stereotyp ablaufender Bewegungsmuster, die polysynaptisch über verschiedene Afferenzen gestartet werden können. Teilweise umfassen sie komplexe Bewegungsprogramme unter Mitwirkung zahlreicher Muskelgruppen, die z. T. von Hirnnerven innerviert werden (Nies-, Husten-, Brech-, Schluckreflex usw.).

3.2. Vegetative Reflexe

Vegetative Reflexe sind über das Rückenmark oder entsprechende Hirnnervenkerne geschaltete unwillkürliche Reaktionen, bei denen der efferente Schenkel des Reflexbogens von vegetativen Nerven (Sympathikus oder Parasympathikus) gebildet wird. Die meisten dieser Reflexe stehen als Regelmechanismen im Dienst der Aufrechterhaltung der internen Körperfunktionen (Pressorezeptorenreflex in der Blutdruckregulation, vagal vermittelte rezeptive Relaxation der Magenmuskulatur nach Nahrungsaufnahme, sympathische Steuerung der Hautdurchblutung im Dienst der Thermoregulation, Scharfstellung der Abbildung auf der Netzhaut durch Änderung der Linsenbrechkraft usw.). Manche dieser Reflexe können unmittelbar zur klinischen Prüfung der Intaktheit neuronaler Verschaltungen herangezogen werden (z. B. normale und konsensuelle Lichtreaktion sowie Konvergenzreaktion der Pupille). Von besonderer klinischer Bedeutung sind die vegetativen Reflexe, die die Defäkation und die Miktion steuern.

Der afferente Schenkel des **Miktionsreflexes** besteht aus im N. pudendus zum Sakralmark laufenden Nervenfasern, die Informationen über die Füllung der Harnblase und ihrer Wandspannung übermitteln. Im Sakralmark werden diese Impulse direkt über Interneurone verarbeitet, aber auch über aufsteigende Bahnen an das supraspinale Zentralnervensystem weitergegeben. Dort wird nach Überschreiten einer Füllungsschwelle der Blase das Gefühl des Harndrangs erzeugt. Wenn die Blasenentleerung willkürlich freigegeben wird, läßt die bremsende Wirkung übergeordneter Großhirnstrukturen auf den das sakrale Reflexzentrum kontrollierenden Hirnstamm nach. Eine Enthemmung der sakralen Reflexmechanismen ermöglicht den reflektorischen Ablauf der Miktion (Kontraktion des M. detrusor und Erschlaffung der Harnröhrensphinkter). Das zur kontrollierten Blasenentleerung (Kontinenz) erforderliche Zusammenspiel von sakralem Reflexzentrum und supraspinaler Kontrolle entwickelt sich innerhalb der ersten Lebensjahre. Schädigung der übergeordneten Hirnbezirke, z. B. durch Altersatrophie, führt zu neurogener Enthemmung der Blasenentleerung mit spontaner unwillkürlicher Entleerung kleiner Volumina nach Erreichen der Füllungsschwelle für die sakrale Reflexauslösung.

Nach einer Querschnittslähmung erlöschen im »spinalen Schock« die polysynaptischen Reflexe ebenso wie die phasischen Dehnungsreflexe. Die polysynaptischen Reflexe erholen sich jedoch früher als die monosynaptischen. Bei den normalerweise supraspinal kontrollierten vegetativen Reflexen der Blasen- und Darmentleerung verselbständigen sich die spinalen Reflexzentren und die Miktion bzw. Defäkation wird nach Überschreiten einer Füllungsschwelle unwillkürlich gestartet. Manche Querschnittsgelähmte lernen, den Miktionsreflex bei der *automatischen Reflexblase* durch mechanische Reizung von Hautafferenzen (Klopfen oder Reiben der Bauchhaut) selbst auszulösen.

3.3. Enterisches Nervensystem

Eine Sonderstellung unter den peripheren, zu autonomer Informationsverarbeitung und -umsetzung fähigen nervalen Strukturen nimmt das Ganglienzellnetz der Wand des Verdauungstrakts ein. Die zwei flächenhaft angeordneten Nervennetze (Plexus myentericus et submucosus) enthalten etwa genauso viele Nervenzellen wie das Rückenmark. Das enterische Nervensystem besitzt integrative Fähigkeiten, d. h., es kann afferente Informationen von Chemo-, Mechano- und Thermorezeptoren der Darmwand auswerten und in efferente Steuersignale an glatte Muskulatur und Epithelzellen umsetzen. In der Regulation der Körperfunktionen entspricht das enterische Nervensystem einem Satellitencomputer, der über eigene Programme und Reaktionsmöglichkeiten verfügt, aber seine Informationen gleichzeitig an den Zentralcomputer (Gehirn) weiterleitet und von diesem über die vegetativen extrinsischen Nerven kontrolliert wird. Die autonomen Darmplexus sind beispielsweise in der Lage, eigenständig Motorik, Sekretions- und Resorptionsleistungen der Darmwand zu koordinieren. Die reflektorisch ablaufenden Vorgänge werden durch die extrinsischen Nerven (Sympathikus und Parasympathikus) nur moduliert. Im Gegensatz zu den vegetativen, spinal gesteuerten Reflexen fallen die Regulationsmechanismen des enterischen Nervensystems bei Querschnittslähmung bzw. nach Unterbrechung der peripheren vegetativen Nerven nicht aus. Lediglich die Funktionen, für die eine Koordination durch extrinsische Nerven unverzichtbar ist (z. B. Ösophagusperistaltik beim Schlucken), werden durch externe Denervation gestört.

4. Supraspinales Nervensystem

4.1. Supraspinale Steuerung der Motorik

4.1.1. Willkürbewegungen

Die Grundlage für eine Willkürbewegung bildet ein **Handlungsantrieb**, der in den *Motivationsarealen* des Großhirns (rostrales Frontalhirn, limbisches System) durch intero- und exterozeptive Einflüsse entsteht. Die Vorbereitung von Willkürbewegungen findet in beiden Hirnhemisphären statt, auch wenn die Bewegung z. B. nur mit einer Hand durchgeführt werden soll.

Zur Realisierung der Zielvorstellung des Handlungsantriebs wird ein **Bewegungsplan** benötigt, der zunächst nur die Handlung an sich, nicht aber die differenzierte Ausführung umfaßt. Diese wird durch das **Bewegungsprogramm** definiert, das zur Verwirklichung des Bewegungsplans (z. B. Schreiben eines Wortes) je nach Randbedingungen (Schreiben auf einem Block oder auf der Wandtafel) modifiziert werden muß. Die eindeutige Zuordnung von Bewegungsplan und -programm zu bestimmten Hirnstrukturen ist noch nicht gelungen. Beteiligt sind mit großer Wahrscheinlichkeit die *Basalganglien* und das *Kleinhirn,* außerdem die *supplementär motorischen* und *prämotorischen Regionen der Großhirnrinde*. Elektrophysiologisches Korrelat der Aktivierung der letzteren ist das über dem Scheitel ableitbare sog. *Bereitschaftspotential,* eine Negativierung im Hirn-Oberflächenpotential, die etwa eine Sekunde vor Beginn einer Willkürbewegung einsetzt. Die Nervenzellen der primär motorischen Hirnrinde des Gyrus praecentralis stellen als abschließende Sendestation nur die Ausführungsinstanz für die höherwertigen Planungs- und Programmierungsleistungen anderer Hirnbereiche dar. Die an die spinalen Motoneurone und Interneurone gegebenen Befehle laufen von der primär motorischen Area hauptsächlich über die *Pyramidenbahn.* Von den Pyramidenbahnfasern gehören allerdings nur etwa 2% zur Klasse der schnellen, markhaltigen Fasern, die direkten Kontakt mit Alpha-Motoneuronen aufnehmen können. Die über diese laufenden Informationen dienen in erster Linie zur Steuerung der Feinmotorik (z. B. Fingerbewegungen). Auf dem Weg in die Peripherie gibt die Pyramidenbahn zahlreiche Kollateralen ab, die direkt oder nach Umschaltung Informationen über die zentralen Bewegungskommandos an die subkortikalen Ganglien (z. B. Basalganglien), den Hirnstamm und das Kleinhirn geben.

4.1.2. Programmierung und Überwachung von Bewegungen

Die Willkürbewegungen stellen komplexe Abläufe dar, deren Bausteine in den subkortikalen Strukturen des Großhirns, in der Brückenregion einschließlich des mit ihr verbundenen Kleinhirns und im verlängerten Mark entworfen und kontrolliert werden. Da die subkortikalen Strukturen zum Teil über eigene, außerhalb der Pyramidenbahn laufende Verbindungen zum Rückenmark verfügen, sind sie als »extrapyramidal-motorische« Systeme bezeichnet worden. Diese Abgrenzung ist funktionell nicht angebracht, da die Pyramidenbahnneurone des motorischen Kortex von subkortikalen Zentren als Ausführungsinstrumente der Bewegungssteuerung benutzt werden können und andererseits die über die Pyramidenbahn geleiteten Erregungen über Kollateralen Anschluß an die extrapyramidalen Bahnsysteme erhalten.

Ein subkortikales Verbundsystem von Nervenzellanhäufungen (Kernen) wird unter dem Begriff **Basalganglien** oder Stammganglien zusammengefaßt. Zu ihnen werden das Putamen und der Nucleus caudatus, die zusammen das *Neostriatum* bilden, und der *Globus pallidus* mit seinen internen und externen Segmenten gerechnet. Nach funktionellen Gesichtspunkten muß zumindest die *Substantia nigra,* aber auch der *Nucleus subthalamicus* in das motorische System der Basalganglien einbezogen werden. Das Neostriatum stellt das Eingangstor zum Basalgangliensystem dar. In ihm laufen erregende Zuflüsse von der Großhirnrinde, aus dem medianen Thalamusbereich und über eine interne Verbindung im System aus der Substantia nigra zusammen, außerdem Afferenzen aus dem Hirnstamm. Die Nervenzellen des Nucleus caudatus und des Putamen senden vorwiegend hemmende Efferenzen zum Globus pallidus und zur Substantia nigra. Der Ausgang der Basalganglien wird von dem inneren Segment des Globus pallidus und von der Pars reticularis der Substantia nigra gebildet. Die (hemmenden) Efferenzen erreichen über den Thalamus Anschluß zu den Bahnen zur Hirnrinde. Insgesamt ist das Basalgangliensystem als Schleife in der Informationsverarbeitung organisiert. Die Informationen aus der Hirnrinde werden über zwei hintereinandergeschaltete Hemmungsstufen verarbeitet und gelangen über den Thalamus zur Hirnrinde zurück. Im motorischen Bereich wird den Basalganglien Mitwirkung an der Kontrolle von Amplitude und Richtung der Bewegungen zugesprochen, außerdem Beteiligung an der Abstimmung der Bewegungen mit den Erfordernissen der Aufrechterhaltung von Gleichgewicht und Körperstellung. Klinisch von besonderer Bedeutung ist die interne, überwiegend exzitatorische Verschaltung der Pars compacta der Substantia nigra mit dem Neostriatum, die über Nervenzellen mit dem Transmitter Dopamin erfolgt. Bei Störung dieser dopaminergen Übertragung wird der hemmende Einfluß des Neostriatums auf den Globus pallidus schwächer und die Hemmwirkung des disinhibierten Ausgangs der Basalganglien auf den Thalamus und damit auf die motorischen Systeme steigt an. Die dadurch erzeugten Symptome (Bewegungsarmut, unzureichende Koordination vor allem rascher Bewegungen bei erhöhter Grundaktivierung der Muskulatur) kennzeichnen das Bild des Morbus Parkinson. Entgegengesetzte, hyperkinetische Krankheitsbilder wie die Chorea Huntington entstehen

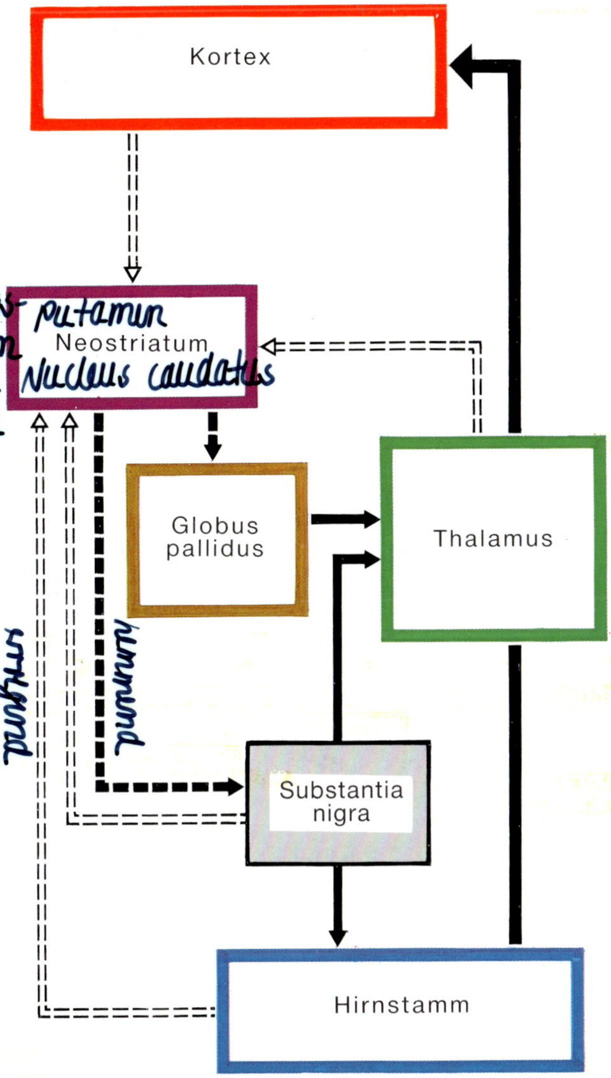

Abb. C-11: Hauptverbindungen des Basalgangliensystems. Die Afferenzen sind hell unterbrochen, die internen Verschaltungen dunkel unterbrochen dargestellt. Durchgezogene Verbindungen repräsentieren die Ausgänge, die dicke durchgezogene Linie die aufsteigende Bahn zum Kortex.

bei unzureichender Hemmungsfunktion des Basalgangliensystems.

Eine dominierende Rolle beim Entwurf und der Überwachung der Bewegungsprogramme nimmt das **Kleinhirn** ein. Über seine Afferenzen (Moos- und Kletterfasern) erhält das Kleinhirn Informationen über die von kortikalen und subkortikalen Zentren gegebenen motorischen Befehle und aus der Peripherie Information über die Stellung der Gelenke und die Länge und Spannung der Muskeln. Eine weitere wichtige Afferenzquelle stellt das Vestibularorgan dar, dessen Bogengänge und Statolithenorgane (Sacculus und Utriculus) die Lage und Bewegung des Kopfes registrieren. Die Efferenzen der Kleinhirnkerne erreichen über den als Relaisstation dienenden Nucleus ruber die Hirnrinde und über Schaltstationen im Hirnstamm (z. B. retikulo- und vestibulospinale Bahnen) die spinalmotorischen Systeme.

Die *Kleinhirnhemisphären* sind an der Bewegungsplanung und -programmierung (insbesondere Lernen und Einübung von Bewegungsabläufen) sowie an Abruf und Koordinierung von Bewegungsprogrammen beteiligt. Ihre Neurone werden bei Willkürbewegungen vor denen des primär motorischen Kortex aktiviert. Die *intermediäre Zone der Kleinhirnrinde* überwacht und korrigiert den Ablauf von Bewegungsprogrammen und stimmt die Zielmotorik mit der Halte- und Stützmotorik ab. Der *mediale Kleinhirnrindenabschnitt* (Wurm, Vestibulozerebellum) sorgt vor allem für die Bewahrung des Gleichgewichts und wirkt bei der Steuerung der Augenbewegungen mit.

Bei **Störungen der Kleinhirnfunktion** hängt die Symptomatik vom Ort der Läsion ab. Sind die **Hemisphären** oder der ihre Information verarbeitende Nucleus dentatus geschädigt, werden die Bewegungen unpräzise *(Dysmetrie)* und unkoordiniert *(Asynergie)*. Rasch aufeinanderfolgende gegenläufige Bewegungen sind kaum noch möglich *(Dys- bis Adiadochokinese)*, und die Störung der Bewegungsprogramme führt zu einem sich mit zunehmender Anstrengung steigernden Tremor *(Intentionstremor)*. Bei Schädigung der **intermediären Kleinhirnrinde** (Spinozerebellum) wird die Bewegungskontrolle unzureichend *(Ataxie)*, die Sprache verwaschen *(skandierende Sprache)*, und es treten *Gleichgewichtsstörungen* beim Stehen und Gehen auf. Noch stärker ist das Gleichgewicht bei Läsion des medial gelegenen **Vestibulozerebellums** beeinträchtigt. Die Patienten können selbst bei offenen Augen nicht für längere Zeit stehen, ja nicht einmal aufrecht sitzen. Bei diesen Störungen ist auch die Fähigkeit zu visueller und vestibulärer Kontrolle der Augenbewegungen vermindert (u. a. *Spontannystagmus*). Nystagmus wird allerdings auch bei Schädigung der anderen Kleinhirnbereiche beobachtet.

Die **motorischen Zentren des Stammhirns** (Tectum, Nucleus pedunculopontinus, Nucleus ruber, Raphekerne, Vestibulariskerne und Formatio reticularis) haben direkte oder über Zwischenstationen geschaltete efferente Verbindungen zu den Motoneuronen des Rückenmarks. Die von ihnen ausgehenden absteigenden Bahnen stellen wie die Pyramidenbahn einen motorischen Befehlsstrang dar, der vor allem für komplexe Bewegungen und für die Überwachung der korrekten Ausführung von automatisierten Bewegungsprogrammen von Bedeutung ist. Im Zusammenwirken mit dem Kleinhirn und dem Basalgangliensystem sind die motorischen Stammhirnzentren für die Halte- und Stützmotorik (ereismatische Motorik) verantwortlich, die z. B. bei willkürlichem Anheben eines Fußes für die Fixierung des Standbeins im Hüftgelenk

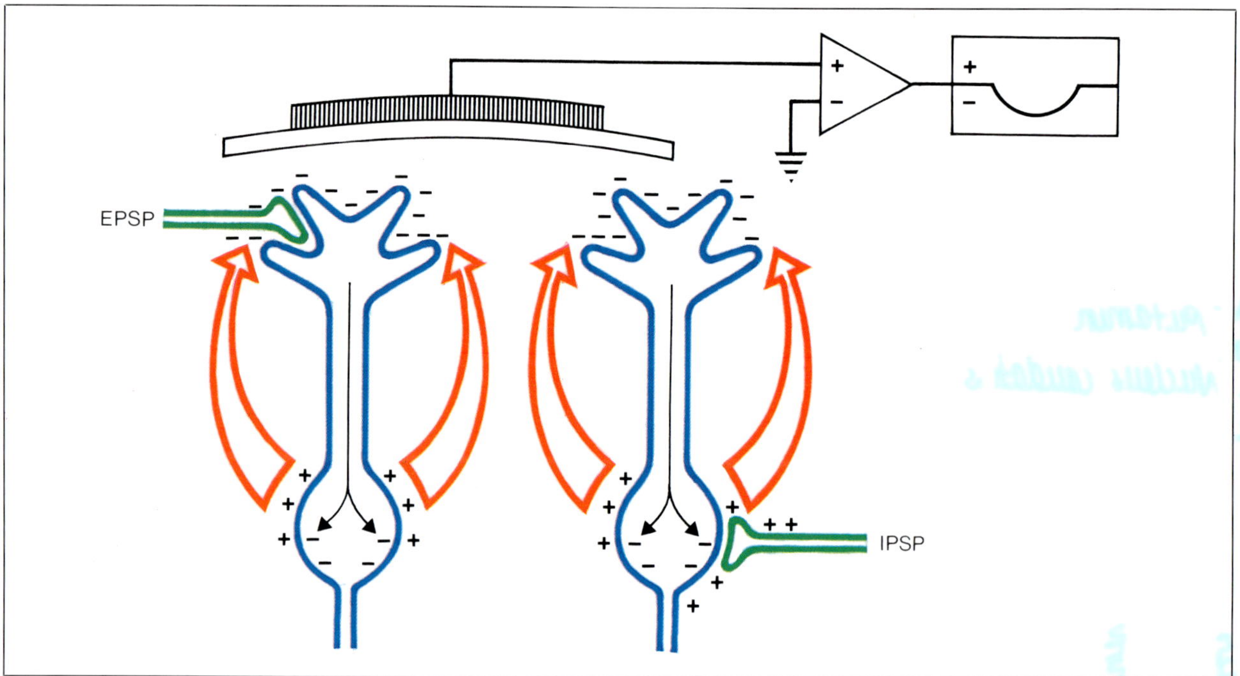

Abb. C-12: Schema der **EEG-Potentialentstehung.** (Mod. nach Q. J. Pittman)

und durch Gegenbewegung des Oberkörpers für die Ausbalancierung des Körperschwerpunkts sorgt. Die ereismatische Motorik ist antizipatorisch. Bei willkürlichem Anheben eines Arms z. B. werden die Beinmuskeln zur Bewahrung des Gleichgewichts früher kontrahiert als die zielmotorisch tätigen Armmuskeln. Die stützmotorischen Programme sind flexibel und adaptionsfähig. Beispiel ist die Anpassung des Gangs an die bei ständig schwankendem Boden hohen Anforderungen an die Gleichgewichtsbewahrung (»Seemannsgang«).

4.2. Höhere Funktionen des Gehirns

4.2.1. Funktionelle Organisation des Cortex cerebri

Die Neuronennetze der Großhirnrinde stellen das morphologische Substrat dar, in dem Empfindungen und Wahrnehmungen, Erinnerungen und Vergleiche, Prozesse analytischen und abstrahierenden Denkens, Bewußtsein und Sprache, Handlungsantriebe und Verhaltensmuster entstehen. Der über 90% der Hirnrinde einnehmende, entwicklungsgeschichtlich junge Neokortex besitzt senkrecht zur Oberfläche angeordnete säulenartige Funktionseinheiten (Module), in denen die Neurone besonders eng vernetzt sind. Die Neurone der Hirnrinde sind afferent und efferent mit tiefer liegenden Schichten des ZNS (z. B. dem Thalamus) durch Projektionsfasern und mit anderen Hirnrindenbereichen durch Assoziationsfasern verbunden. Die somatosensorischen Signale aus den einzelnen Körperbezirken bleiben über die Schaltstationen (u. a. Thalamus) bis zu den sensorischen Arealen des Kortex (hauptsächlich Gyrus postcentralis) räumlich geordnet (somatotope Organisation). Gleiches gilt für die Hirnregionen, von denen motorische Efferenzen ausgehen (hauptsächlich Gyrus praecentralis). Der größere Teil der Hirnrinde, der nicht unmittelbar für die Auswertung sensorischer bzw. sensibler Afferenzen und die Aussendung motorischer Efferenzen zuständig ist, ist als *Assoziationskortex* für die höheren komplexen Leistungen des Gehirns verantwortlich.

Die in den Nervenzellen des Kortex ablaufenden Erregungs- und Hemmungsvorgänge (postsynaptische Potentiale) summieren sich, wenn sie synchronisiert ablaufen, zu auf der Hirnrinde, mit geringer Amplitude auch auf der Kopfhaut registrierbaren Spannungsschwankungen. Im **Elektroenzephalogramm** (EEG) weisen sie Vorzugsfrequenzen auf, die als Deltawellen (<4 Hz), Thetawellen (4–8 Hz), Alphawellen (8–13 Hz) und Betawellen (über 13 Hz) klassifiziert werden. Die EEG-Wellen werden von *ereigniskorrelierten Potentialen,* wie den durch Reize evozierten Potentialen und dem motorischen Bereitschaftspotential, überlagert. Weitere Aufschlüsse über die Tätigkeit der kortikalen Neurone können die *Messung des lokalen Stoffwechsels* (szintigraphische Untersuchung der Aufnahme radioaktiv markierter Deoxyglukose, die nicht metabolisiert werden kann, in die Zellen) und die *Bestimmung der lokalen Rindendurchblutung* (über die Clearance radioaktiver Edelgase) liefern.

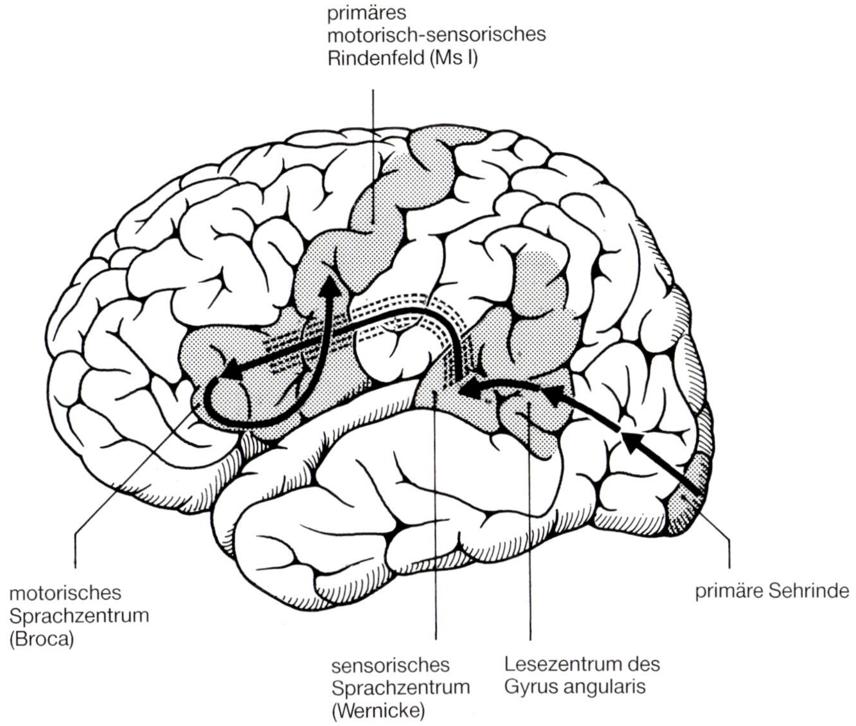

Abb. C-13: Informationsfluß bei Vorlesen eines geschriebenen Textes. (Mod. nach N. Geschwind)

4.2.2. Komplexe Leistungen des Gehirns

Der Organismus des Menschen und damit auch das ihn steuernde Zentralnervensystem sind asymmetrisch strukturiert. Die Asymmetrie der übergeordneten Gehirnfunktionen ist ausgeprägter als die äußerlich erkennbaren Funktionsasymmetrien (z. B. Händigkeit). Die Hemisphäre, in der die Sprachfunktionen lokalisiert sind, wird als sprachdominante oder generell als dominante Hemisphäre bezeichnet. Bei 95% der Menschen ist dies die linke Hemisphäre, auch bei ca. 70% der Linkshänder. In der sprachdominanten Hirnhälfte lassen sich ein **sensorisches Sprachzentrum** (benannt nach Wernicke) und ein **motorisches Sprachzentrum** (benannt nach Broca) abgrenzen, im Randgebiet des Wernicke-Zentrums außerdem ein visuelles Sprach- bzw. Lesezentrum. Die für die Persönlichkeitsstruktur maßgebende Rinde des Frontalhirns hat Einfluß auf die emotional gesteuerte Sprachintonation. Bei der Bestimmung des Sprachrhythmus wirken subkortikale Zentren mit. Im pathologischen Fall zeigt sich dies an der verlangsamten, stockenden Sprache des Parkinson-Kranken und an der skandierenden, mit explosionsartig hervorgestoßenen Silben durchsetzten Sprache des Kleinhirngeschädigten.

Allein die sprachdominante Hemisphäre ist in der Lage, Sinneseindrücke oder gedankliche Vorstellungen zu verbalisieren. Wenn beim Erwachsenen die Verbindung zwischen den beiden Hemisphären unterbrochen wird (Durchtrennung des Corpus callosum als letzte Möglichkeit der Behandlung ansonsten nicht beherrschbarer generalisierter Krämpfe), können mit der nicht sprachdominanten Hemisphäre wahrgenommene Sinneseindrücke weder sprachlich noch schriftlich ausgedrückt werden. Diese »split brain«-Patienten können Objekte, die sie mit der linken Gesichtsfeldhälfte sehen oder mit der linken Hand erfühlen, nicht benennen, wohl aber durch Zeigen auf ein gleiches Objekt identifizieren.

Die nicht sprachdominante Hemisphäre scheint der anderen bei der zeitlichen und räumlichen Integration der sensorischen Information, bei der räumlichen Planung motorischer Akte und bei der Kontrolle von Emotionen überlegen zu sein. Die komplexen, persönlichkeits- und bewußtseinsbestimmenden Leistungen sind jedoch generell bilateral repräsentiert.

Die Fähigkeit des Gehirns zu komplexen Leistungen beruht auf der Struktur und der Flexibilität der Verschaltungen zwischen den größenordnungsmäßig 10^{10} Neuronen der Hirnrinde. Die Verbindungswege sind genetisch präformiert, aber noch nicht detailliert festgelegt. Im Laufe der Entwicklung, insbesondere im frühen Kindesalter, entwickeln und verfestigen sich die Verschaltungen, die durch Verarbeitung von Umweltreizen spezifisch beansprucht werden. Die nicht benutzten Informationsverbindungen degenerieren. Beispiel für einen derartigen Verlust potentiell vorhandener Funktionen ist die Entwicklung von Schwachsichtigkeit (Amblyopie) bei Kindern, bei denen die visuelle Information eines Auges z. B. durch Hornhauttrübung ausgefallen ist oder bei falscher Justierung (Schielen) zentral unterdrückt wird. Eine besondere Form der Ausdifferenzierung zerebraler Funktionen stellt die vor allem bei Tieren (z. B. Graugänsen) nachgewiesene *Prägung* dar, bei der Signale, die in einer begrenzten, sog. sensiblen Lebensphase einwirken, das zukünftige Verhalten in bestimmten Bereichen irreversibel festlegen.

Der **Lernvorgang** ist formal den erfahrungsdeterminierten Entwicklungsprozessen vergleichbar, aber doch qualitativ anders, denn die Informationsspeicherung beim Lernen ist reversibel (Löschung durch Vergessen) und nicht auf einen genetisch determinierten Zeitraum beschränkt. Lernen kann sowohl bewußt (nach vorheriger Verbalisierung der Information) als auch unbewußt ablaufen. Die gespeicherte Informationseinheit wird Engramm, die Summe der Engramme Gedächtnis genannt. Neue Information wird zunächst für einige Sekunden im *Kurzzeitgedächtnis* gespeichert. Wenn sie nicht ins *Mittel-* und *Langzeitgedächtnis* überführt wird, geht sie wieder verloren. Ob die Überführung erfolgt, hängt von der subjektiven Bewertung der Information und von der Zahl und dem Zeitabstand ihrer Wiederholungen ab. Über die Mechanismen der Engrammbildung existieren bisher nur Hypothesen. Das Kurzzeitgedächtnis könnte auf dem Kreisen von Erregungen (Aktionspotentialen) in vorgebahnten Neuronenverschaltungen, aber auch auf erregungsbedingter Änderung der Eigenschaften der Nervenmembran (z. B. postexzitatorische Empfindlichkeitssteigerung) beruhen. Zur Verankerung der Information im Langzeitgedächtnis könnte eine chemische Modifikation der Struktur von Zellproteinen oder Polynukleotiden dienen.

Auf Lernen beruht die im Verlauf der Entwicklung erworbene Fähigkeit zur Umsetzung von Empfindungen in Wahrnehmungen, d. h. zur begrifflichen Kategorisierung von Eindrücken nach formalen und/oder funktionellen Zusammenhängen (»kognitiver« Prozeß). Störungen der Erkenntnisfähigkeit bei intakter Funktion der sensorischen Systeme werden Agnosien genannt. Eine Agnosie für einen bestimmten Laut (Phonem) einer Sprache (beispielsweise können Chinesen zwischen »l« und »r« nicht differenzieren) ist grundsätzlich von einer Hörstörung unterschieden.

Die kognitive Leistungsfähigkeit ist eng mit der sprachlichen gekoppelt. Bewußtes Denken ist erst nach Transformation der Information in sprachliche Symbole möglich und daher an die kortikale Funktion der sprachdominanten Hemisphäre gebunden. Daher ist bei sensorischer Aphasie (Schädigung des Wernicke-Zentrums) neben dem Sprach- und Leseverständnis auch die Fähigkeit zur Definition und Einordnung von Sinneseindrücken gestört. Auf den im Neuronennetz des Gehirns ablaufenden Prozessen beruhen nicht nur die kognitiven Leistungen, sondern auch die als Persönlichkeit bezeichnete Summe der psychischen Besonderheiten, die Gefühlswelt (Emotion) und das Verhalten. Psyche, Emotion und Verhalten resultieren grundsätzlich aus einer integrativen Leistung kortikaler und subkortikaler Strukturen. Besondere Bedeutung haben dabei der frontale Assoziationskortex, das limbische System und die monoaminergen Kerngebiete des Hirnstamms. Wenn die präfrontale Hirnrinde durch Verletzungen geschädigt oder operativ isoliert wird (»Leukotomie«), treten schwere Persönlichkeits- und Verhaltensänderungen auf. Das limbische System ist wegen seiner Einbindung in die übergeordnete Steuerung vegetativer Funktionen auch als »viszerales Gehirn« bezeichnet worden. Es übt seine Kontrollfunktion vor allem über den Hypothalamus aus, der daneben ein eigenständiges vegetatives Steuerzentrum (u. a. Temperaturregulation) darstellt. Als verhaltenssteuernde Instanz erzeugt der Hypothalamus Handlungsantriebe als primäre homöostatische Motive (Durst, Hunger) und auch als nichthomöostatische Motive (Sexualtrieb). Das limbische System und der Hypothalamus wirken außerdem bei kognitiven Leistungen mit. Schädigungen von hypothalamischen Arealen und im Hippokampusgebiet können Störungen in der Informationsaufnahme und -wiedergabe hervorrufen.

D. Untersuchungsmethoden

1. Neurologische Diagnostik

Die Diagnostik besteht aus
- der allgemeinen klinischen Untersuchung,
- der speziellen neurologischen Untersuchung,
- der Entnahme von Körperflüssigkeiten. In der Neurologie ist vor allem der Liquor cerebrospinalis von Bedeutung;
- der Ableitung der Potentiale an Muskelendplatte, peripherem Nerv und an einzelnen Gebieten des zentralen Nervensystems: EMG-Elektromyogramm, ENG-Elektroneurogramm, EEG-Elektroenzephalogramm, EP-evozierte Potentiale,
- der direkten Darstellung der Hirnstrukturen mittels Computertomographie und Magnetresonanztomographie,
- invasiven Methoden zur Kontrastdarstellung des Ventrikelsystems und der Gefäße des Nervensystems,
- der Durchführung seltener, nur auf Spezialfragen beschränkten Untersuchungen und
- in einer mehr oder minder eingehenden psychiatrischen Exploration.

Besonders durch den Einsatz der **bildgebenden Verfahren** hat sich das Spektrum der Untersuchungsmethoden gewandelt. Die Kontrastdarstellung des Ventrikelsystems durch eine *Luftenzephalographie* oder auch eine positive Kontrastmittelventrikulographie wird heute praktisch nicht mehr durchgeführt, da die bildgebenden Verfahren gleiche oder bessere Informationen liefern. Dagegen ist die *Myelographie* zur Darstellung des Wirbelkanals und seines Inhalts trotz Computertomographie und Kernspintomographie nicht verzichtbar. Leider haben die bildgebenden Verfahren dazu geführt, daß die körperliche neurologische Untersuchung in ihrer Wertigkeit geringer eingeschätzt wird. Wo immer es die Umstände erlauben, sollte die Untersuchung vom Befund am Patienten ausgehen, da pathologische Symptome oft schon einen Rückschluß auf die Art und die Topik der Schädigung ermöglichen.

Neben der Ventrikulographie hat die früher gebrauchte *Hirnszintigraphie* als Routinemethode stark an Bedeutung verloren. Bei ihr wurden Radionuklide intravenös gegeben und ihre Anreicherung bzw. ihr Durchfluß im normalen und pathologisch veränderten Hirn gemessen. Diagnostisch wichtig für die klinische Routine ist noch die szintigraphische Untersuchung der Liquorräume. Ein Hydrocephalus communicans, bei dem es zur Abfluß- und Resorptionsstörung des Liquors kommt, ist mittels einer Liquorszintigraphie meist einfach und eindeutig zu erkennen.

Auf dem Prinzip der Ultraschallwellenreflexion beruht sowohl die *Echoenzephalographie* als auch die Doppler-Sonographie. Die Echoenzephalographie dient zur schnellen Ortung der Lage der Hirnmittellinienstruktur und zur Messung der Ventrikelweite. Die Methode ist aber recht unzuverlässig und heute durch das *CT* ersetzt. Dagegen ist die cw-(continuous-wave-)Doppler-Sonographie, mit der Strömung und Strömungsrichtung in den Gefäßen registriert werden kann, als einfache Methode sehr nützlich. Eindeutige Ergebnisse liefert die Doppler-Sonographie bei der Registrierung der Strömungsumkehrung in großen Gefäßen, die Hinweise auf die pathologische Kollateralversorgung gibt und in der Diagnostik von Stenosen und Verschlüssen der Halsarterien. Das zweidimensionale Ultraschall-B-Bildverfahren stellt die morphologische Struktur der Halsarterien dar und weist auch arteriosklerotische Plaques nach, die die Strömung wenig behindern. Schließlich können mit Hilfe der transkraniellen Doppler-Sonographie Stenosen, Spasmen und Verschlüsse der größeren intrakraniellen Arterien nachgewiesen werden.

Zur **neurologischen Untersuchung** gehört neben der Registrierung des Status der Gefäße für die Versorgung des intrakraniellen Raumes auch ein allgemeiner Gefäßstatus und die Untersuchung der *vegetativen Situation des Patienten.* Bei vielen Krankheiten des Rückenmarks und des peripheren Nervensystems fallen vegetative Funktionen aus, die man auch gezielt in Schweißtesten nachweisen kann.

Bei der Untersuchung von **Bewußtlosen** ist zuerst auf die Tiefe der Bewußtlosigkeit oder Bewußtseinstrübung zu achten: Schnelle Ermüdbarkeit, Reaktionsfähigkeit überhaupt, gezielte oder ungezielte Reaktionen auf Schmerzreize, wichtige Reflexe wie der Kornealreflex und der Lichtreflex sind Anzeichen für den Grad der Bewußtseinsstörung.

Schließlich muß der Neurologe mit den wichtigsten **psychopathologischen Begriffen** vertraut sein, um sog. Hirnwerkzeugstörungen abgrenzen und hirnorganische Psychosyndrome sicher erfassen zu können. Denn eine wichtige Aufgabe der neurologischen Untersuchung besteht darin, körperliche Ursachen von Psychosen zu bestätigen oder auszuschließen.

Der neurologischen Untersuchung geht die Anamnese voraus, die sich nicht auf somatisch-neurologische Erkrankungen beschränkt, sondern auch nach dem Erleben, der Stimmung, der vegetativen Befindlichkeit und den sozialen Verhältnissen des Patienten fragt. Bereits im Gespräch können Notizen zum psychischen Befund gemacht werden. Liegen eine Bewußtseinsstörung und ein psychoorganisches Syndrom vor oder ist der Patient attent, bewußtseinsklar, umfassend orientiert, kritisch-distanziert und exakt-folgerichtig in seinen Ausführungen? Bei dieser Gelegenheit fallen bereits Antriebsstörungen, mangelnde Konzentration, Merkschwäche und affektive Beeinträchtigung auf. Zudem werden Artikulationsstörungen und Aphasien deutlich. Mimik, Gestik und motorisches Spontanverhalten des Patienten werden registriert.

Die körperliche Untersuchung kann man mit dem Spiegeln des Augenhintergrundes einleiten, geachtet wird auf Stauung der Papille, Blutungen und hypertensive Arteriopathie. Am liegenden Patienten prüft man durch passive Kopfbewegungen auf Meningismus und Rigor der Nackenmuskulatur. Das Zeichen nach Brudzinski äußert sich nach Vorwärtsbeugen des Kopfes in reflektorischem Anziehen der Beine. Die Nervendehnungszeichen nach Lasègue und Kernig werden durch Strecken und Anheben der Beine provoziert. Meist kann man sich durch Fragen ausreichende Informationen über die sensorischen Funktionen der Hirnnerven verschaffen. Anderenfalls läßt man in Nähe und Entfernung ablesen (N. opticus), aromatische Substanzen wie Kaffee und Früchte riechen (N. olfactorius) und in verschiedener Lautstärke gesprochene Zahlen wiederholen (N. acusticus), eine gezielte Prüfung des Geschmackssinnes ist seltener erforderlich. Zur orientierenden Gesichtsfeldprüfung schauen sich Patient und Untersucher kontinuierlich an, der Untersucher nähert und entfernt im Gesichtskreis, auch unter Abdecken eines Auges, seine Hand oder eine Taschenlampe, auf diese Weise werden eine Hemianopsie und andere größere Gesichtsfelddefekte diagnostiziert (N. opticus, Sehbahn). Normalerweise sind die Pupillen isokor, rund und mittelweit. Eine einseitige Pupillenverengung findet sich häufig beim Horner-Syndrom (Miosis, Ptosis, Enophthalmus), eine Erweiterung bei gleichseitiger Okulomotoriusläsion. Die direkte und die konsensuelle Lichtreaktion werden mit einem fokussierten Lichtstrahl ausgelöst, auch die Konvergenzreaktion wird geprüft. Bei der Untersuchung der Augenmotilität wird nach Abweichungen der Bulbi gefahndet, der Patient wird gefragt, ob bei Blickbewegungen z.B. ein vorgehaltener Bleistift doppelt erscheint (N. oculomotorius, N. trochlearis, N. abducens); dabei wird auch auf Nystagmus geachtet.

Das Bestreichen der Gesichtshaut mit den Fingerkuppen (Berührungs- und Temperaturempfindung) und die Kaubewegungen geben Aufschluß über die sensiblen und motorischen Leistungen des N. trigeminus, dessen austretende Äste an den inneren Augenbrauen, am Jochbein und am Kinn auf Druckdolenz palpiert werden. Auf die Auslösung des Kornealreflexes kann in der Regel verzichtet werden. Ein reflektorischer Lidschluß bei Drohgebärden (retinopalpebraler Reflex) läßt auf weitgehend intakten Visus rückschließen. Stirnrunzeln, Augenschluß und Mundbewegungen sind Funktionen des N. facialis, der ferner für die Geschmacksempfindung über den vorderen zwei Dritteln der Zunge zuständig ist. Bei einer Schädigung des Nervs ist die Differenzierung zwischen einer peripheren (Lagophthalmie, halbseitige Paresen aller Gesichtsmuskeln) und einer zentralen Lähmung (mundbetonte Parese) von Wichtigkeit. Bei Inspektion des Rachens mit dem Spatel wird der Würgereflex induziert und das Gaumensegel hebt sich kräftig an (N. glossopharyngeus). Die Zunge besieht man auf Atrophien und Faszikulationen; weicht sie z.B. beim Vorstrecken nach rechts ab, so ist der rechte N. hypoglossus paretisch. Wendebewegungen des Kopfes (M. sternocleidomastoideus) und das Hochziehen der Schultern (M. trapecius) werden durch den N. accessorius innerviert. Das Beklopfen der Nasenwurzel veranlaßt den Augenschluß (nasopalpebraler Reflex), das Beklopfen der leicht herabhängenden Mandibula den Kieferschluß (Masseter-Reflex). Das Berühren der Lippen mit dem Spatel kann eine pathologische Schnauz- und Schnappbewegung zur Folge haben. Beim Bestreichen des palmaren Handgelenks gegen den Daumenballen hin ist eine Kontraktion des M. mentalis als pathologisch zu werten (palmomentaler Reflex). Sind diese Gesichtseigenreflexe verstärkt bzw. vorhanden, so liegt häufig eine fokale oder diffuse Hirnschädigung vor. Ähnliche Bedeutung hat beim Erwachsenen der Greifreflex.

Die Muskeleigen- (MER) und Bauchhautreflexe (BHR) sollten in fester Abfolge von beiden Seiten her mit einem geeigneten Reflexhammer (z.B. nach Trömner) geprüft werden. Jedem Reflex sind bestimmte Segmente zugeordnet:

Bizepsreflex	C5–C6
Radiusperiostreflex	C5–C6
Trizepsreflex	C6–C8
Obere Bauchhautreflexe	Th6–Th8
Mittlere Bauchhautreflexe	Th8–Th10
Untere Bauchhautreflexe	Th10–Th12
Patellarreflex	L2–L4
Achillessehnenreflex	S1–S2

Man vermerkt, ob die Reflexe seitengleich, lebhaft, schwach oder erloschen sind. Als gesteigert werden die MER bezeichnet, wenn gleichzeitig Pyramidenbahnzeichen (PBZ) vorhanden sind. Die folgenden PBZ finden Berücksichtigung:

Trömner-Reflex
Babinski-Reflex
Rossolimo-Reflex
Oppenheim-Reflex
Gordon-Reflex

Wenn PBZ bestehen, fehlen die BHR meist gleichseitig. Bei Erhebung des Reflexstatus hat man oft schon durch Manipulieren der Extremitäten in Erfahrung gebracht, ob der Muskeltonus im Sinne von Spastik oder Rigor gesteigert ist und ob ein Tremor vorliegt.

Ferner hat man auf lokale und generalisierte Muskelatrophien und Faszikulieren der Muskeln geachtet.

Von grundsätzlicher Bedeutung ist die Unterscheidung zentraler (spastische Paresen, gesteigerte MER, PBZ) und peripherer (schlaffe Paresen, abgeschwächte oder erloschene MER, Muskelatrophien) Lähmungen. Verdächtig auf latente Paresen sind Absinken und Pronation der bei geschlossenen Augen emporgehaltenen Extremitäten. Der Paresegrad wird mit Hilfe eines Schemas (n. Scheid) beschrieben:

6 Normale Kraft
5 Leichte Parese
4 Bewegung gegen mäßigen Widerstand möglich
3 Bewegung gegen Eigenschwere der Extremität noch möglich
2 Bewegung bei Ausschaltung der Eigenschwere möglich
1 Anspannung der Sehne ohne Bewegungseffekt
0 Völlige Lähmung (= Paralyse)

Die Sensibilität wird mittels Bestreichen der Haut (Finger, Watte), Schmerzreizen (Abheben kleiner Hautfalten, Einmalkanüle), Temperaturreizen (Reflexhammergriff, unter Leitungswasser abgekühlt oder erhitzt), Druck, Bewegen von Gliedmaßenabschnitten (z.B. Finger, seitlich gefaßt) und Vibration (graduierte Stimmgabel) untersucht, ferner soll der Patient auf die Haut gemalte Zahlen erkennen und bei Augenschluß imstande sein, eine Extremität in die spiegelbildliche Position zur anderen zu bringen.

Die Verteilung der Lähmungen und sensiblen Störungen deutet in der Regel auf die Lokalisation des Krankheitsherdes hin. Hemi- und Tetrasyndrome sprechen häufig für eine zerebrale Läsion, Querschnittssyndrome für eine spinale, handschuh- und strumpfförmige Ausfälle finden sich bei Polyneuropathien, ferner ist anhand des Verteilungsmusters die Differentialdiagnose zwischen Wurzelschäden und Funktionsstörungen peripherer Nerven möglich.

Die Koordination wird durch Wechsel- und Zielbewegungen der Arme und Beine geprüft: das rasche Bewegen der Finger (Klavierspielen), schnelle Dreh- und Schüttelbewegungen der Hände (Diadochokinese), Finger-Nase-Versuch und Knie-Hacke-Versuch. Anschließend werden das Stehen und der Gang beurteilt, und zwar auch unter erschwerten Bedingungen: Blindstand bei vorgestreckten Armen und geschlossenen Füßen (Romberg-Versuch), Seiltänzergang und Blindgang. Dabei werden Tempo und Flüssigkeit der Bewegungen registriert.

Schließlich werden vegetative Störungen wie Hyperhidrosis, livide kühle Haut, verstärkter Dermographismus und feinschlägiger Tremor vermerkt.

Die Untersuchung wird mit dem Messen von Blutdruck und Herzfrequenz sowie der Auskultation der Halsarterien abgeschlossen.

2. Elektroenzephalographie

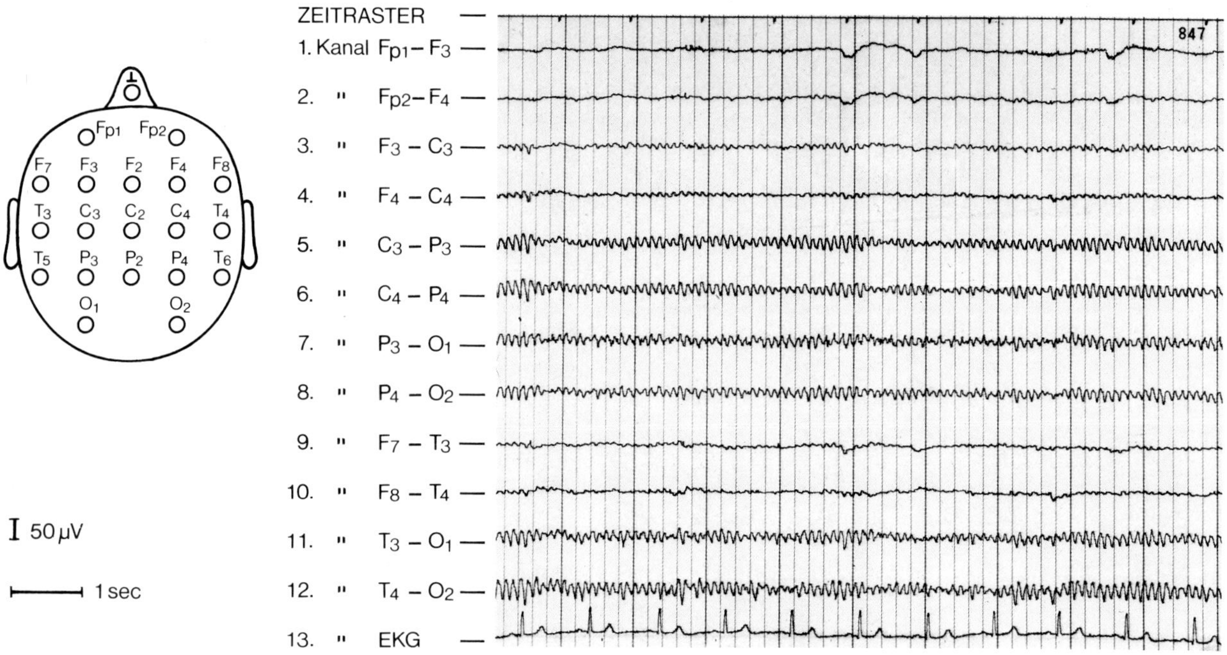

Abb. D-1: Kurve und Schaltschema einer **EEG-Ableitung:** In den Abgriffen von frontal bis okzipital sind linke und rechte Seite zu vergleichen.

Bei der Elektroenzephalographie werden Potentialschwankungen registriert, die auf die biologisch-elektrische Tätigkeit ganzer Zellgruppen im Hirn zurückgehen. Diese Potentialschwankungen werden mit einer Reihe von Elektroden, die auf die Kopfhaut plaziert werden, abgegriffen. Dabei werden die Elektroden nach einem bestimmten »Schaltschema« aufgesetzt. Abgeleitet werden Spannungsdifferenzen zwischen den verschiedenen Elektroden. Die Zuordnung der Elektroden kann geändert werden, so daß nacheinander verschiedene Schaltungen abgelesen werden können, die ihrerseits lokalisatorische Rückschlüsse erlauben. Registriert werden Wellen mit bestimmter Amplitude und Frequenz. Weiter ist wichtig die Form einzelner Wellen, die besonders für die einzelnen Anfallstypen bei Epilepsie charakteristisch sein können.

Wichtig ist die Frequenz, d.h. die Anzahl von Wellen pro Sekunde. Man unterscheidet:

- **Alphawellen** mit einer Frequenz von 8 bis 13 pro Sekunde. Die Alphawellentätigkeit ist diejenige des ruhenden Hirns. Sie wird abgeleitet, wenn der Proband die Augen geschlossen hat.
- **Betawellen,** 14 bis 30 pro Sekunde. Sie sind ebenfalls als physiologisch aufzufassen. Sie kommen überwiegend frontal vor. Sie treten vermehrt bei den Wirkungen von Sinnesreizung und geistiger Anspannung auf.
- **Theta-** oder **Zwischenwellen**, 4 bis 7 pro Sekunde, und **Deltawellen** (0,5–3 pro Sekunde) gelten als pathologisch im Wach-EEG des Erwachsenen.

Im **normalen EEG** bei geschlossenen Augen überwiegen die Alphawellen. Nach Augenöffnung erscheinen meist Betawellen. Ein **sog. Beta-EEG ohne Alphawellen** gilt aber nicht als pathologisch. Langsamere Wellen treten bei pathologischen Zuständen, im kindlichen EEG und im EEG des Schlafenden auf. Schlaftiefe und Schlafstadien korrelieren mit bestimmten Wellenbildern im EEG.

Wichtige pathologische Veränderungen des EEG sind:

- Herdbefunde
- Allgemeinveränderungen
- Krampfpotentiale.

Allgemeinveränderungen zeigen eine diffuse Hirnschädigung an, wie sie nach Intoxikation, schwerem generalisierten Schädel-Hirn-Trauma und anderen Schäden, die das ganze Gehirn betreffen, auftreten. Dagegen ist der Herdbefund ein wichtiges lokalisatorisches Zeichen. Er besteht im umschriebenen Auftreten pathologischer oder ungewöhnlicher Wellen, meist von langsamen Wellen, und zeigt eine lokalisierte Durchblutungsstörung, einen Tumor oder einen anderen

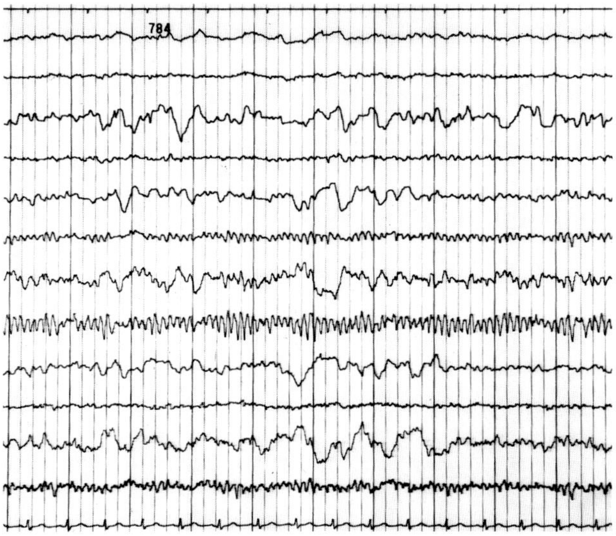

Abb. D-2: **EEG-Herdbefund.** Der jeweils erste Kurvenzug von zwei aufeinander folgenden zeigt niederfrequente Deltawellen. Es handelt sich um einen linksseitigen, zentral gelegenen Herd.

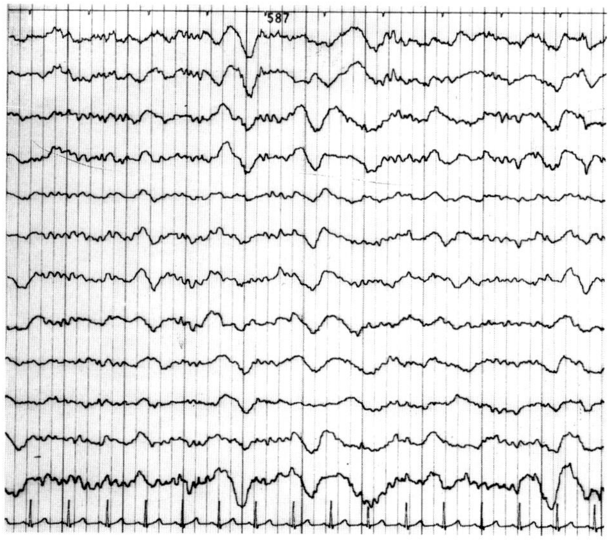

Abb. D-3: **EEG-Allgemeinveränderungen** mit langsamen (2–3/sec) Deltawellen in allen Ableitungen.

Herd an, der zu einem kortikalen Reizzustand führt. Sowohl EEG-Allgemeinveränderungen als auch Herdbefunde sind nur von begrenzter diagnostischer Aussagekraft und erfordern deshalb weitere diagnostische Maßnahmen. Sehr wichtig sind bestimmte EEG-Veränderungen bei Epilepsie, die man Krampfpotentiale nennt. Manche Formen epileptischer Anfälle lassen sich durch eine einmalige EEG-Ableitung sicher erkennen. Da nur das pathologische EEG die Diagnose einer Epilepsie zuläßt, benutzt man Provokationsmethoden, um diese Krampfpotentiale sichtbar zu machen. Die häufigste Provokationsmethode ist die Hyperventilation, durch die eine Alkalose und damit eine Steigerung der kortikalen Erregbarkeit entsteht. Eine weitere Provokationsmethode ist der Schlafentzug. Schließlich benutzt man rhythmisch aufleuchtendes Licht (Flackerlicht) als Stimulus. Wichtige Krampfpotentiale sind 3 (pro Sekunde) Spitze-Welle-Komplexe und deren Varianten sowie Krampfspitzen und sog. steile Wellen. Die 3 (pro Sekunde) Spitze-Welle-Komplexe charakterisieren vor allem die Absencen. Krampfspitzen findet man bei großen generalisierten Krampfanfällen, während sogenannte steile Wellen mit niedriger Amplitude und längerer Frequenz bei psychomotorischen Anfällen vorkommen.

Viele Medikamente, besonders die Psychopharmaka und Sedativa (Barbiturate, Benzodiazepine), verändern das EEG.

Eine wichtige Rolle spielt die Elektroenzephalographie bei der Feststellung des Hirntods. Wenn die Ganglienzellen des gesamten Kortex nicht mehr elektrisch aktiv sind, können überhaupt keine Potentiale abgeleitet werden. Man findet dann eine flache Linie, ein isoelektrisches EEG. Dies allein ist noch kein sicherer Beweis für die irreversible Schädigung der Ganglienzellen. Hält jedoch die »elektrische Stille« über längere Zeit an, so kann auf den Tod des Kortex und damit des Menschen geschlossen werden. Zur Sicherung des Hirntodes muß man allerdings klinische und weitere apparative Befunde heranziehen.

3. Weitere elektrische Untersuchungen

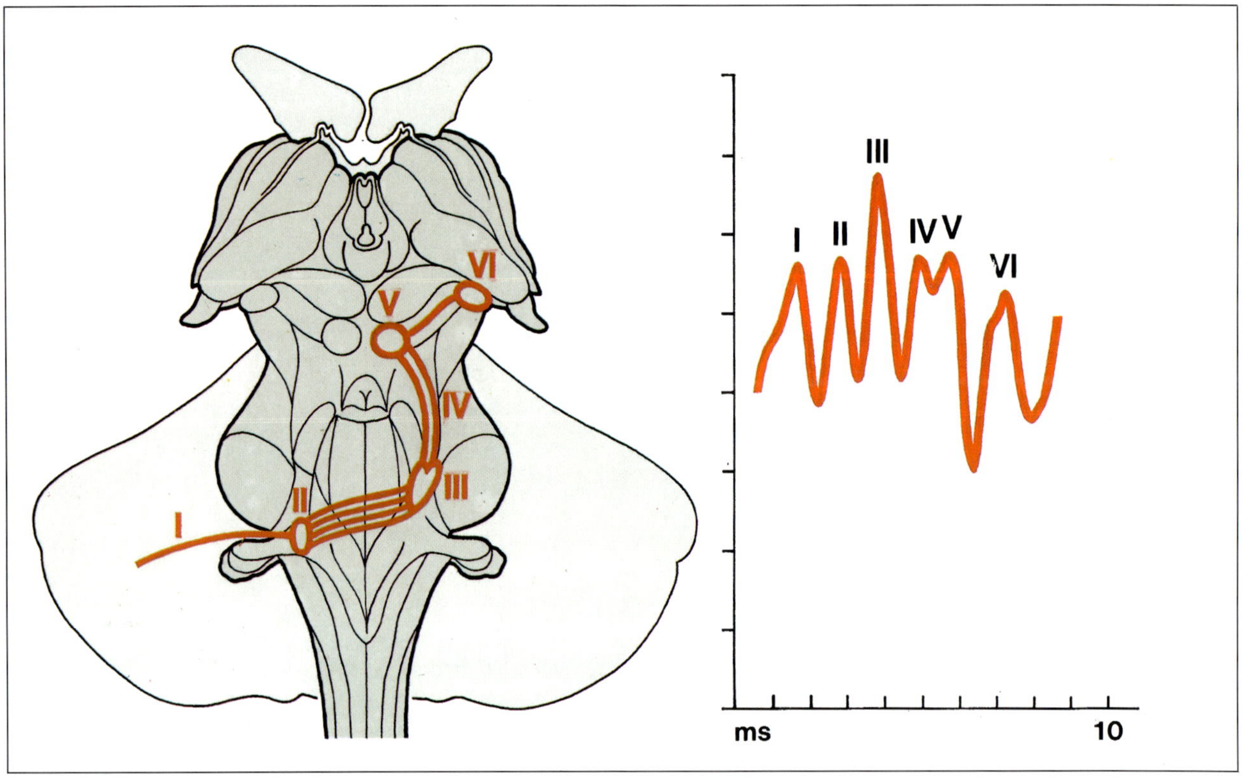

Abb. D-4: Schema **evozierter Potentiale:** Dargestellt sind die Hörbahn und die Reizantworten auf der rechten Seite. Die Latenz ist im Abstand von Millisekunden von den abgegriffenen Schaltstationen der Hörbahn dargestellt.

In den letzten Jahren hat die Ableitung der evozierten Potentiale Bedeutung erlangt. Hierbei werden optische, akustische und somatosensible Bahnsysteme untersucht. Die *visuell evozierten Potentiale* (VEP) werden über der Sehrinde, die *akustisch evozierten Potentiale* (AEP) über der Hörbahn, die *somatosensorisch evozierten Potentiale* (SEP) über dem Rückenmark und über den sensiblen Hirnrindenfeldern mit Oberflächen- oder Nadelelektroden von der Haut abgeleitet. Sie werden registrierbar durch elektronische Summierung und Mittelung (»averaging«) vieler Potentiale einer Reizserie. Erkrankungen der Bahnen zeigen sich in Veränderungen der Form, einem Fehlen oder Latenzverzögerungen der abgeleiteten Potentiale. Wesentliche Bedeutung haben die VEP in der Diagnostik der Retrobulbärneuritis, die AEP für die Erkennung des Akustikusneurinoms und von Hirnstammprozessen, die SEP in der Diagnostik von Rückenmarkserkrankungen erlangt. AEP und SEP können auch im Koma oder in der Narkose untersucht werden.

Bei der **Elektromyographie** (EMG) wird die bioelektrische Aktivität quergestreifter Muskeln mittels Nadelelektroden, die in den Muskel eingestochen werden, untersucht und optisch, akustisch und graphisch registriert. Hierdurch können Hinweise auf neuromuskuläre Krankheiten gewonnen werden. Beim Gesunden herrscht in Ruhe im entspannten Muskel elektrische Stille, bei Nervenschädigungen und manchen Muskelkrankheiten findet sich pathologische Spontanaktivität z.B. in Form von Fibrillationspotentialen und scharfen positiven Wellen. Unter Innervation werden die Aktionspotentiale einzelner motorischer Einheiten sowie das Entladungsmuster bei maximaler Muskelanspannung untersucht. Hierbei lassen sich Nerven- von Muskelkrankheiten unterscheiden: Bei neurogenen Störungen treten verlängerte, polyphasische, höheramplitudige Potentiale und eine Rarefizierung des Willkürmusters auf, bei Myopathien sind verkürzte, erniedrigte Potentiale mit einem schon bei mittlerer Innervation vorzeitig dicht werdenden Willkürmuster charakteristisch.

Bei der **Elektroneurographie** (ENG) wird die Erregungsausbreitungsgeschwindigkeit eines Nervs gemessen. Hierzu wird der Nerv mit Gleichstromstößen gereizt. Bei der Untersuchung sensibler Nervenfasern wird vom Nerven selbst an anderer Stelle die Reizantwort in Form eines Nervenaktionspotentials registriert, bei Reizung motorischer Nervenfasern das Summenpotential eines von diesem Nerven versorgten Muskels. Die Untersuchung ist in der Regel mit Oberflächenelektroden möglich, kann aber auch mit Nadelelektroden erfolgen. Gemessen werden die Latenzzeiten zwischen Reiz und Beginn des Antwortpotentials. Im motorischen Endabschnitt eines Nervs wird die distale motorische Latenzzeit, welche die Überleitungszeit an der Endplatte einschließt, unter Berücksichtigung einer Normdistanz gewertet. Im proximalen Nervenabschnitt kann aus Latenz und Distanz zwischen Reiz- und Ableitort die maximale motorische Leitgeschwindigkeit errechnet werden. Im sensiblen Nerven wird in allen Abschnitten die ortho- oder antidrome Leitgeschwindigkeit auf die gleiche Weise errechnet. Untersucht werden vor allem die großen Extremitätennerven. Die normalen Leitgeschwindigkeiten liegen um 40 bis 70 m/s. Wesentliche pathologische Befunde liefert die ENG bei traumatischen Läsionen oder den oft chronischen Druckschäden peripherer Nerven und Polyneuritiden vom demyelinisierenden Typ.

Bei der **Elektronystagmographie** werden Augenbewegungen erfaßt, indem die mit der Bewegung des Augapfels verbundene Änderung der Ausrichtung des korneoretinalen Bestandspotentials (Spannungsdifferenz in der Augenlängsachse) von der Haut abgeleitet wird. Diese Untersuchung wird vor allem in der Diagnostik von Störungen, die u.a. den Gleichgewichtsapparat bzw. das Kleinhirn betreffen und zu Spontannystagmus führen, eingesetzt.

4. Myelographie

Unter Myelographie versteht man eine Kontrastuntersuchung des Spinalkanals. Traditionell wurden negative Myelographien mit Luft und mit Kontrastmittel durchgeführt. Heute finden meist wasserlösliche jodhaltige Kontrastmittel Verwendung; die Luftmyelographie dagegen ist überholt. Die Myelographie gestattet es, den genauen Sitz und die Längsausdehnung eines pathologischen Prozesses im Spinalkanal zu erfassen. Besondere Bedeutung besitzt sie für die Diagnostik der Bandscheibenschäden. Bei der Myelographie wird das Kontrastmittel im allgemeinen von lumbal in den Spinalkanal eingeführt. Röntgenologisch wird die Verteilung des Kontrastmittels erfaßt.

Durch eine Myelographie lassen sich intra- und extraspinale, intra- und extradurale Raumforderungen erfassen. Bei Bandscheibenprolapsen, die zur Kompression von Wurzeln führen, findet man oft eine Nichtdarstellung der kurzen Subarachnoidalzwickel, die diese Wurzeln begleiten (Wurzeltaschen). Schließlich werden durch die Myelographie evtl. Gefäßmißbildungen am Rückenmark sichtbar gemacht.

Computertomographie und Kernspintomographie haben allerdings in der Diagnostik spinaler Prozesse immer mehr an Bedeutung gewonnen und drängen die Myelographie zurück.

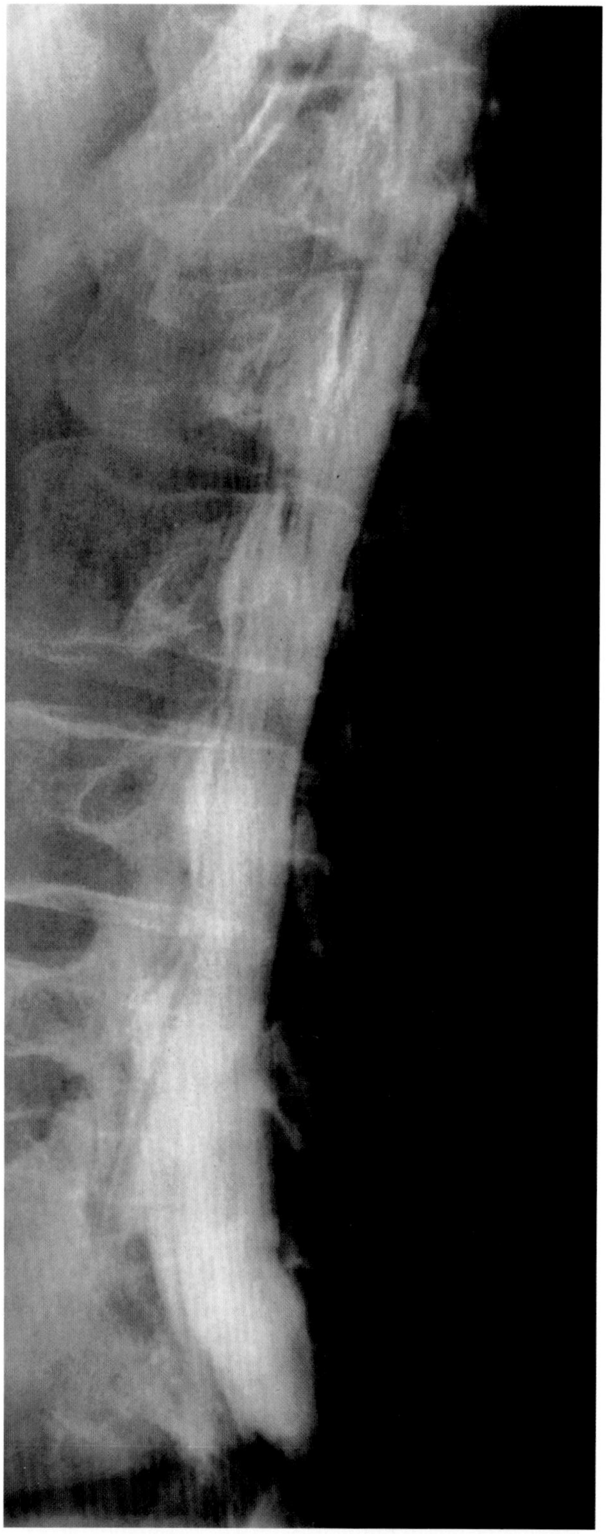

Abb. D-5: Lumbales Myelogramm. Seitliche Ansicht. Man erkennt die Kontrastmittelsäule mit sanften Eindellungen, die den Bandscheiben entsprechen, und die Aussparungen, die durch die Wurzeln der Cauda equina bedingt werden. Normales Myelogramm.

5. Angiographie

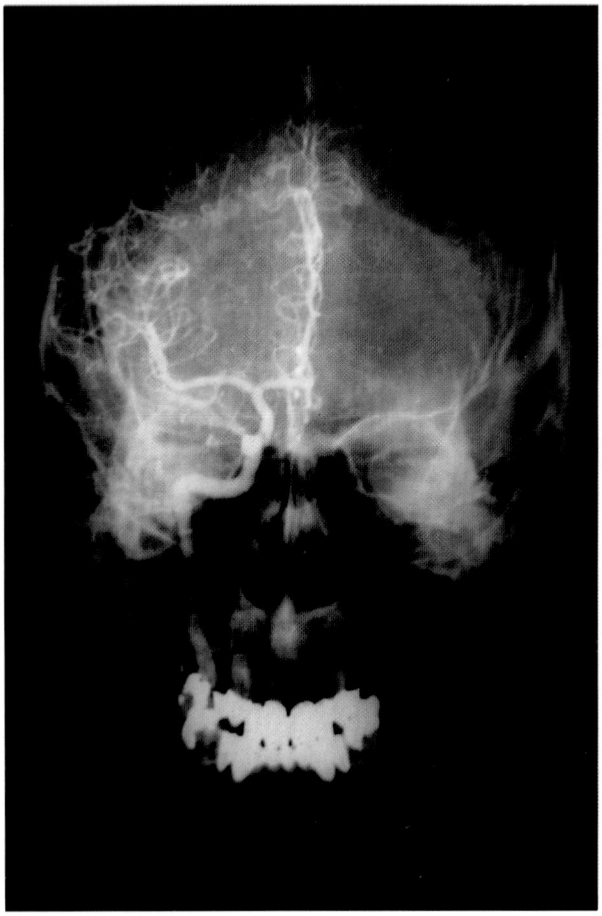

Abb. D-6: Normales Angiogramm im a.p.-Strahlengang: Darstellung der Karotis

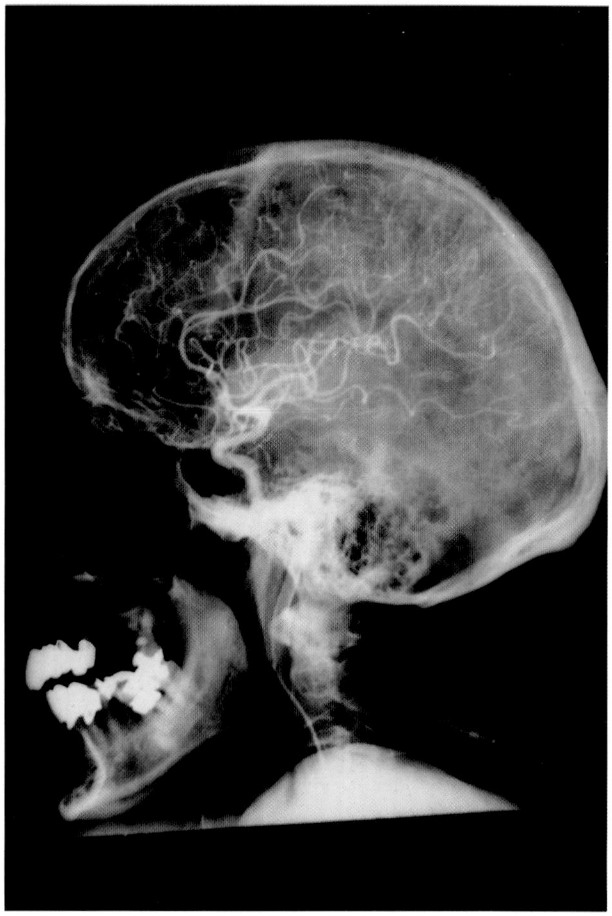

Abb. D-7: Normales Angiogramm im seitlichen Strahlengang; ebenfalls Darstellung der Karotis

Die Angiographie ist ein Röntgenverfahren, bei dem die Gefäße durch Kontrastmittel gefüllt und dargestellt werden. Die zerebrale Angiographie leistet dies für die intrakraniellen Gefäße, die aus der Karotis und vertebrobasilären Zuflüssen entspringen.

Das Kontrastmittel wird in der Regel über einen in die A. femoralis eingeführten und dann in eine Halsarterie vorgeschobenen Katheter (Seldinger-Technik) injiziert und mit dem Blutstrom verteilt. Es fließt venös schnell wieder ab, so daß die Röntgenaufnahmen unmittelbar nach der Injektion erfolgen müssen. Bei mehreren Aufnahmen erhält man ein dynamisches Durchflußbild, in dem sich zunächst die großen zuführenden Gefäße, dann die kleinen Arterien und schließlich die Venen darstellen.

Die **Angiographie** eignet sich als Untersuchungstechnik für

1. *direkt* die Gefäße betreffende Veränderungen (Gefäßmißbildungen, Gefäßverschlüsse, Gefäßneubildungen) und
2. den Nachweis *indirekter* Hirndruckzeichen, die sich aus Lageveränderungen und Füllungsanomalien ergeben.

Man unterscheidet ein **Karotisangiogramm,** bei dem die A. carotis interna, die A. cerebri media und die A. cerebri anterior der entsprechenden Seite, variabel auch die A. cerebri posterior und die A. cerebri anterior der Gegenseite (möglicherweise noch mehr Gefäße) dargestellt werden, sowie ein **Vertebralisangiogramm,** bei dem über die Darstellung einer A. vertebralis die A. basilaris, die Kleinhirnarterien und fakultativ die A. cerebri posterior der gleichen Seite, aber auch der Gegenseite zur Darstellung kommen. Bei der Befundung ist die sehr variable Ausbildung des basalen Circulus arteriosus (Willis) zu berücksichtigen.

Wichtige **pathologische Angiogramme** sind:

- Fehlende Darstellung in einem bestimmten Abschnitt aufgrund eines Gefäßverschlusses

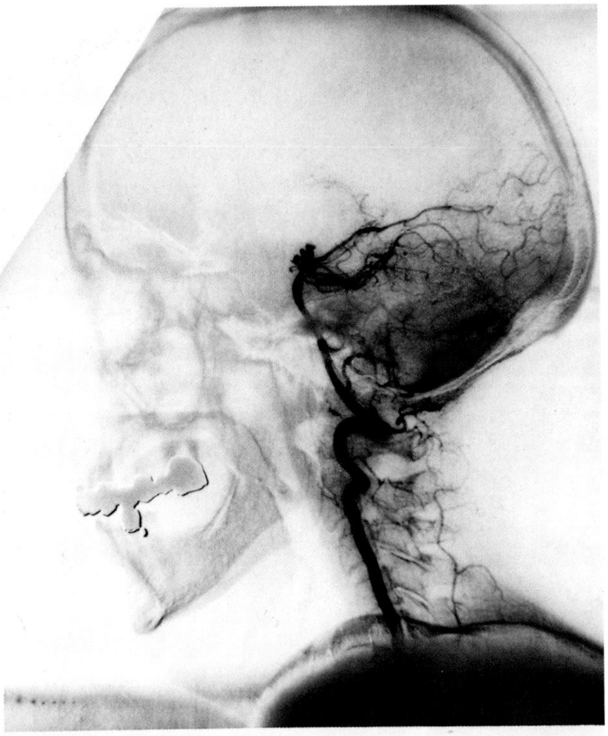

Abb. D-8: Subtraktionsangiogramm der A. vertebralis. Das Bild zeigt die Gefäße der hinteren Schädelgrube und an der Verzweigungsstelle der A. basilaris eine Kontrastmittelanreicherung, möglicherweise ein Aneurysma.

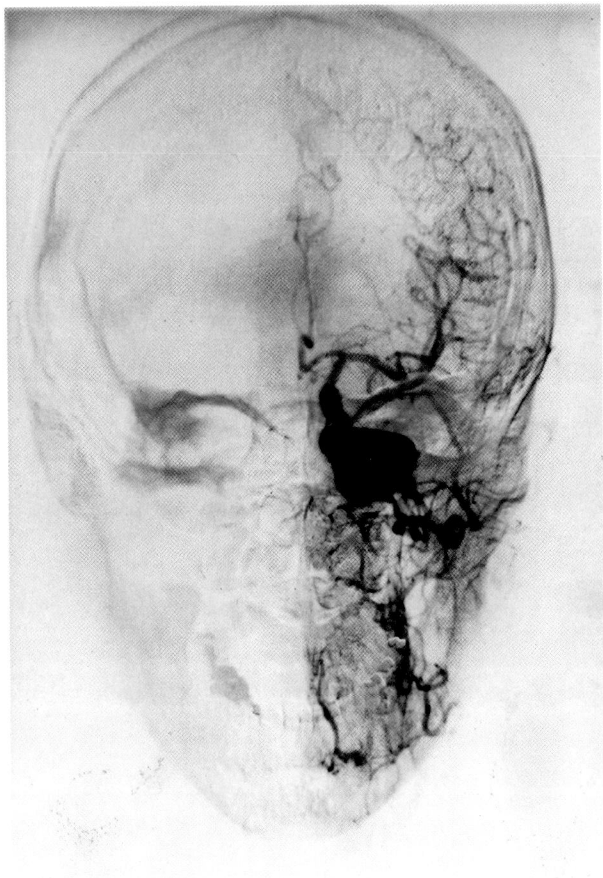

Abb. D-9: Subtraktionsangiogramm der A. carotis im a.p.-Strahlengang. Es stellt sich ein großes Aneurysma an der A. carotis interna dar.

- Gefäßverengungen und Kaliberschwankungen aufgrund von Spasmen und Arteriosklerose
- Lokale Gefäßerweiterungen und Aussackungen, besonders bei Aneurysmen
- Konvolute von Gefäßen unterschiedlichen Kalibers bei Angiomen
- Lokale Kontrastmittelanreicherungen, Gefäßreichtum und frühzeitige Darstellung von Venen bei Tumoren.

Indirekte Zeichen sind vor allem Gefäßverlagerungen, z. B. der A. cerebri anterior bei Mittellinienverschiebung, aber auch anderer großer Arterien bei raumfordernden Prozessen (Depression der A. cerebri media, Anhebung der A. cerebri posterior u. a.).

Für die Diagnose und Therapie intrakranieller Durchblutungsstörungen ist der Zustand der großen extrakraniellen Halsgefäße zusätzlich wichtig. Sie werden im allgemeinen angiographisch mit dem Aortenbogen von ihrem Abgang an dargestellt. Stenose, arteriosklerotische Wandveränderungen, aber auch abnorme Schlängelung der Karotiden und Vertebralarterien können als lokaler Faktor bei Blutdruckabfall zu vorübergehenden und bleibenden Durchblutungsstörungen führen. Heute sieht man die Bedeutung der arteriosklerotischen Veränderungen vor allem darin, daß sie die Entstehung von Thrombosen und aus diesen sich lösenden Embolien begünstigen. Bei extrakraniellen Gefäßstenosen steht eine operative Intervention zur Diskussion.

Bei extremer Hirndrucksteigerung und letztlich beim Hirntod stellen sich die Arterien nur bis zur Schädelbasis dar, nicht jedoch intrakraniell. Wenn das für Karotiden und Vertebralarterien zutrifft, ist ein **Hirntod** nachgewiesen. Schließlich dient die Angiographie auch zum Nachweis von vikariierenden Versorgungen und Kollateralkreisläufen. Eine bessere Kontrastierung von Gefäßen kann durch die sog. **Subtraktionsangiographie** erzielt werden. »Superselektive« Techniken ermöglichen eine exakte Abbildung kleiner Gefäßareale und feinster Arterien, z. B. am Rückenmark. Die Angiographie hat allerdings durch Computertomographie und Kernspintomographie stark an Bedeutung verloren.

6. Computertomographie und Kernspintomographie

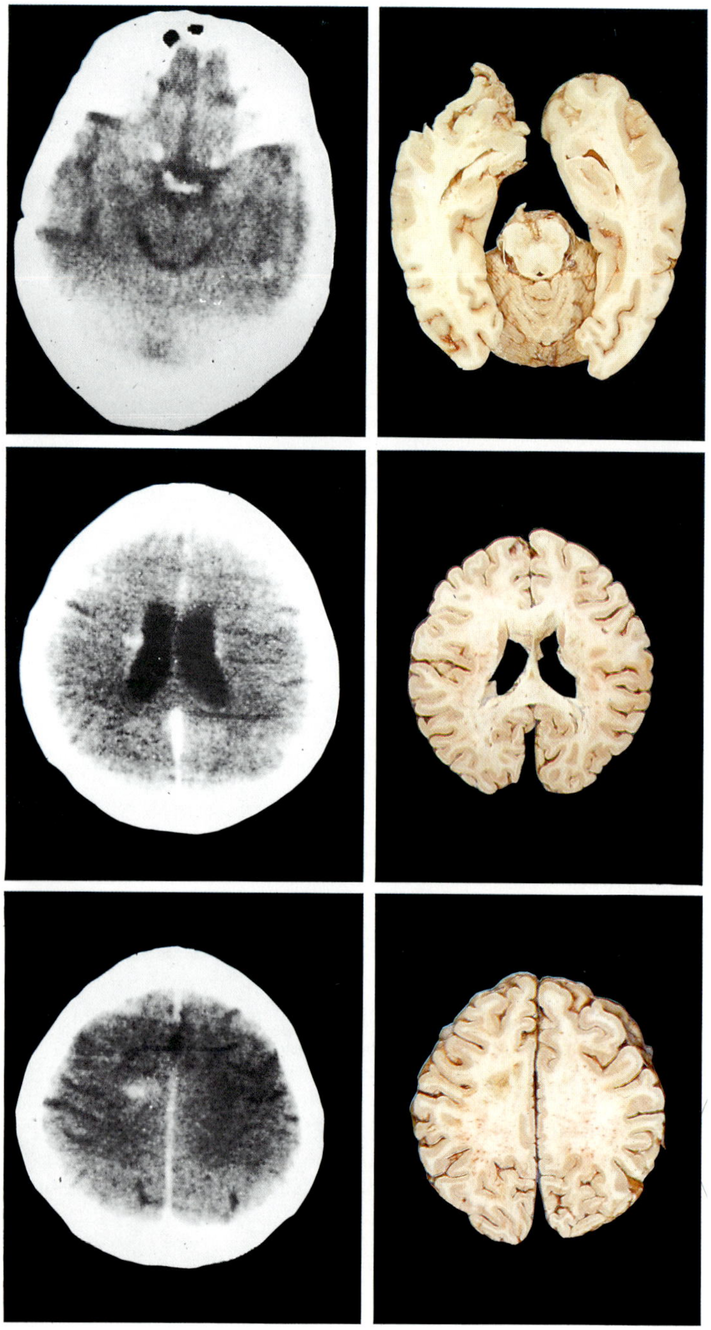

Abb. D-10: Vergleich von Hirnscheiben im Computertomogramm und im Hirnschnitt

Bei der **kraniellen Computertomographie** (CT, CCT) wird das Hirn durch computerisierte Röntgentechnik in Scheiben zerlegt, die parallel zur Orbitomeatallinie liegen. Dabei werden Dichtewerte gemessen und dargestellt, die ein Kontrastbild des intrakraniellen Raumes ergeben, das zwanglos mit den aus der Neuroanatomie und Neuropathologie bekannten Daten verglichen werden kann. Auf diese Weise können folgende Strukturen unterschieden werden:

1. Knochen und Kalzifizierungen
2. Graue Substanz
3. Weiße Marksubstanz
4. Liquor
5. Fett und
6. Luft.

Die großen Arterien, Venen und Sinus werden nach Kontrastmittelgabe sichtbar, wodurch weitere diagnostische Aussagen ermöglicht werden. Für die **Diagnostik** sind zwei Aspekte bedeutsam:

1. Lokale und allgemeine **Formveränderungen** der intrakraniellen Strukturen und
2. **Dichteveränderungen** normaler und pathologischer kranieller Strukturen.

Als Beispiel für **allgemeine Formveränderungen** sind innere und äußere Hirnatrophien und der Hydrozephalus zu nennen. Mehr lokale Formveränderungen entstehen durch Zysten und Nekrosen und alle unterschiedlichen Raumforderungen, bei denen aus der Form wichtige Rückschlüsse auf die Art des raumfordernden Prozesses möglich sind. Maligne Gliome weisen eine zentrale Nekrose und eine girlandenförmig in der Peripherie angeordnete Proliferationszone auf, die Kontrastmittel anreichert.

Als Beispiel für **Dichteveränderungen** ist vor allem das perifokale Ödem zu nennen. Es breitet sich in der weißen Substanz auch wiederum in charakteristischer Form aus und zeigt im allgemeinen eine verminderte Dichte (Hypodensität). Stark vermehrte Dichte (Hyperdensität) weisen pathologische Verkalkungen und frische Blutungen auf.

Sehr gut lassen sich mit dem kraniellen Computertomogramm auch Verlagerungen und Neubildungen im Bereich der Großhirnhemisphären diagnostizieren. Schwierig ist die Interpretation aufgrund des nicht optimalen Auflösungsvermögens und der vielen Artefakte im Bereich der hinteren Schädelgrube und der Schädelbasis.

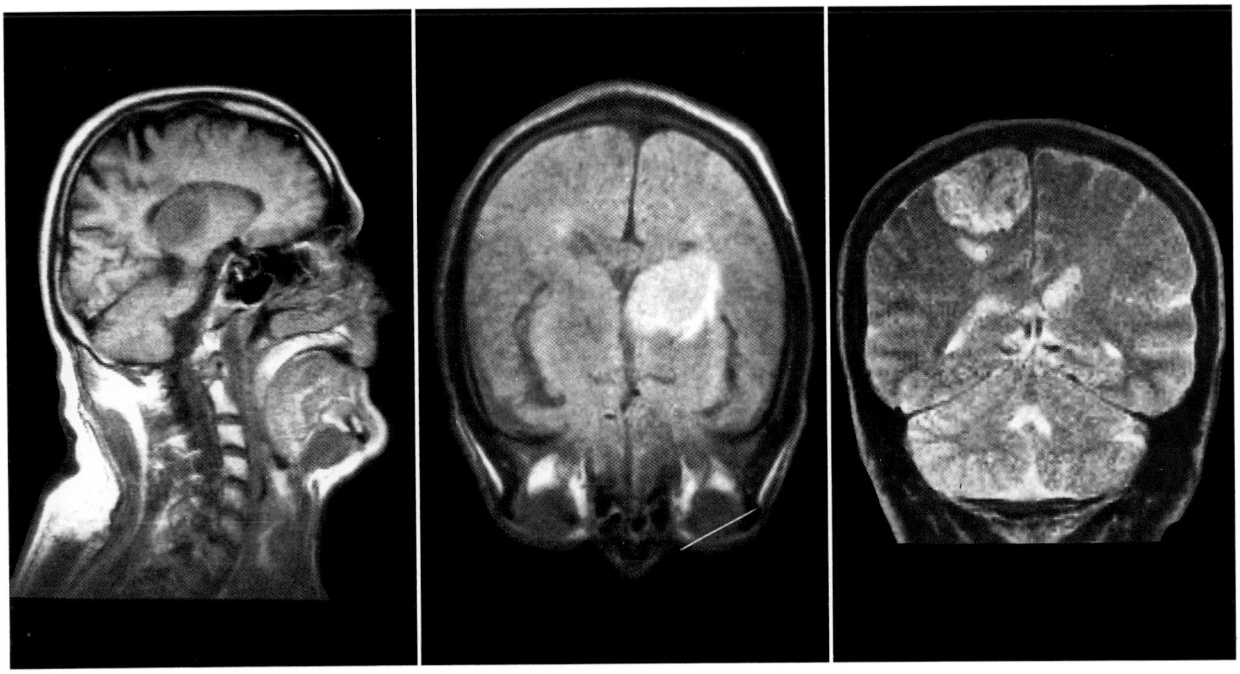

a) b) c)

Abb. D-11: Verschiedene Darstellungen von Raumforderungen im **Kernspintomogramm**. a) Thalamustumor, b) große Thalamusblutung, c) Mantelkantenmeningeom.

Magnetresonanztomographie oder **Kernspintomographie** *(MRT-Magnetic Resonance Tomography, MRI-Magnetic Resonance Imaging)* besitzt ein gutes Kontrastauflösungsvermögen für Weichteilgewebe und ermöglicht mehrdimensionale Schnittbilder; sie benötigt aber keine ionisierenden Strahlen wie die Computertomographie.

Es werden langwellige magnetische Felder in den Körper eingestrahlt, wodurch Atome mit ungerader Protonen- und Neutronenzahl angeregt werden. Zur Bildgebung werden hauptsächlich drei Parameter verwendet: Protonendichte sowie T1- und T2-Relaxation von Protonen. T1-Relaxation ist die Zeitkonstante, mit der die vom Wasserstoffkern aufgenommene Hochfrequenzenergie wieder an die Umgebung abgegeben wird. Dagegen ist die T2-Relaxation die Zeitkonstante, mit der die gleichförmige magnetische Ausrichtung der einzelnen Protonen aufgrund von Wechselwirkung mit benachbarten magnetischen Momenten dephasiert.

T2 ist generell kürzer als T1. Je nach apparativer Einstellung werden mehr die Protonendichte, die T1- oder die T2-Relaxation gewichtet. Hierdurch werden die Weichteilstrukturen mit höherem Kontrast dargestellt als mit der CT. Paramagnetische Substanzen, wie Gadolinium, verkürzen in ihrer nahen Umgebung die T1-Zeit, so daß ähnlich wie im Kontrast-CT eine Schrankenstörung sichtbar gemacht werden kann.

Liquor hat lange T1- und T2-Zeiten, er erscheint im T1-gewichteten Bild dunkel und im T2-Bild hell. Die graue Hirnsubstanz hat eine längere T1-Zeit als die weiße und erscheint im T1-Bild dunkler als die weiße Substanz. Die T2-Relaxationszeit der grauen Hirnsubstanz ist länger als die der weißen, deshalb ist das Grau im T2-gewichteten Bild heller als die weiße Hirnsubstanz. Schnell strömendes Blut gibt im T1- und T2-gewichteten Spinechoverfahren kein Signal und erscheint deshalb dunkel; die wasserstoffarmen Knochen erscheinen immer als dunkle Flächen. Fett mit seiner kurzen T1- und seiner langen T2-Zeit wird dagegen in beiden Bildgewichtungen hell signalisiert. Die MRT liefert überlagerungsfreie Schnittbilder und bildet deshalb im Gegensatz zur CT Schädelbasis, hintere Schädelgrube und kraniozervikalen Übergang artefaktfrei ab. Der Spinalraum läßt sich aufgrund der freien Wahl der Schnittebene übersichtlicher erfassen als mit der CT.

Pathologische Veränderungen, wie z. B. Tumoren, weisen meist eine Verlängerung von T1- und T2-Relaxationszeit auf; entsprechend erscheinen sie im T1-Bild mit dunklerer und im T2-Bild mit höherer Signalintensität als normales Hirngewebe. Blutungen zeigen im Verlauf ein unterschiedliches Signalverhalten: nach ca. drei Tagen sind sie aufgrund der paramagnetischen Eigenschaften des Methämoglobins im T1-Bild hell dargestellt und aufgrund der langen T2-Zeit auch im T2-Bild hell. Eine ältere Blutung erzeugt meist infolge der ferromagnetischen Eigenschaften des abgelagerten Hämosiderins eine sehr kurze T2-Zeit, so daß sie im T2-gewichteten Bild einen dunklen Rand besitzt.

7. Biopsien

7.1. Hirnbiopsien

Diagnostische »Hirnbiopsien« sind nur in Ausnahmefällen indiziert und möglich. Der Eingriff ist nicht ohne Risiko. Auch der diagnostische Ertrag ist selten ausreichend. Die therapeutische Konsequenz ist meist gering.

In den letzten Jahren wurde eine Methode wiederbelebt, die schon in den Frühzeiten der Neurochirurgie angewandt wurde: die Diagnostik der Quetschpräparat-Zytologie.

Diese Methode besitzt eine diagnostische Bedeutung bei inoperablen Hirntumoren. Hier erlaubt der stereotaktische Zugang eine große Treffsicherheit und ein schonendes, komplikationsarmes Vorgehen. Dabei werden kleinste Gewebeproben aus der Läsion gewonnen, mit einer Supravitalfärbung gefärbt und sofort diagnostiziert. Diese Methode wurde in den letzten Jahren vor allem zur Differentialdiagnose der Hirntumoren ausgebaut.

Die Beurteilungskriterien sind ähnlich wie bei der Exfoliativzytologie. Die diagnostische Treffsicherheit ist demgemäß geringer als bei konventionellen Paraffinschnitten, da in den Präparaten die gewebliche Komponente fehlt, und liegt bei 75 bis 85%.

Neben der Quetschpräparattechnik ist beim stereotaktischen Zugang auch die Stanze mit größerem Volumen gebräuchlich.

Eine immer wieder diskutierte Indikation zur Hirnbiopsie stellt die Differentialdiagnose von Virusenzephalopathien dar, besonders die Sicherung einer akuten nekrotisierenden Enzephalitis vom Herpes-simplex-Typ, bei der nur eine frühzeitige Therapie erfolgreich ist. Die Hirnbiopsie wird im allgemeinen als nicht indiziert angesehen, wenn lediglich eine neuropathologische Aufarbeitung möglich ist, da die Trefferquote als gering anzusehen ist. Sie kann indiziert sein, wenn virale Antigene mit Immunfluoreszenz nachweisbar sind.

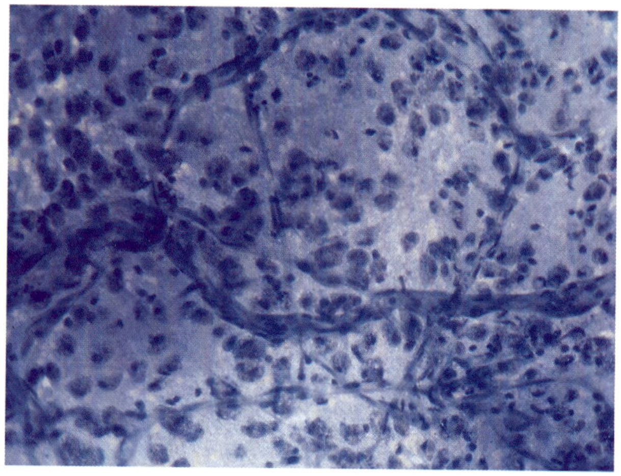

Abb. D-12: Stereotaktisch entnommene Gewebsprobe (**Hirnbiopsie**). Im Quetschpräparat sieht man Gefäße und Fettkörnchenzellen im Rahmen eines **Hirninfarkts**. Methylenblau-Fbg.

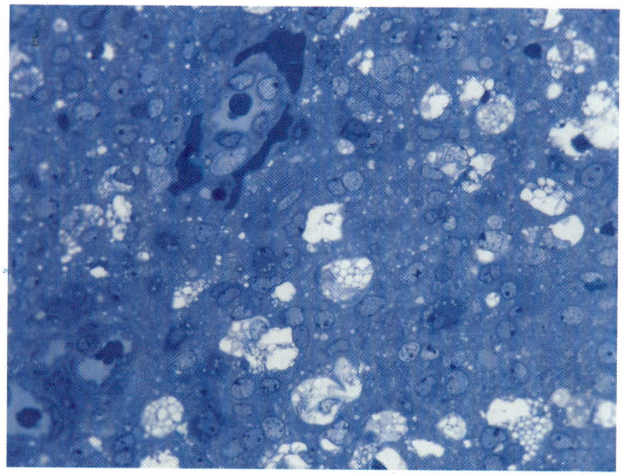

Abb. D-13: **Hirnbiopsie.** Lückenfeldbildung bei **Hirnödem.** Semidünnschnitt. Toluidinblau-Fbg.

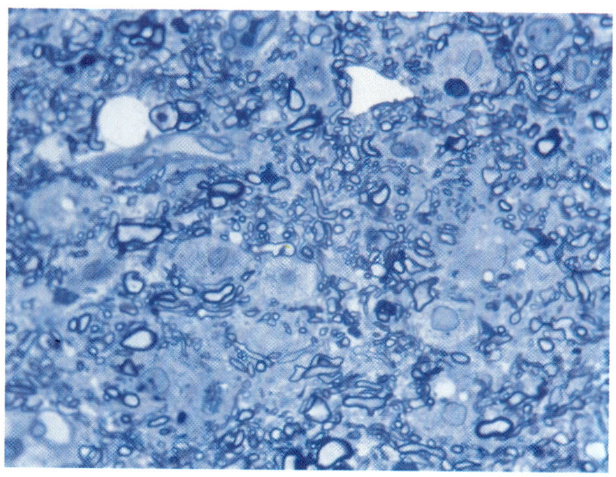

Abb. D-14: **Hirnbiopsie.** Weiße Hirnsubstanz mit Gliose. Markscheiden stellen sich als unregelmäßige »Kreise« dar. Semidünnschnitt. Toluidinblau-Fbg.

7.2. Nerven- und Muskelbiopsien

Wesentlich gebräuchlicher ist die Nervenbiopsie. Man entnimmt dazu peripher ein Stück des sensiblen Nervus suralis.

Im Gefrierschnitt lassen sich relativ einfach Speichersubstanzen nachweisen. Dadurch kann etwa eine Neuropathie als Folge einer metachromatischen Leukodystrophie schnell diagnostiziert werden. Für einen Großteil der peripheren Polyneuropathien ist die Nervenbiopsie von geringer diagnostischer Wertigkeit. Die Untersuchung des peripheren Nerven in longitudinaler Schnittführung läßt die Beurteilung einer segmentalen Entmarkung zu. Im Semidünnschnitt ist der periphere Nerv im Querschnitt vor allem morphometrischen Methoden zugängig. Die Beurteilung der Axondurchmesser und der Dicke der Markscheiden bzw. des Verhältnisses des Axondurchmessers zur Markscheidendicke läßt Rückschlüsse auf Remyelinisierungsvorgänge zu.

Wichtig für die Differentialdiagnose der Muskelerkrankungen ist die Muskelbiopsie. Quergestreifte Skelettmuskulatur wird heute überwiegend histochemisch nach Schockfrieren untersucht.

Am besten eignen sich Gefrierschnitte, die die Muskelfasern quer treffen. Diese Gefrierschnitte stehen zur histochemischen Untersuchung zur Verfügung.

Als histochemische Standardreaktion werden die NADH-Tetrazoliumreduktase-Reaktion sowie die ATPase-Reaktion bei drei verschiedenen pH-Werten angewandt. Prinzipiell ist die NADH-TR-Reaktion deutlicher in mitochondrienreichen Muskelfasern. Die myofibrilläre ATPase-Reaktion bei drei verschiedenen pH-Werten erlaubt, drei Typen von Muskelfasern zu differenzieren.

Die Muskelfasern sind nach Schockfrierung sehr gut erhalten; solche Präparate eignen sich deshalb auch zur Messung der Muskelfaserquerschnitte. Schließlich lassen sich mit Routinefärbungen und mit den histochemischen Methoden auch gut Strukturen und Anomalien im Bereich der Muskelfasern erkennen, z.B. Nemalin-Core-Strukturen und Aggregate von Mitochondrien.

Gefrierschnitte sind darüber hinaus geeignet, einen pathogenetisch relevanten Enzymmangel an der Muskulatur selbst aufzudecken. So läßt sich der Mangel an Enzymen des Glykogenstoffwechsels bei Glykogenosen im Muskel selbst darstellen.

Feinere Strukturveränderungen werden elektronenmikroskopisch gefunden.

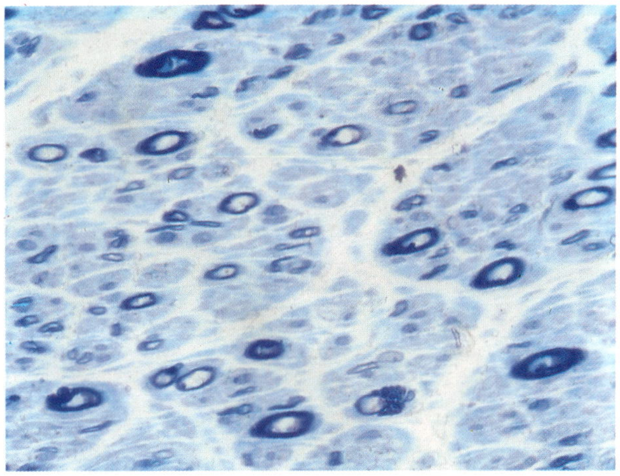

Abb. D-15: Nervenbiopsie. Markscheiden sind als runde Formationen zu erkennen. Zu beachten ist das Verhältnis der Axondicke zu der Markscheidendicke in den einzelnen Nervenfasern. Semidünnschnitt. Toluidinblau-Fbg.

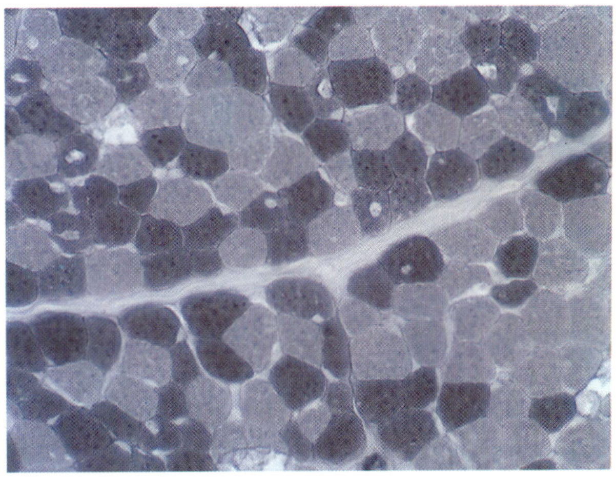

Abb. D-16: Muskelbiopsie. Schachbrettmuster der verschieden enzymatisch reagierenden Muskelfasern. ATPase-Reaktion.

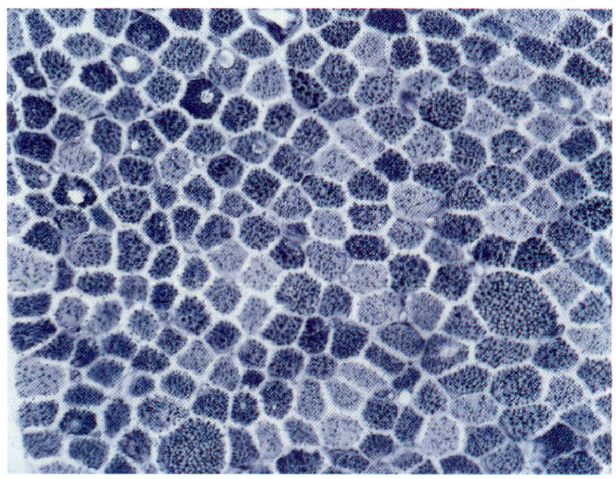

Abb. D-17: Muskelbiopsie. Bunte Anordnung mit wenig wechselnden Kalibern der Muskelfasern in der NADH-TR-Reaktion.

8. Liquor

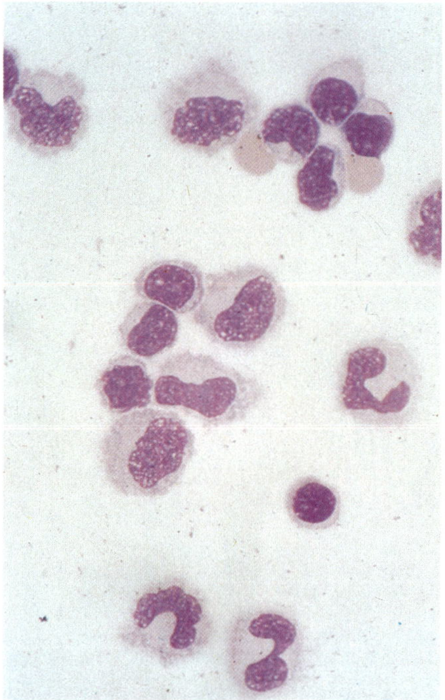

Abb. D-18: Liquorzytologie. Gemischtes Zellbild, bestehend aus Monozyten, Lymphozyten und Plasmazellen bei einer Meningitis in der Reparationsphase. May-Grünwald-Giemsa-Fbg.

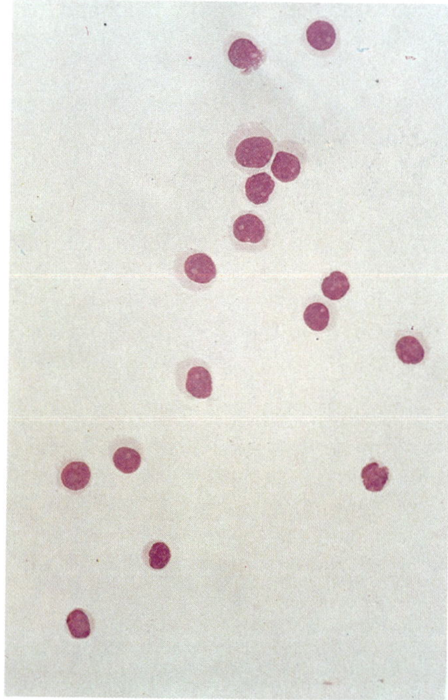

Abb. D-19: Liquorzytologie. Lymphozytäres Zellbild mit kleinen, zytoplasmaarmen Zellen mit rundem Kern. May-Grünwald-Giemsa-Fbg.

Die Untersuchung des Liquor cerebrospinals spielt bei der Diagnostik von Erkrankungen des zentralen Nervensystems eine wichtige Rolle. Es sind physikalische (Druck), biochemische (Eiweißmenge und -zusammensetzung), zytologische (Zellzahl und Zelltyp) sowie mikrobiologische (Erregernachweis) Befunde zu berücksichtigen.

Der Liquor wird im allgemeinen durch Lumbalpunktion gewonnen. Auch Subokzipitalpunktion und direkte Entnahme aus dem Ventrikelsystem sind möglich. Die Liquorzusammensetzung ist dann gering unterschiedlich.

Das **Liquorvolumen** beträgt im Durchschnitt 50 ml beim Säugling und steigt beim Erwachsenen auf 150 ml an. Der **Liquordruck** entspricht einer Wassersäule von 60 bis 80 mm Höhe. Eine gefahrlose Liquorentnahme ist nur möglich, wenn der Liquordruck nicht erhöht ist.

Im Liquor findet man wesentlich weniger Eiweiß als im Blut. Die **Eiweißwerte** werden in Milligramm pro Liter angegeben. Das Gesamteiweiß beträgt 200–400 mg/l, das Albumin 110–350 mg/l, das Immunglobulin G 14–38 mg/l. Die Differenzierung in Albumine und Immunglobuline (IgG) erfolgt mit immunchemischen Methoden. Auch eine Liquorelektrophorese ist noch weitgehend gebräuchlich. Die Konzentrationen sind vom Entnahmeort sowie vom Alter des Individuums abhängig. Störungen der Liquor-Eiweiß-Konzentrationen gibt es bei ganz verschiedenen Erkrankungen des Nervensystems. Einige neurologische Erkrankungen, so die multiple Sklerose, sind dadurch gekennzeichnet, daß das Nervensystem selbst vermehrt Immunglobuline bildet, die im Liquor nachweisbar sind.

Der **Glucosegehalt** ist im Liquor ebenfalls geringer als im Blut. Er beträgt 49–75 mg/l. Bei entzündlichen bakteriellen Erkrankungen findet man oft eine starke Erniedrigung des Glucosegehalts.

Normalerweise treten im Liquor bis 5 **Rundzellen** pro Mikroliter auf. Vielfach ist auch noch die Angabe in Drittelzellen gebräuchlich. Sie ist darauf zurückzuführen, daß die Liquorzellen in der Fuchs-Rosenthal-Kammer ausgezählt werden, die 3,2 mm^3 Inhalt hat. Die Gesamtzahl durch 3 (= Drittelzellen) ergibt dann die Zahl pro Mikroliter. Für eine zytologische Differenzierung wird ein Liquorsediment in einer Sedimentationskammer oder in der Zytozentrifuge angefertigt. In aller Regel gelingt eine zytologische Auswertung nur nach erfolgreicher Zellanreicherung (100 oder mehr). Normalerweise befinden sich im Liquor bis zu 70% lymphozytäre Zellen, etwa 30% monozytäre Zellen und bis zu 3% Plasmazellen.

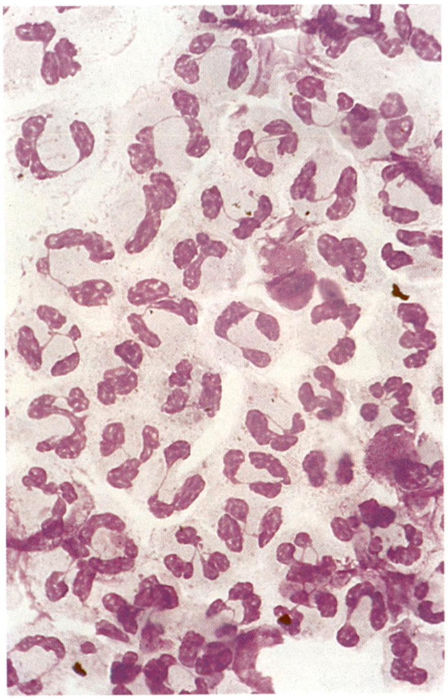

Abb. D-20: Liquorzytologie. Segmentkernige Leukozyten im Liquor bei einer akuten Meningitis. May-Grünwald-Giemsa-Fbg.

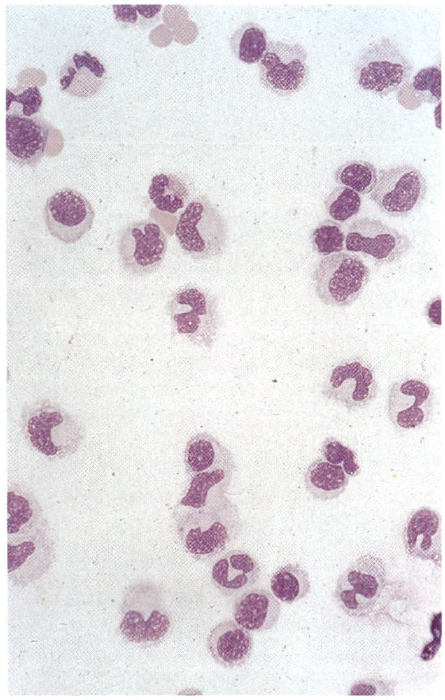

Abb. D-21: Liquorzytologie. Gemischtes Zellbild bei einer chronischen Entzündung. May-Grünwald-Giemsa-Fbg.

Pathologische Zellbilder

- **Granulozytäre Pleozytose:** Man findet einen trüben eitrigen Liquor mit Leukozytenzahlen zwischen 1000 bis 10000/µl. Es handelt sich dabei vorwiegend um Granulozyten. Bei besonders schweren Formen können auch Erythrozyten vorkommen. Je nach Erreger kann das eitrige Exsudat wechselnde Trübung und Viskosität zeigen. Diese granulozytäre Pleozytose ist typisch für bakterielle eitrige Meningitiden.
- **Granulozytär-lymphozytäre Pleozytose:** In der zweiten und dritten Woche einer eitrigen Meningitis geht unter der Behandlung die Zellzahl zurück. Die segmentkernigen Leukozyten nehmen ab und werden durch Lymphozyten und monozytäre Zellen ersetzt.
- **Monozytäre Pleozytose mit Makrophagen** kommen in der Reparationsphase entzündlicher Erkrankungen vor. Sie gelten als Ausweis der chronischen Phase einer entzündlichen Erkrankung.
- **Lymphozytäre Pleozytose** findet man vorwiegend bei viralen Entzündungen, d. h. bei Virusenzephalitiden und sog. lymphozytären Meningitiden. Die Pleozytose im Liquor ist geringer als bei bakteriellen Entzündungen und beträgt meistens um die 100 Zellen/µl.
- **Lymphoplasmazelluläre Pleozytosen** kommen bei Immunerkrankungen vor. Einen relativen Plasmazellgehalt im Liquorsediment, der 3% überschreitet, findet man bei multipler Sklerose und Lues cerebrospinalis. Bei multipler Sklerose ist die Pleozytose gering und beträgt meistens nur etwa 8 bis 10 Zellen/µl.
- **Eosinophile Pleozytosen** können bei parasitären Erkrankungen des Nervensystems vorkommen, aber auch bei Virus- und Fremdkörperreizung.
- **Erythrozytenhaltige Pleozytosen** sind schwierig zu beurteilen. Es muß eine artefizielle Blutbeimengung ausgeschlossen werden. Dies ist im Prinzip möglich durch die Bestimmung der relativen Anteile weißer und roter Blutzellen, wenn zusätzlich zu dem artefiziell-blutigen Liquor noch eine pathologische Pleozytose vorhanden ist. Einen sicheren Hinweis auf eine subarachnoidale Blutung gibt das Auftreten von Siderophagen. Dies ist besonders wichtig bei länger zurückliegenden Blutungen: Hier ist der Liquor gelbstichig (xanthochrom).
- **Tumorzellhaltige Pleozytosen:** Bei Tumoren, die Anschluß an den Liquorraum gewinnen, findet man atypische Zellen mit bizarren Kernen, großem Zytoplasma, oft gestörter Kernplasmarelation und Mitosen. Selten kommen Kernteilungsfiguren in Liquorzellen auch bei entzündlichen Erkrankungen, so vor allem bei der Zosterenzephalitis vor. Ziemlich charakteristisch ist das Zellbild bei einer Meningeosis carcinomatosa, wo die Zellen im Liquor oft noch im Verband liegen und mühelos erkannt werden können.

Ähnlich wie der Liquor können auch Zystenflüssigkeiten zytologisch untersucht werden.

E. Erkrankungen des Nervensystems

1. Frühkindliche Hirnschäden – Oligophrenie

Frühkindliche Hirnschäden treten dann auf, wenn die Organogenese weitgehend abgeschlossen, das Hirn aber noch nicht ausgereift ist. Ätiologisch kommen Traumen, perinatale Infektionen und Sauerstoffmangelschäden in Frage. Alle diese Schädigungen können durch verschiedene Mechanismen vor, unter und auch nach der Geburt pathogenetisch wirksam werden. Das Typische bei den Reparaturvorgängen im unreifen Hirn ist die starke Gewebseinschmelzung. Geburtstraumatische Schädigungen waren früher bei Zangenentwicklung unter der Geburt häufiger.

a) Relativ häufig ist die **Vena-terminalis-Blutung** oder besser die **subependymäre Matrixblutung.** Diese Blutung, die unterschiedliche Schweregrade je nach Raumforderung und Einbruch ins Ventrikelsystem aufweisen kann, ist vermutlich im Zusammenhang mit einer perinatalen Asphyxie bei unreifen Frühgeborenen und nicht als Folge eines Geburtstraumas zu sehen.

b) Bei **perinatalen Infektionen** ist vom 6. Schwangerschaftsmonat an mit einer entzündlichen Reaktion zu rechnen. Als Krankheitserreger kommen Viren, Bakterien, Pilze und Protozoen sowie Parasiten in Frage. Wichtig sind

- **Toxoplasmose.** Sie führt intrauterin zu entzündlichen Veränderungen im Hirnparenchym, vor allem aber zu ausgedehnten Nekrosen des Hemisphärenmarks mit Kalkeinlagerungen und Zerfallshöhlen.
- **Zytomegalie.** Im Stadium der floriden Entzündung entwickelt sich hier eine Knötchenenzephalitis mit charakteristischen Viruseinschlußkörpern in vergrößerten Gliazellen. In späteren Stadien findet man Nekrosen und Verkalkungen.

c) Pathologisch-anatomisch handelt es sich bei den **Sauerstoffmangelschäden** um

- **Ulegyrien** (Narbenwindung): Vernarbtes, unregelmäßig angeordnetes Windungsrelief mit Gliafasernarben im Versorgungsgebiet einer Hirnarterie.
- **Ammonshornsklerose:** Ganglienzellausfall und Gliose im Ammonshorn, besonders im Sommer-Sektor. Diese durch perinatale Schäden zustande gekommene Ammonshornsklerose entspricht morphologisch und pathogenetisch der Ammonshornsklerose bei Epilepsien.
- **Status marmoratus:** Hypoxische Veränderungen in den Stammganglien. Der Parenchymdefekt wird hier

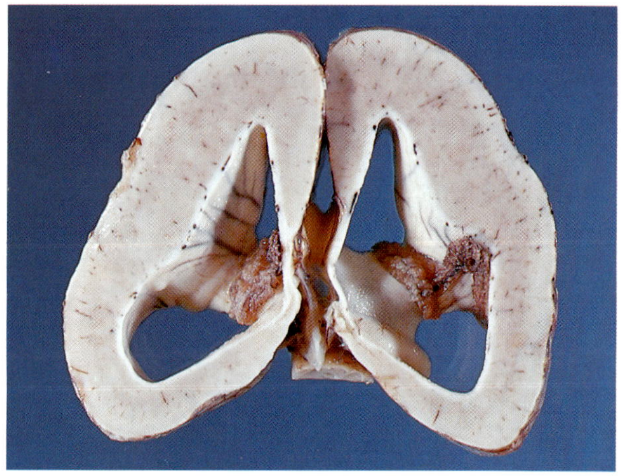

a)

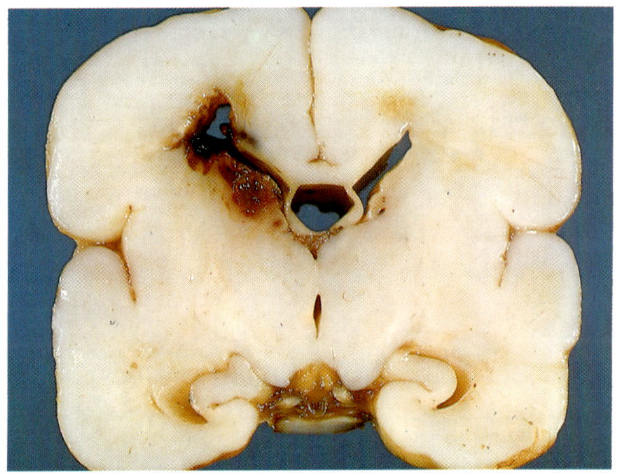

b)

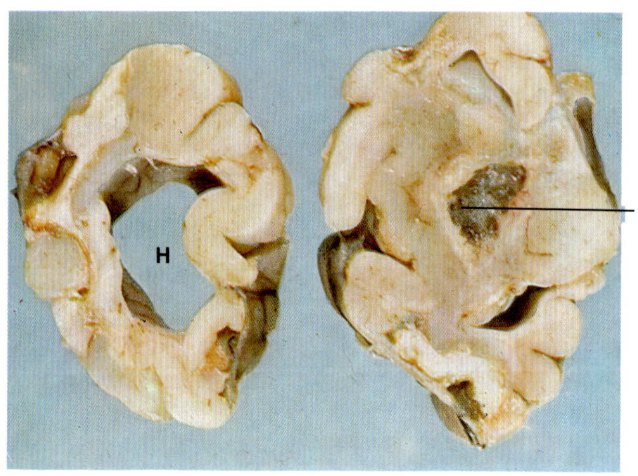

c)

Abb. E-1: a) Frühkindliche Hirnschädigung mit **Pachygyrie** (fehlende Windungen und Hydrocephalus internus). b) **Subependymäre Matrixblutung.** c) **Toxoplasmose.** Ausgedehnte Nekrosen (–) und Hydrozephalus (H).

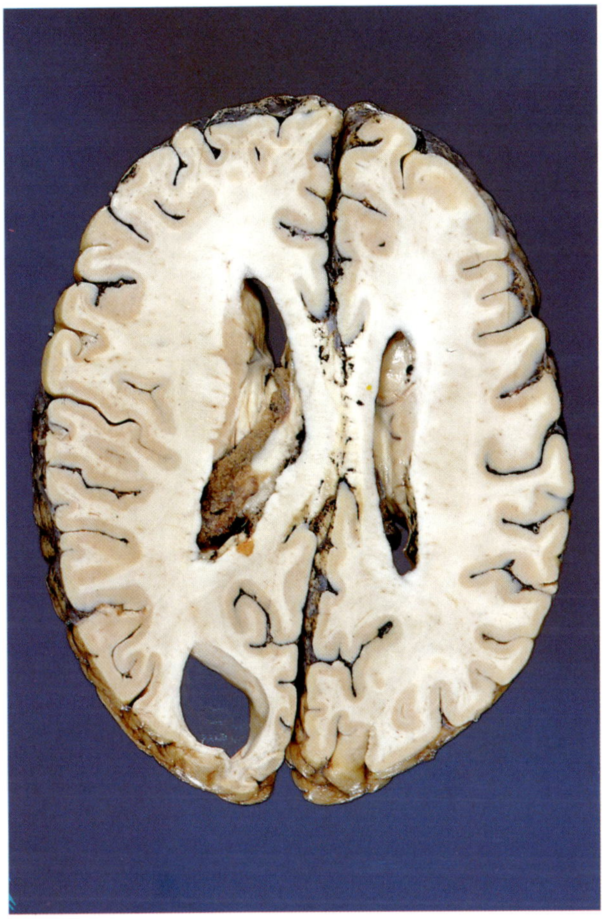

Abb. E-2: **Markporenzephalie.** Links im Okzipitalpol eine glatt begrenzte Zyste

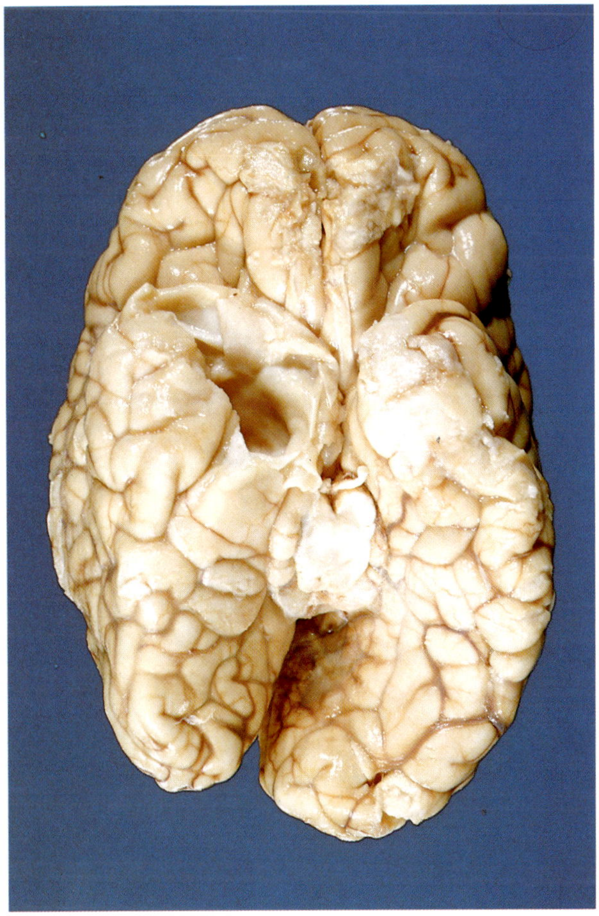

Abb. E-3: **Porenzephalie.** Am rechten Temporalpol eine große, trichterförmige Einziehung (»Porus«)

durch myelinisierte Gliafasern ersetzt. Die Marmorierung wird besonders nach Markscheidenfärbung deutlich.

- **Status dysmyelinisatus:** Es handelt sich um eine Pallidumschädigung durch frühkindliche Hypoxie mit partieller Entmarkung und Gliafaserwucherung.
- **Porenzephalie:** Bei dieser radikalen Gewebseinschmelzung im Bereich des Versorgungsgebietes einer großen Hirnarterie findet man eine trichterförmige Einziehung, meist im Gebiet der A. cerebri media. Die schwerste Form, bei der das Großhirn nur noch als eine mit Liquor gefüllte Blase imponiert, ist die Hydranenzephalie.
- Bei der **Markporenzephalie** handelt es sich um eine durchblutungsbedingte Einschmelzung wie bei der Porenzephalie, die jedoch die Rinde nicht betrifft und demgemäß als große Hohlraumbildung innerhalb des Hirns erscheint.
- **Hemisphärenatrophie** (Hemiatrophia cerebri): Diese öfter einseitig als doppelseitig vorkommende frühkindliche Hirnschädigung kann Folge von raumfordernden Hämatomen oder frühkindlicher Infektion sein.

Klinik: Alle diese frühkindlichen Hirnschädigungen können sowohl zu neurologischen als auch zu psychischen Schäden führen. Unter den neurologischen Schäden ist am häufigsten die **Diplegia spastica infantilis** (spastische Kinder, Spastiker, Little-Syndrom). Es handelt sich dabei um eine ausgeprägte Paraspastik, die die unteren Extremitäten stärker betrifft als die oberen. Dabei liegen Spitzfüße und ein scherender Gang vor.

Eine Minderung der intellektuellen Leistungsfähigkeit sind die verschiedenen Stufen der **Debilität** oder **Oligophrenie.** Die Beurteilung und mögliche Behandlung dieser Schäden sind die Aufgabe der Heilpädagogik.

Ein uncharakteristisches Syndrom mit auffälligem motorischen Verhalten **(Zappelphilipp),** Aufmerksamkeitsstörungen und Lernstörungen mit anderen Verhaltensauffälligkeiten wird als minimale Hirnfunktionsstörung (MBD: *minimal brain dysfunction*) bezeichnet.

2. Speicherdystrophien

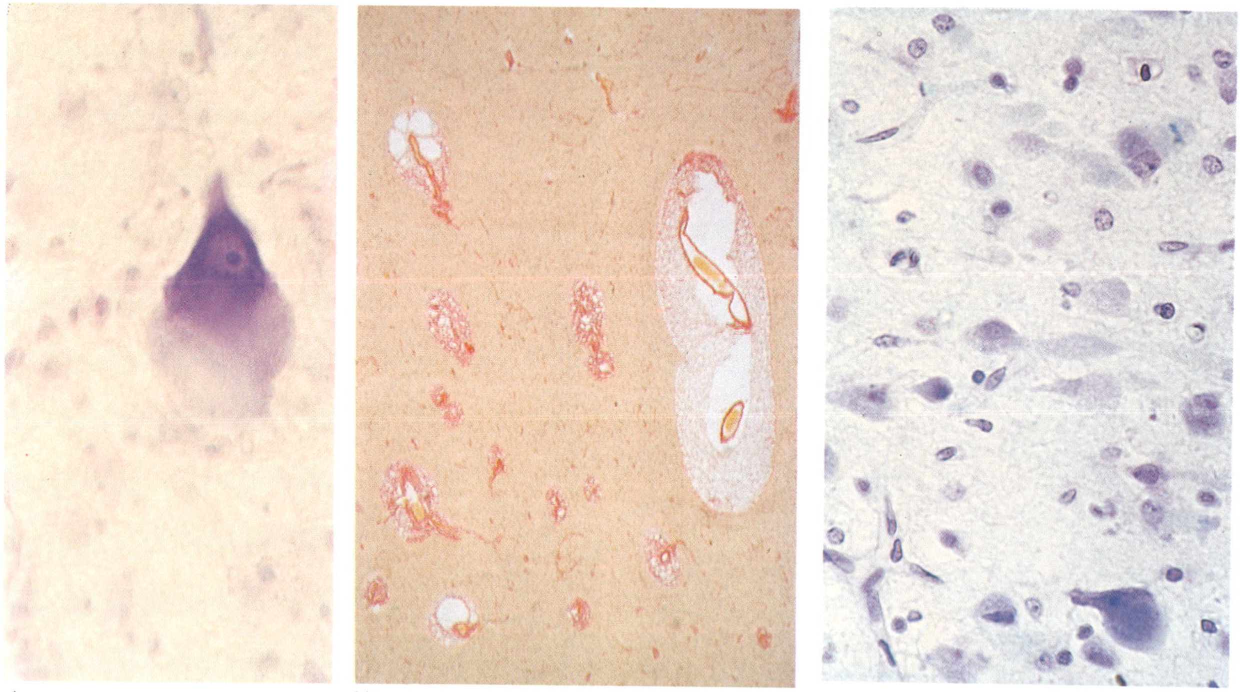

a) b) c)

Abb. E-4: Speichererkrankungen. a) Tay-Sachs-Erkrankung. Durch Speicherung ballonierte Ganglienzelle. Kresyl-Violett-Fbg. **b) Sanfilippo-Erkrankung.** Auflockerung und Verbreiterung des perivaskulären Gewebes. v.-Gieson-Fbg. **c) Ceroidlipofuszinose.** Gelb gefärbte, mit Lipofuszin beladene Ganglienzellen. HE-Fbg.

Unter **Speicherdystrophien** verstehen wir hier die Erkrankung des Lipidstoffwechsels. Betroffen sind Fette, die als Bestandteil Sphingosin enthalten, also Sulfatide, Sphingomyelin, das Zerebrosid und vor allem die Gruppe der im zentralen Nervensystem vorkommenden Ganglioside. Speicherungsdystrophien werden diese Krankheiten deshalb genannt, weil zwei pathogenetische Prozesse interferieren: Es kommt sowohl zu einer Anhäufung von Stoffwechselprodukten, die aufgrund der metabolischen Schädigung nicht weiter verwertet werden können, als auch zu einem Fehlen der normalen Struktur, die das Endprodukt des gestörten Stoffwechselweges darstellen sollte.

Je nachdem, ob die Speicherung und Schädigung mehr in der grauen Substanz oder mehr in der weißen Substanz vorhanden ist, kann man in Poliodystrophien und Leukodystrophien einteilen. Die Musterkrankheit der **Poliodystrophien** ist die **GM_2-Gangliosidose** (amaurotische Idiotie vom Typ Tay-Sachs). Die Mustererkrankung der **Leukodystrophien** stellt die **metachromatische Leukodystrophie** dar. Ein zweites, weniger beschreibendes und schon eher pathogenetisches Einteilungsprinzip umfaßt:

- **Neurolipidosen:** Darunter versteht man im wesentlichen die Gangliosidosen.
- **Neuroviszerale Lipidosen** sind Thesaurismosen, bei denen die Speicherung sowohl das zentrale Nervensystem als auch andere Organe, vor allem das retikulohistiozytäre System und die Leber, betrifft.
- **Leukodystrophien** sind Speicherkrankheiten und Enzymdefekte, deren Folge eine mangelnde Ausbildung von Markscheiden ist.

Neben den Stoffwechselerkrankungen, die die ZNS-typischen Lipide betreffen, wirken sich natürlich auch andere wichtige Stoffwechselerkrankungen am Nervensystem oder an der Muskulatur aus. So finden wir bei den Mukopolysaccharidosen sehr ähnliche Krankheitsbilder wie bei den Lipidosen, meist aber kombiniert mit Erkrankungen von Bindegewebe und Knochen (s. S. 149). Die Störungen des Zuckerstoffwechsels betreffen weniger schwer das Gehirn, vielmehr die Muskulatur (s. S. 155).

Da sich bei den Speicherdystrophien zwei konkurrierende Prozesse abspielen, findet man auch grob pathologische Substanzvermehrung **(Makrenzephalie)** und

Substanzverminderung (**Mikrenzephalie** und **Mikrozephalus**). Die Gruppe der Leukodystrophien galt früher als Sonderform der Entmarkungserkrankungen: Man bezeichnete als **Schilder-Variante** der multiplen Sklerose eine schnell verlaufende, bei Kindern vorkommende diffuse Entmarkung. Viele dieser Fälle wurden revidiert und als Leukodystrophie klassifiziert. Den Anstoß dazu gab die Beobachtung, daß bei vielen Schilder-Erkrankungsfällen die Nebenniere mitbefallen war, so daß sie in die Gruppe der **Adrenoleukodystrophien** gehören. Seit der Ausgliederung der Schilder-Leukodystrophie aus der multiplen Sklerose wurden mehrere Enzymdefekte identifiziert, die Ursache einer Speicherdystrophie sein können.

2.1. Neurolipidosen

Die **Gangliosidose GM_2** (amaurotische Idiotie vom Typ Tay-Sachs) ist eine Erkrankung, die autosomal vererbt wird und bei der eine Hexosaminidase fehlt. Klinisch findet man Entwicklungsretardierung und Muskelschwäche; die Symptome beginnen zwischen dem 3. und 6. Monat. Die Kinder werden innerhalb von 3 Jahren taub, blind, spastisch und zeigen sehr oft Krämpfe. Diagnostisch hilfreich ist der kirschrote Fleck der Retina.

Neben der typischen infantilen Form (Tay-Sachs) gibt es eine Form, bei der die Hexosaminidasen A und B fehlen. Diese Erkrankung (**Typ Sandhoff-Jatzkewitz**) hat nicht wie die Tay-Sachs-Erkrankung eine rassische Prädilektion, die offenbar in 70% bei Juden europäischer Herkunft vorkommt.

Pathologisch-anatomisch erkennt man eine sehr starke Ganglienzellblähung: Im Zytoplasma der ballonierten Ganglienzellen liegt eosinophiles Material. Elektronenmikroskopisch findet man im Zytoplasma der betroffenen Perikarya membranöse zytoplasmatische Körperchen. Eine ähnliche Erkrankung, allerdings mit viszeraler Beteiligung, liegt bei der GM_1-Gangliosidspeicherung vor. Diese Erkrankung (**Landing's disease**) hat Gemeinsamkeiten mit der GM_2-Gangliosidose Tay-Sachs und mit der Mukopolysaccharidose vom Typ Hurler, so daß diese Erkrankung auch als **Pseudo-Hurler** bezeichnet worden ist.

Eine der Tay-Sachs-Erkrankung ähnliche Krankheitsgruppe, deren Pathogenese im einzelnen noch nicht abgeklärt wurde, ist die **neuronale Zeroidlipofuszinose** (Batten-Erkrankung). Bei dieser Krankheit findet man eine abnorme Speicherung von Lipofuszin, das besonders im Elektronenmikroskop als elektronenoptisch dichtes Körperchen imponiert. Zum Teil sind diese Körperchen kurvilinear gebaut, teils als Fingerabdruckkörperchen ausgeprägt, zum Teil auch granulär von unterschiedlicher Dichte. Man unterscheidet bei der Zeroidlipofuszinose einen infantilen Typ *(Jansky-Bielschowsky)*, einen juvenilen *(Spielmeyer-Vogt)* und einen adulten Typ *(Kufs)*.

2.2. Neuroviszerale Lipidosen

Speicherung sowohl in den Ganglienzellen mit Ballonierung der Ganglienzellperikarya als auch in viszeralen Organen findet man bei der Niemann-Pick-Erkrankung und beim Morbus Gaucher.

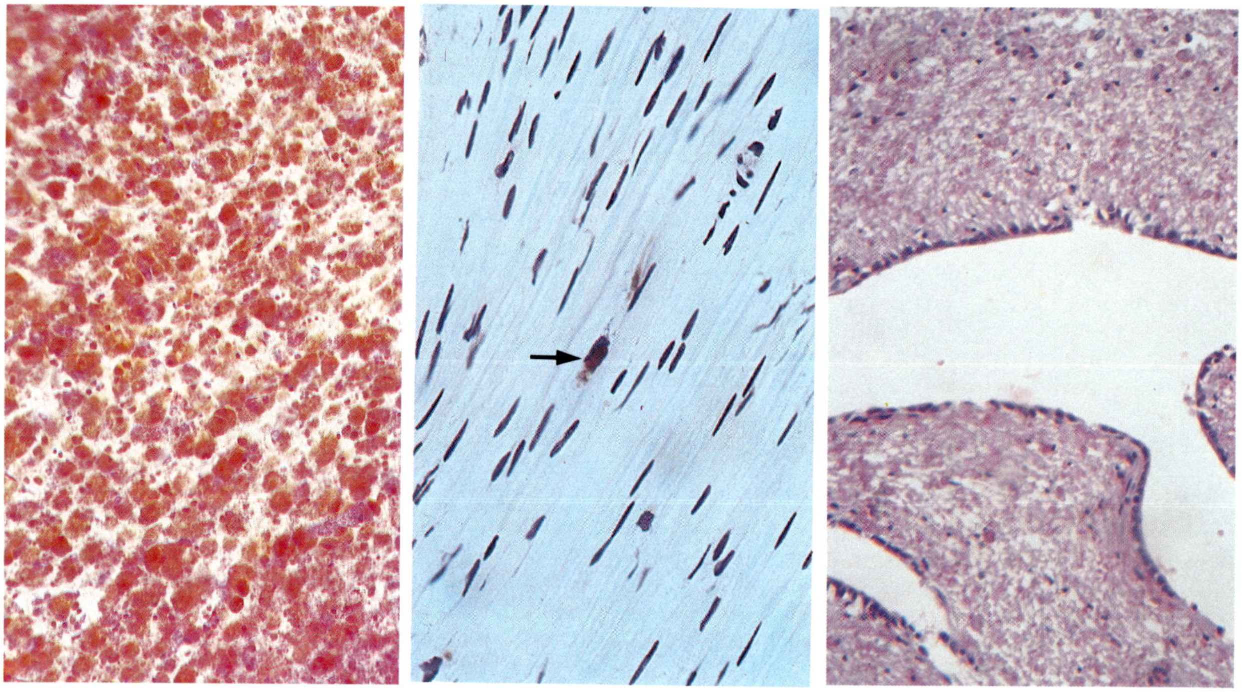

a) b) c)

Abb. E-5: Speichererkrankungen. a) **Metachromatische Leukodystrophie.** Nur aus Schollen bestehende weiße Substanz. Saure-Kresyl-Violett-Fbg. b) Metachromatisch schollig-braun angefärbte Prälipide (→) zwischen den Markscheiden eines peripheren Nervs. c) **Alexander-Leukodystrophie.** Rosenthal-Fasern stellen sich als metachromatisch rot schimmerndes Gebilde dar. HE-Fbg.

2.3. Leukodystrophien

Bei der metachromatischen Leukodystrophie können die Niederschläge in der weißen Substanz und in den Gliazellen als metachromatisch sich anfärbende Körperchen identifiziert werden. Bei dieser Krankheit war es auch zuerst möglich, den Enzymdefekt (Arylsulfatase-A-Mangel) nachzuweisen. Zusätzlich wurden verschiedene andere Leukodystrophien in der Folgezeit beschrieben und Enzymdefekte aufgedeckt.

2.3.1. Die **metachromatische Leukodystrophie** wird als autosomal rezessives Gen vererbt. In ganz typischen Fällen beginnt die Erkrankung zwischen dem 12. und 18. Lebensmonat. Im Urin läßt sich das Fehlen des entsprechenden Enzyms (Arylsulfatase A) nachweisen.

Pathologie: Am Hirn erkennt man mit bloßem Auge meist wenig. Histologisch sieht man eine diffuse Leukodystrophie, d.h. ein Fehlen von Myelinscheiden. Ferner findet man metachromatische Niederschläge, die frei im Gewebe liegen oder in Astrozyten und Makrophagen enthalten sind. Diese Niederschläge färben sich braun mit saurem Kresylviolett. Wichtig für die Diagnose ist, daß die metachromatischen Niederschläge auch im peripheren Nerven vorkommen. Die periphere Nervenbiopsie kann die Diagnose sichern. Weitere Niederschläge finden sich in Nieren, Zahnfleisch oder Rektum. Elektronenmikroskopisch sind die metachromatischen Niederschläge durch sog. prismatische zytoplasmatische Einschlüsse gekennzeichnet.

Klinik: Die Erstsymptome können sich beim Kleinkind als Gangschwierigkeiten und Muskelhypotonie manifestieren. Meist treten dann Zeichen von seiten des Kleinhirns hinzu. Seltener ist der juvenile Verlauf. Wenn die Krankheit später beginnt und ins höhere Lebensalter reicht, stehen oft psychische Symptome oder Dyskinesien im Vordergrund. Die kindliche Form führt über Demenz, klonische Krämpfe, Optikusatrophie und Tetraparese zum Tod innerhalb von 6 Jahren.

2.3.2. Die **Globoidzell-Leukodystrophie** (Krabbe) ist ebenfalls eine Erbkrankheit. Sie wird autosomal rezessiv übertragen, beginnt mit 3 bis 5 Monaten und führt bald zu einem Entwicklungsstillstand. Innerhalb einiger Monate kommt es zu Tetraparese, Opisthotonus, Überstreckung der Gelenke und Optikusatrophie. Die Kinder sterben innerhalb von 2 Jahren. Die Globoidzell-Leukodystrophie beruht auf dem Fehlen von Galaktozerebrosidase.

Makroskopisch sieht man am Hirn oft eine diffuse Sklerose. Histologisch findet man eine Verminderung oder komplettes Fehlen der Myelinscheiden. Ferner besteht eine fibrilläre Gliose mit Ansammlungen von sog. Globoidzellen, großen epitheloiden Zellen, die in kleinen Häufchen in der dystrophischen weißen Substanz liegen, vermutlich entstanden aus mesodermalen Makrophagen oder Mikroglia. Elektronenmikroskopisch imponieren die Einschlüsse als tubuläre Körperchen.

2.3.3. **Orthochromatische (sudanophile) Leukodystrophie** (sog. Neutralfett-Typ der Leukodystrophie): Die Bezeichnung betont den Gegensatz zur metachromatischen Leukodystrophie. Es handelt sich dabei um eine ganze Gruppe nicht entzündlicher Entmarkungserkrankungen, bei denen die Speicherung in sog. Neutralfetten besteht. Man kann diese Krankheitsgruppe auch als **degenerative diffuse Sklerose mit Neutralfettabbau** bezeichnen. Untergruppen sind die einfache sudanophile Leukodystrophie, bei der es lediglich zu einem infantilen Entmarkungsprozeß ohne Speichervorgänge an den Nervenzellen kommt, und die unten besprochenen seltenen Erkrankungen *(Pelizaeus-Merzbacher-Krankheit; Alexander-Krankheit; Adrenoleukodystrophie u. a.).* Auch das **Cokayne-Syndrom** mit Kleinwuchs, Skelettdeformitäten, Retinapigmentation, Optikusatrophie, Taubheit und Intelligenzminderung wird gelegentlich zu den Leukodystrophien gerechnet. Man findet hier neben der mangelnden Bemarkung Kalkniederschläge in Stammganglien und Rinde.

2.3.4. Die **Adrenoleukodystrophie,** die in einer jugendlichen und einer adulten Form vorkommt, zeigt Symptome der Nebennierenrindeninsuffizienz und zerebrale Zeichen. Die Symptome der Nebennierenrindeninsuffizienz können das Krankheitsbild einleiten, oder aber die neurologischen Schäden werden zuerst beobachtet. Die Krankheit beginnt etwa im Alter von 6 Jahren mit Lernschwäche, gefolgt von neurologischen Zeichen: Seh- und Sprachstörungen, Lähmungen, Blind- und Taubheit, schließlich Koma und Tod mit etwa 10 Jahren. Makroskopisch sieht man eine diffuse Entmarkung, die beide Hemisphären, wenn auch nicht unbedingt symmetrisch, betrifft. Histologisch fällt das Fehlen der Markscheiden auf. Wenn der Markabbau noch im Gange ist, liegen in den Hemisphären Massen von Fettkörnchenzellen. In der Nebenniere findet man Anhäufungen von ballonierten, teils multinukleären schaumigen Zellen. Elektronenmikroskopisch sind die Einschlüsse in den Nebennieren, Schwann-Zellen und im Hirn als leicht gekrümmte oder glatte Doppellinien gestaltet.

2.3.5. Die **Pelizaeus-Merzbacher-Erkrankung** tritt familiär gehäuft in der frühen Kindheit auf. Histologisch findet man ein fleckförmiges tigroides Fehlen der Myelinscheiden im Bereich der weißen Substanz. Ihre Ursache ist unbekannt. Die Kinder sind mikrozephal und wachsen nicht. Die Erkrankung schreitet, wie fast alle Leiden dieser Gruppe, zu hochgradigen Paresen und Spastizität, Inkontinenz und tiefer Demenz fort. Die Kinder sterben innerhalb weniger Jahre.

2.3.6. Die **Alexander-Leukodystrophie** ist eine seltene Erkrankung, bei der sowohl eine Entmarkung als auch Niederschläge in Form von Rosenthal-Fasern (Gliadegenerationsprodukte) vorkommen. Die Ursache ist unbekannt.

3. Fehlbildungen und Fehlbildungskrankheiten

Eine Übersicht über die Entstehungsperioden der Schädigungen gibt die folgende Tabelle:

Blastemzeit:	1.–4. Schwangerschaftswoche
Schädigungen:	Dysrhaphien
Embryonalzeit:	1.–4. Lunarmonat
Schädigungen:	Migrationsstörungen
Fetalzeit:	5. Lunarmonat bis Geburt
Schädigungen:	Differenzierungsstörungen
Peri- und Postnatalzeit	
Schädigungen:	Erworbene Hirnschäden.

a) **Blastemzeit:** Die erste Gruppe besteht aus Fehlbildungen, die durch den mangelnden Schluß des Neuralrohres zustande kommen. Man bezeichnet sie als **Dysrhaphien.** Zu den Dysrhaphien gehört eine Reihe ganz heterogener Erkrankungen. Die schwerste Form ist eine komplette **Kraniorhachischisis,** die einfachste Form ist eine **Spina bifida occulta.**

Bei der kompletten Kraniorhachischisis findet man ein offenes Neuralrohr in ganzer Ausdehnung. Bei der Anenzephalie ist das Neuralrohr im Bereich des Hirns nicht ausgebildet. In beiden Fällen liegt im Bereich des offenen Neuralrohrs eine *Membrana cerebrovasculosa,* eine gut durchblutete, rötliche Haut, in der man Glia- oder Ganglienzellen nachweisen kann.

Dysrhaphische Fehlbildungen sind die **Zelen:** Wenn sich die Meninx über dem Rückenmark an einer Stelle unvollständig schließt und vorwölbt, so handelt es sich um eine **Meningozele.** Nimmt das Rückenmark selbst an der Ausstülpung teil, liegt eine **Meningomyelozystozele** vor.

Zu den Dysrhaphien gehören auch der Balkenmangel, die fehlende Anlage des Kleinhirnwurms, die Mittellinienzysten, wie die völlig harmlose Septum-pellucidum-Zyste, das Balkenlipom sowie Fehlbildungen am kraniozervikalen Übergang (Dandy-Walker-Syndrom mit mehreren Varianten und das Arnold-Chiari-Syndrom) und die Syringomyelie. Bei beiden Syndromen findet man tiefstehende, in den Rückenmarkskanal verlagerte Kleinhirn- und Hirnstammanteile sowie einen Hydrocephalus internus.

Auch viele Veränderungen am kraniozervikalen Übergang wie Blockwirbelbildung, basiläre Impression, Klippel-Feil-Syndrom und andere werden als Dysrhaphien aufgefaßt.

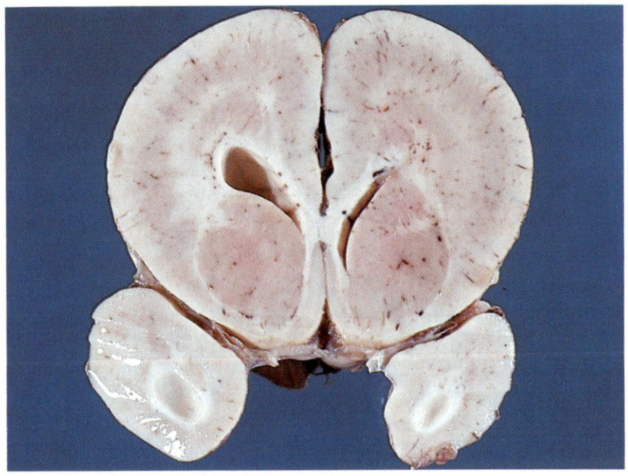

Abb. E-6: Lissenzephalie. Hirnwindungen nicht angelegt

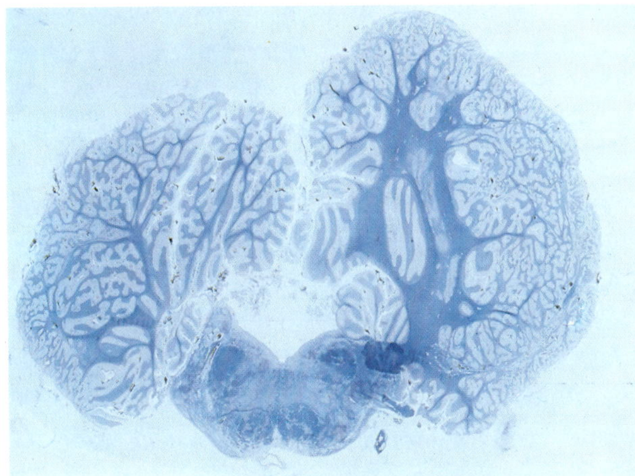

Abb. E-7: Mikropolygyrie. Kleinhirnhemisphären mit abnormer, verstärkter Windungsbildung. Heidenhain-Wölcke-Fbg.

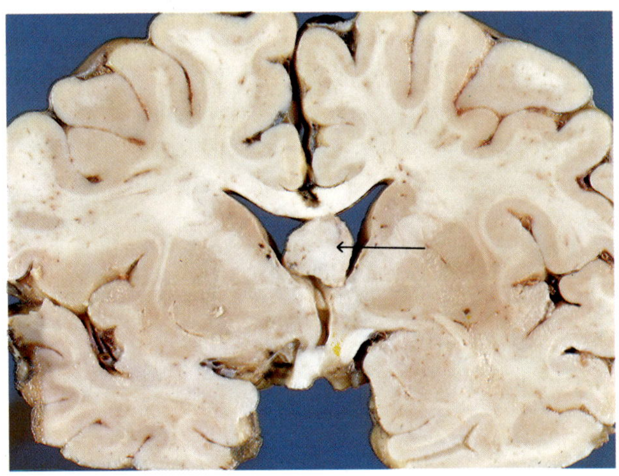

Abb. E-8: Foramen-Monroi-Zyste (←) mit gelatinösem Material angefüllt

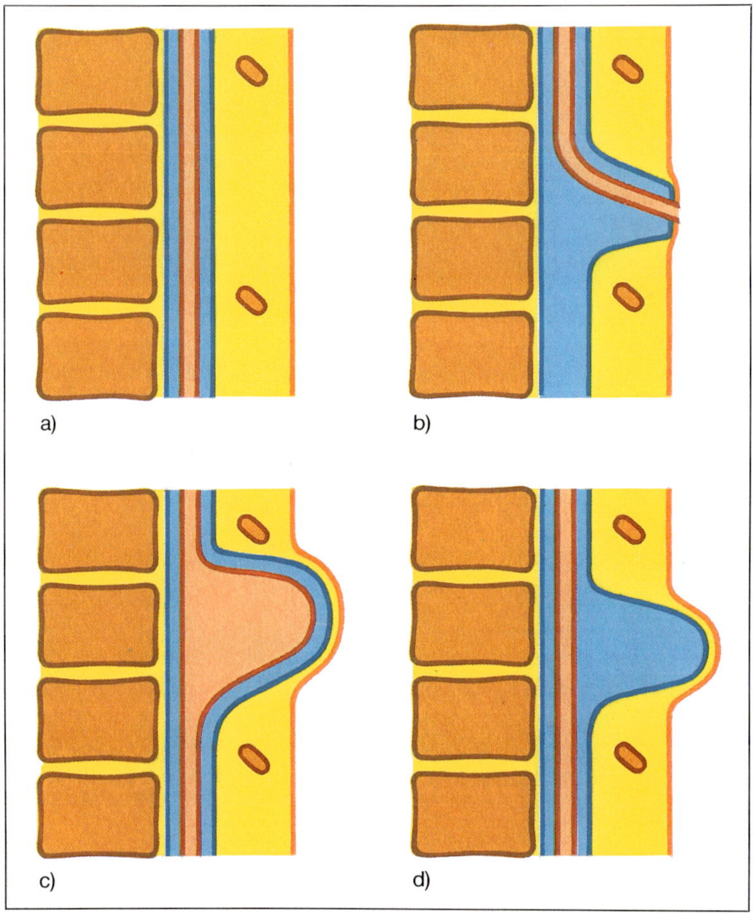

Abb. E-9: Dysrhaphische Fehlbildungen.
a) Normal. b) Fistel. c) Myelomeningozele. d) Meningozele

b) **Embryonalzeit:** Der zweite Entwicklungsschritt ist die Migration der um den Zentralkanal herumliegenden Zellen in die Hirnrinde. Treten im Verlauf dieser Entwicklungsstufe Schäden auf, so spricht man von **Migrationsstörungen.** Bleiben die Zellen unterwegs liegen, dann spricht man von **Heterotopien.**

c) **Fetalzeit: Differenzierungsstörungen** äußern sich hier vor allem in einer ausbleibenden oder überschießenden Gyrierung. Eine Gyrierung, die zu plumpen Windungen führt, nennt man **Pachygyrie,** eine Gyrierung mit starken, kleinen und vielfach verzweigten Windungsanomalien nennt man **Mikropolygyrie.** Zu den in späten Schwangerschaftsmonaten auftretenden Differenzierungsstörungen gehören vor allem die Gefäßmißbildungen.

d) **Peri- und Postnatalzeit:** Nach Abschluß der Organogenese findet man Schäden, die wesentlich mehr den Schäden beim Erwachsenen ähneln (s. Perinatalschäden, S. 74).

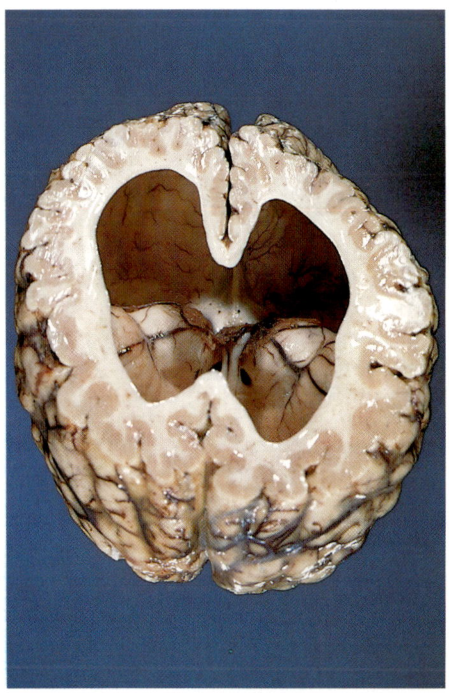

Abb. E-10: Dysrhaphische Fehlbildungen. Hydrozephalus ohne Ausbildung von Hirnmittelstrukturen

4. Raumfordernde intrakranielle und intraspinale Prozesse

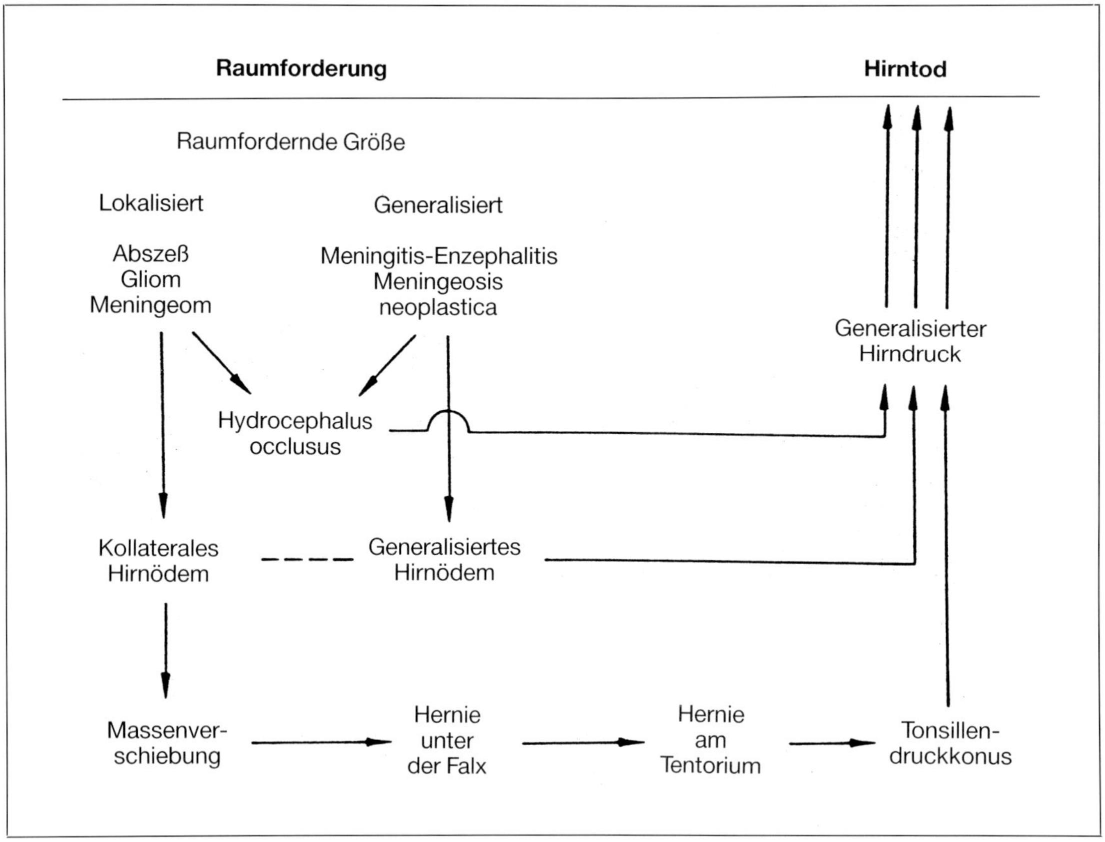

Abb. E-11: Hirndruck. Schematische Darstellung der Ursachen und Komplikationen

4.1. Hirnödem – Hirndruck

Bei einer **Raumforderung im intrakraniellen Raum** kommt es zu einer Kaskade von Veränderungen, an deren Ende der allgemeine Hirndruck und schließlich der Hirntod stehen kann. Jede Raumforderung stellt somit vor die Entscheidung eines risikobelasteten Eingriffs am zentralen Nervensystem.

Als **Reserveräume** stehen prinzipiell der Liquor- und der Blutraum zur Verfügung. Während der Liquorraum zunächst ohne sofortige Schäden in Anspruch genommen werden kann, bedeutet die Beanspruchung des Blutraumes letztlich eine Durchblutungsstille und damit den Hirntod.

Raumfordernde Größen können lokalisiert oder generalisiert sein. Im Falle einer **generalisierten Raumforderung** (z. B. Subarachnoidalblutung oder Meningitis) wird der zur Verfügung stehende Reserveraum primär durch den pathologischen Prozeß so stark in Anspruch genommen, daß hier das Tempo der Hirndruckentwicklung beschleunigt ist.

Eine entscheidende Rolle bei der Entwicklung des Hirndrucks spielt das **Hirnödem.** Im Gegensatz zu Ödemen in anderen Körperregionen ist im Hirn ein Austritt von Flüssigkeit ins Parenchym nur möglich, wenn zuvor die Blut-Hirn-Schranke geöffnet wird. Im Verlauf von raumfordernden Prozessen entsteht im allgemeinen ein *vasogenes Hirnödem:* Nach Veränderungen an den Gefäßendothelien treten Eiweiß und Wasser ins Hirnparenchym. Dieses vasogene Ödem betrifft im wesentlichen die weiße Substanz. Die primär toxischen, reversiblen Zellschäden mit Schwellung im Grau hat man *zytotoxisches Hirnödem* genannt.

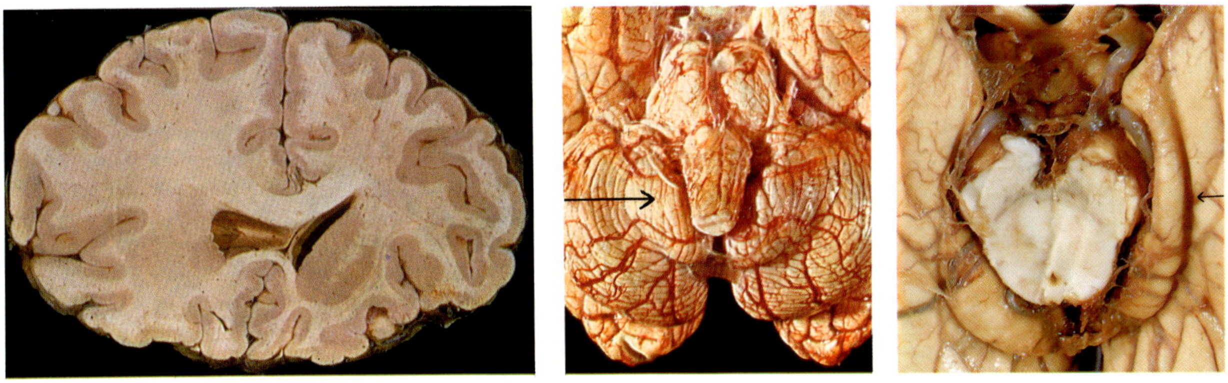

a) b) c)

Abb. E-12: Hirnödem. a) Kollaterales Hirnödem mit Verbreiterung des Marks links. b) Tonsillendruckkonus mit vorgeschobenen Kleinhirnanteilen (→). c) Tentoriumshernie mit wulstartig vorgeschobener Großhirnsubstanz (←) in die hintere Schädelgrube

Bei **lokalisierten raumfordernden Prozessen,** etwa in einer Hemisphäre, kommt es zunächst zur Verlagerung von Gewebe als Hernie unter die Falx *(subfalxiale Hernie, Falxhernie zur Gegenseite).* Diese ist nur dort möglich, wo die Falx cerebri sich vom Balken entfernt und die Cisterna interhemisphaerica liegt, nämlich im vorderen Anteil der Falx und des Balkens. Angiographisch wird ein *positives Falxzeichen* festgestellt: die Arteria pericallosa wird mitverlagert, während die A. callosomarginalis an der Falx anliegend in der Mittellinie bleibt. Die Massenverschiebung über die Mittellinie wird aber besser durch CT und MRT erfaßt.

Als nächstes steht für die Verlagerung der Hernien der Raum um das Mittelhirn zur Verfügung. Dort werden bei der *Tentoriumshernie* Teile des Temporalhirns durch den Tentoriumschlitz in die hintere Schädelgrube verlagert. Dabei wird die um das Mittelhirn herumführende Cisterna ambiens ausgefüllt. An dieser Stelle liegen wichtige Strukturen, die durch die Hernienbildung oder die Verlagerung geschädigt werden können:

- Der Nervus oculomotorius wird am freien Rand des Tentoriums (Ligamentum petroclinoidale) gezerrt oder gequetscht. Daraus resultiert eine weite Pupille auf der Seite der Hernie. Am N. oculomotorius selbst kann oft eine Schnürfurche nachgewiesen werden.
- Durch die Hernie kann die A. cerebri posterior abgeklemmt werden. Man findet dann einen Okzipitallappeninfarkt, der als druckbedingter Posteriorinfarkt in der Regel hämorrhagisch ist. Als klinisches Symptom entsteht daraus eine Hemianopsie nach der Gegenseite.
- Aufgrund der axialen Verschiebung des Hirnstammes nach unten, die bei lokalisierten Prozessen meist etwas asymmetrisch ausfällt, kommt es zu Verschiebeblutungen, die oft die Haube in der Mittellinie am stärksten betreffen. Dadurch wird die Formatio reticularis geschädigt.
- Schließlich kann der der Hernie gegenüberliegende Hirnschenkel abgeklemmt werden. Das führt zu einer ipsilateral zur Läsion liegenden Hemiparese (die man ein falsch lokalisierendes Zeichen genannt hat).

Als letzte Stufe wird über eine Hernie Material aus dem Foramen occipitale magnum in den Spinalkanal gepreßt. Bei diesem **Tonsillendruckkonus** kann es zu einer Kompression der Medulla oblongata kommen.

Die meisten raumfordernden Größen produzieren aufgrund des Zusammenbruchs der Blut-Hirn-Schranke ein **kollaterales Hirnödem,** das zur Raumforderung beiträgt. Wenn die Hernien in den verschiedenen Höhen nicht von sich aus zum Tod führen, etwa durch Einwirkung auf lebenswichtige Zentren im Hirnstamm, kann der generalisierte Hirndruck endlich den Blutdruck übersteigen. Dadurch kommt es zur Unterbrechung der zentralen Durchblutung und zu generalisierter Hypoxie.

Klinisch entspricht dem zunehmenden Hirndruck das **Syndrom der sog. Einklemmung.** Dabei kommt es oft zu Maschinenatmung und forcierter Atmung: Der Hirndrucktod erfolgt meist durch Atemlähmung.

4.2. Hirntumoren: Gliome

Hirntumoren sind aufgrund ihres Wachstums im intrakraniellen Raum immer raumfordernd. Aus diesem Grund spielt die in der allgemeinen Pathologie definierte Benignität oder Malignität eine geringere Rolle als bei anderen Körpertumoren. Im Prinzip ist jede wachsende Raumforderung, sei sie biologisch auch benigne, klinisch maligne.

Bei der **Einteilung der Hirntumoren** wurden, dieser Tatsache folgend, zwei Wege beschritten: 1. Bei der *histogenetischen Systematik* werden die einzelnen Tumorarten im intrakraniellen Raum nach ihrer Ähnlichkeit mit normal am Nervensystem vorkommenden Strukturen klassifiziert. 2. Die *pragmatische Einteilung* klassifiziert die Tumoren nach ihrem biologischen Verhalten. Bei der ersten Vorgehensweise entstehen mehr oder weniger ausgedehnte Klassifikationen. Die zweite Methode führt zur Einteilung, bei der die Grade (I–IV) den postoperativen rezidivfreien Zeiten entsprechen.

Nach vielen Kontroversen bietet die **Einteilung der Weltgesundheitsorganisation** (s. Anhang, S. 158) einen Kompromiß, der sowohl eine detaillierte Klassifikation vornimmt als auch die wichtigen Tumoren graduiert. Dabei heißt **Grad I,** daß der Tumor nach seiner völligen Entfernung ohne Rezidiv bleibt, **Grad II** bedeutet ein Rezidiv nach etwa 5 Jahren, **Grad III** nach 3 Jahren und **Grad IV** nach 1 Jahr. Diese Einteilung setzt eine weitgehende Tumorentfernung voraus. Wo dies nicht möglich ist, sind auch pathologisch gutartige intrakranielle Tumoren oft klinisch maligne.

Eine solche pragmatische Betrachtungsweise rechtfertigt sich weiter dadurch, daß im intrakraniellen Raum ganz unterschiedliche Tumoren aus verschiedenen Keimblättern – Gliome, mesodermale Tumoren, Metastasen – vorkommen, die aber alle ein einheitliches Therapiekonzept verlangen, und weiter, daß trotz der Differenzierung der Hirntumortherapie Operation und Bestrahlung noch ganz im Vordergrund stehen.

Die Kerngruppe der intrakraniellen Tumoren bilden die Gliome. Wir fassen die Gliome als eine kontinuierliche Entdifferenzierungsreihe von Grad I bis IV auf. Mit dem klinischen Verhalten der Gliome werden andere Tumoren mittels des sog. horizontalen Gradings verglichen.

Vereinfachtes Graduierungsschema der intrakraniellen Tumoren

Tumor	Grad I benigne	Grad II	Grad III	Grad IV maligne
Angioblastome	++			
Kraniopharyngeome	++			
Hypophysenadenome	++	+		
Meningeome	++		+	
Neurinome	++		+	
Plexuspapillome	++		+	
Gangliozytome	++	+	+	
Pineozytome	++	+		
Ependymome	+	+	+	
Pilozytische Astrozytome	++		+	
Astrozytome		++	+	
Oligodendrogliome		++	+	
Glioblastome				++
Medulloblastome				++
Germinome				++
Sarkome				++

++ Regelfall, + kommt gelegentlich vor

4.2.1. Das **Glioblastoma multiforme** (malignes Gliom, Krebs des Hirns) ist sowohl makroskopisch als auch histologisch bunt und wurde demgemäß von Virchow als buntes Gliom bezeichnet. Die Buntheit bezieht das Glioblastom von Verfettungen und Blutungen, die ihm auf dem Schnitt unterschiedliche Farben geben.

Pathologie: Typische Sitze von Glioblastomen sind der Temporalpol und der Balken. Im Balken weitet sich das Glioblastom nach beiden Seiten aus *(Schmetterlings-Glioblastom)*. Feingeweblich findet man beim Glioblastom Zeichen der geweblichen und zellulären Polymorphie. Die **gewebliche Polymorphie** besteht im Auftreten von

- oft strichförmigen, verfetteten **Nekrosen**. Um sie herum bilden sich dann Pseudopalisaden. Blutungen sind nicht selten, Zystenbildung kommt gelegentlich vor.

- **Gefäßproliferaten.** Sie können ganz unterschiedliche Formen besitzen: Neben Kapillargirlanden findet man große sinusoidale Gefäße und arteriovenöse Anastomosen innerhalb des Tumors. Sie sind oft Ursache für ein neuroradiologisches Charakteristikum maligner Gliome *(frühe Vene)*.

- Erheblichen **Variationen der Zell- und Zellkerngröße** sowie der Zellformen. Man kann Glioblastome mit kleinen, undifferenzierten Rundzellen (globuliforme Glioblastome), solche mit bipolaren Zellen (fusiforme Glioblastome) und solche mit multipolaren astrozytären Elementen unterscheiden. Schließlich findet man im Glioblastom charakteristische Riesenzellen.

Durch den immunhistochemischen Nachweis des sauren Gliafaserproteins hat sich gezeigt, daß in praktisch allen Glioblastomen reife Astrozyten vorhanden sind.

Klinik: Glioblastome sind Tumoren des höheren Erwachsenenalters, kommen häufiger bei Männern vor und führen oft zu kurzen Verläufen: Beginn mit Krampfanfall und Tod innerhalb von Monaten sind nicht selten. Glioblastome wachsen schnell und führen relativ früh zur Raumforderung. Sie zeigen eine mehr zentral gelegene Nekrose und eine peripher gelegene, zell- und gefäßreiche Wachstumszone. Entsprechend sieht man im CT nach Kontrastmittelgabe eine zentrale Hypodensität und eine periphere girlandenförmige Anfärbung mit Kontrastmittel.

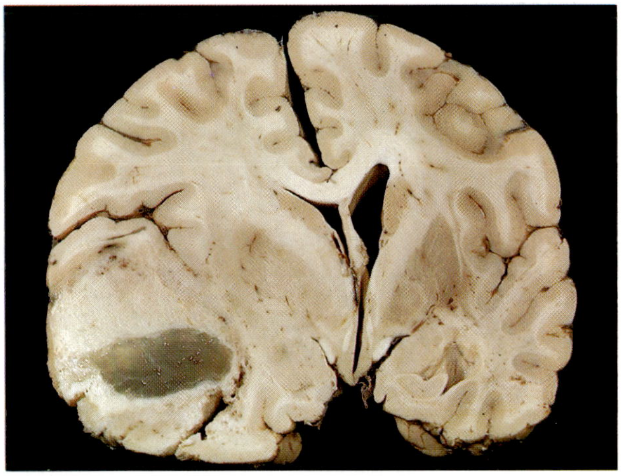

Abb. E-13: Astrozytom mit zystischer Umwandlung. Ausgeprägtes peritumorales Marködem

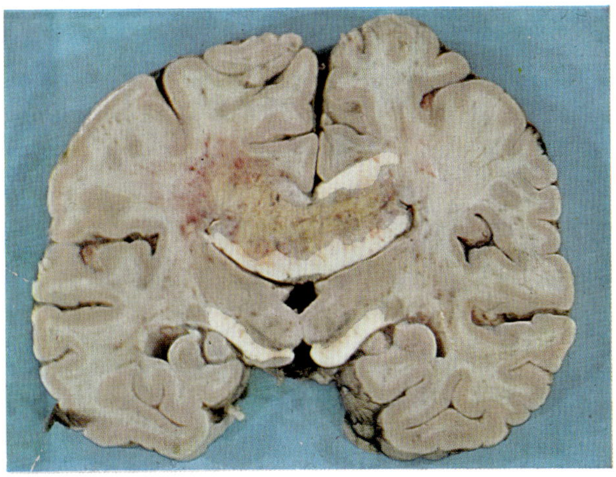

Abb. E-14: Schmetterlingsglioblastom des Balkens mit Blutungen und Nekrosen

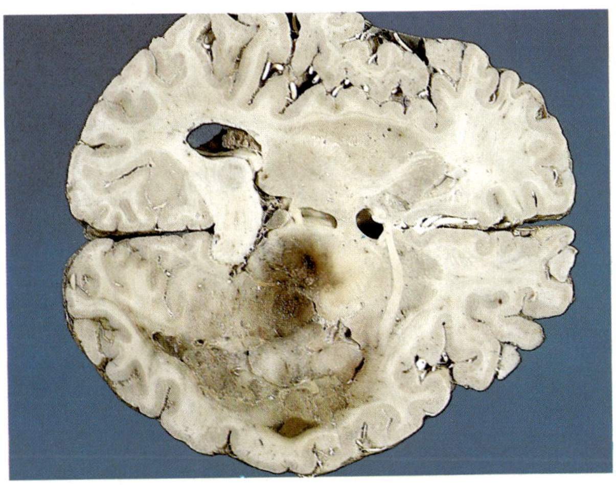

Abb. E-15: Glioblastoma multiforme. Horizontalschnitt mit einem »bunten Tumor« im Temporallappen und in den Stammganglien. Ausgedehnte hämorrhagische Nekrosen

4.2.2. Zu den **polymorphen (anaplastischen) Gliomen** zählen
- das polymorphe Astrozytom,
- das polymorphe Oligodendrogliom,
- das polymorphe Ependymom.

Pathologie: Bei diesen Tumoren ist die Grundstruktur noch sichtbar. Das ist beim Oligodendrogliom die charakteristische Honigwabenarchitektur und beim Astrozytom feines Netzwerk von fibrillären Astrozyten oder protoplasmatischen Astrozyten.

Zusätzlich zu dieser isomorphen Tumortextur treten Zeichen der zellulären Polymorphie auf: Bildung von Riesenzellen, hochcharakteristisch für polymorphe Oligodendrogliome, und Mitosen.

Klinik: Anaplastische Gliome besitzen den Grad III. Bezüglich ihrer Alters- und Geschlechtsprädilektion stehen sie dem Glioblastom näher als dem isomorphen Gliom. Sie werden in aller Regel auch wie die Glioblastome behandelt.

4.2.3. Das **isomorphe Oligodendrogliom** ist eine Geschwulst des frühen Erwachsenenalters. Dieser Tumor wächst in der Hemisphäre und hat gelegentlich Beziehung zum Kortex. Er hat eine charakteristische Architektur, die als Pflanzenzell- und Honigwabenarchitektur bezeichnet wird. Sie entsteht durch eine Verfettung einzelner Zellen. Das Oligodendrogliom besitzt dichte, regelrecht gebaute kapilläre Gefäße. Es kommen Verkalkungen vor.

4.2.4. Isomorphe Astrozytome sind wie isomorphe Oligodendrogliome Tumoren des frühen Erwachsenenalters. Sie wachsen diffus in den Großhirnhemisphären und sind zellulär und geweblich isomorph.

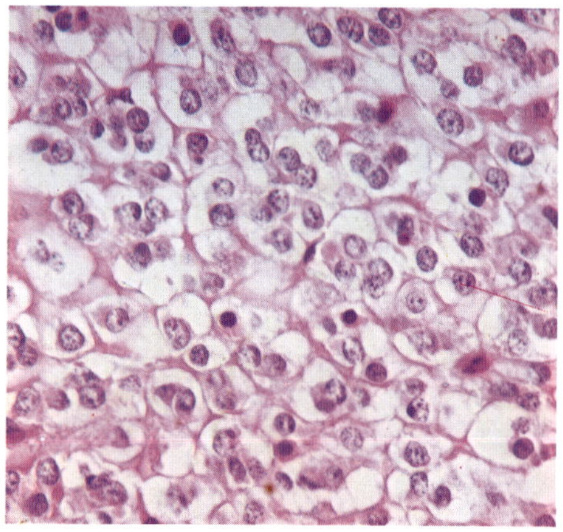

Abb. E-16: Isomorphes Oligodendrogliom mit Pflanzenzell- oder Honigwabenarchitektur. HE-Fbg.

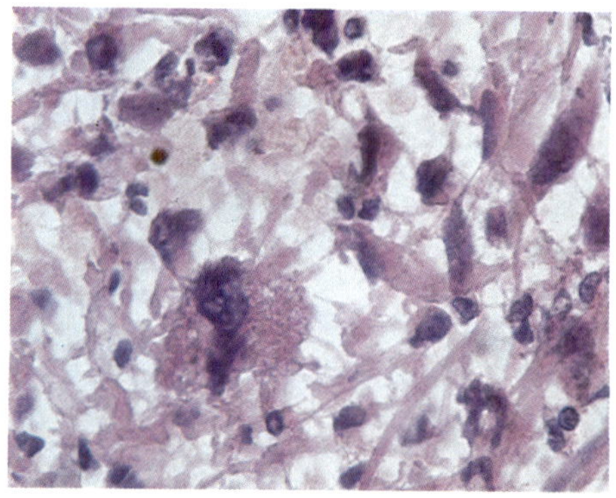

Abb. E-17: Glioblastoma multiforme mit ausgeprägter Zell- und Kernpolymorphie und Tumorriesenzellen. HE-Fbg.

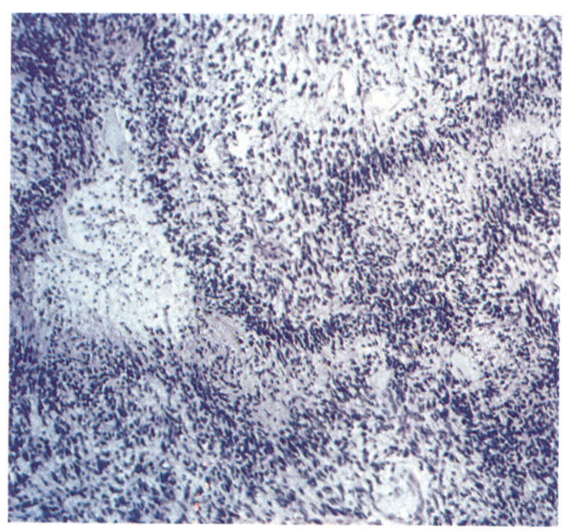

Abb. E-18: Glioblastom mit Nekrosen und Pseudopalisadenstellung der Tumorzellen. Kresyl-Violett-Fbg.

Man unterscheidet folgende, biologisch gleichwertige (Grad II) Unterformen
- das fibrilläre Astrozytom,
- das protoplasmatische Astrozytom,
- das gemistozytische Astrozytom.

- Beim **fibrillären Astrozytom** findet man histologisch ein lockeres Netzwerk von Fasern, in deren Verknüpfungspunkten mittelgroße, wenig chromatindichte Kerne liegen. Dieses Netzwerk von Fasern kann mit Gliafasermethoden positiv dargestellt werden. Diese fibrillären Astrozytome neigen zur frühzeitigen zystischen Degeneration.

- Die **protoplasmatischen Astrozytome** bestehen aus Zellen, deren Zytoplasma deutlich sichtbar ist.

- **Gemistozytische Astrozytome** zeigen großleibige Zellen, bei denen sich ein eosinophiles, tintenklecksartiges Zytoplasma um den Kern herum darstellen läßt.

4.2.5. Pilozytisches Astrozytom (I). Darunter versteht man astrozytäre Tumoren des Kindesalters, bei denen typischerweise bipolare, sog. Spongioblasten das Tumorzellbild bestimmen. Früher hießen diese Tumoren polare Spongioblastome. Ihr Altersgipfel liegt bei etwa 9 Jahren. Sie kommen nahe der Mittellinie vor und werden von der subependymären Glia abgeleitet. Pilozytische Astrozytome kommen im N. opticus, auch im Chiasma opticum vor, im Thalamus, in der Brücke und im Kleinhirn. Lediglich im Kleinhirn sind sie mit gutem Erfolg operabel.

Charakteristisch sind beim pilozytischen Astrozytom bipolare gliöse Zellen, die in einem korkenzieherartig oder haarzellartigen Fortsatz auslaufen (pilozytisch: Haarzellastrozytom). Zusätzlich findet man schollige Gliafaserdegenerationsprodukte, die teilweise in gewellte Fasern auslaufen und Rosenthal-Fasern genannt werden.

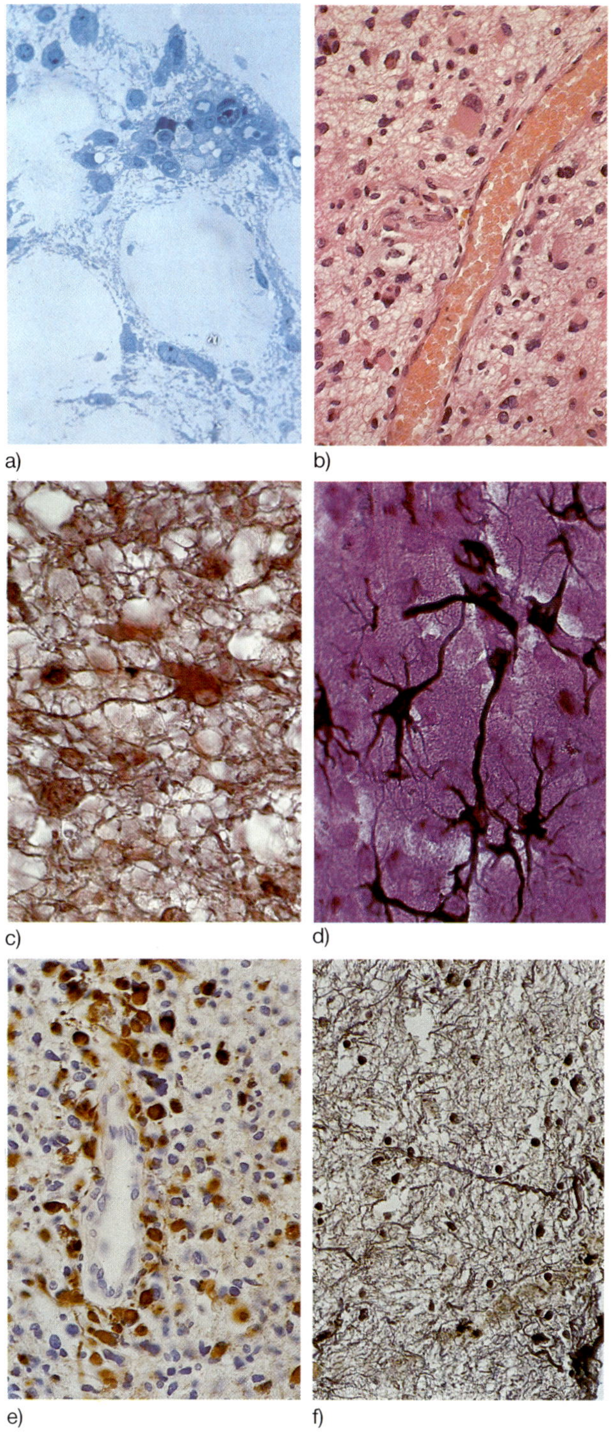

Abb. E-19. Astrozytom. a) Zystenbildung. Semidünnschnitt. b) Gemästete Astrozyten. HE-Fbg. c) Grobe Astrozytenfortsätze. PTAH-Fbg. d) Astrozyten mit »Gefäßfüßchen«. Cajal-Fbg. e) GFAP-positive Zellen. Immunhistochemie. f) Pilozytisches Astrozytom mit gewellten Gliafasern. Heidenhain-Eisen-Hämatoxylin-Fbg.

4.3. Sonstige neuroepitheliale Tumoren

4.3.1. Neuronale Tumoren werden nach der Reife der sie konstituierenden Elemente unterteilt.

- **Gangliozytome** bestehen aus reifen neuronalen Elementen. Dabei kann man die Ganglienzellperikarya, evtl. mit Nissl-Substanz, sowie ausgebildete Axone nachweisen. Solche reifen Gangliozytome gelten gelegentlich als Mißbildungstumoren. Deutlich ist dies bei ihrem Vorkommen im Hypothalamus *(Infundibulom)* und im Kleinhirn *(Purkinjeom, Lhermitte-Duclos-Syndrom)*.

- Unreife Tumoren der neuronalen Reihe bezeichnet man als **Neuroblastome**. Am bekanntesten sind die Neuroblastome des peripheren Nervensystems. Sie treten bei Kindern überwiegend im Retroperitoneum auf und sind teils endokrin aktiv. Im zentralen Nervensystem sind Neuroblastome eher eine Ausnahme. Zentrale und periphere Neuroblastome werden als primitive neuroektodermale Tumoren mit neuronaler Differenzierung aufgefaßt. Die Zwischenstufe zwischen reifen Gangliozytomen und Neuroblastomen stellt das **Ganglioneuroblastom** dar. Man findet bei ihm sowohl herdförmig kleine unreife (neuronale) Rundzellen als auch ausgereifte Ganglienzellen. Zu den Neuroblastomen gehört auch das sog. **olfaktorische Neuroblastom** *(Ästhesioneuroblastom)*, das wahrscheinlich von den undifferenzierten Basalzellen der Riechschleimhaut ausgeht. Dieser Tumor kann Rosetten bilden und wächst von der Nasenhöhle ins Schädelinnere ein.

- Eine ähnliche Morphologie besitzt der niederdifferenzierte neuronale Tumor der Retina, das **Retinoblastom**, bei dem Rosetten mit Hohlräumen vorkommen.

- Schließlich gehört zu diesen Tumoren noch das **Pineoblastom**, der maligne Tumor der Pinealis. Auch hier findet man Säulen und Rosettenbildung.

4.3.2. Primitive neuroektodermale Tumoren

- Ein selten vorkommender, niederdifferenzierter Tumor des Zentralnervensystems ist das **Medulloepitheliom**. Es besteht aus Hohlräumen, die von einem einschichtigen Medullarepithel begrenzt sind. Es ist nur in wenigen Exemplaren beschrieben und gilt als Kopie des Medullarepithels.

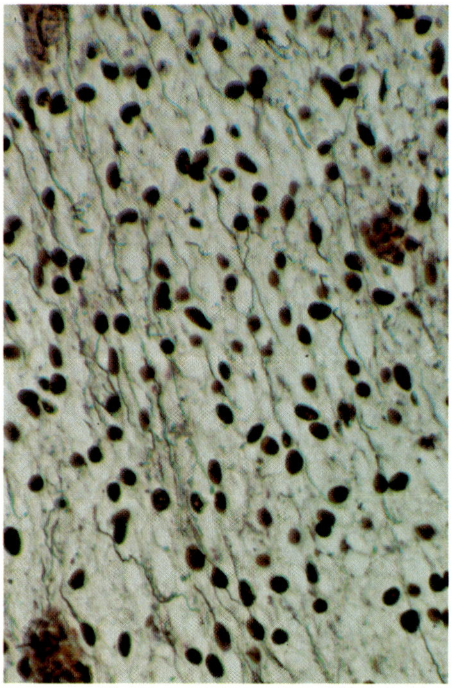

Abb. E-20: Neuronaler Tumor mit selektiver Darstellung von Axonen. Bodian-Fbg.

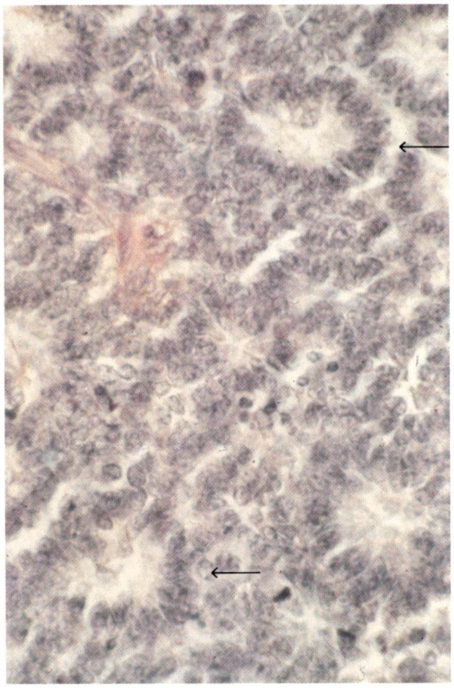

Abb. E-21: Retinoblastom mit echten Rosetten (←). HE-Fbg.

- **Medulloblastome** sind maligne Tumoren des Kindesalters. Sie kommen bei Jungen häufiger vor als bei Mädchen und liegen in der hinteren Schädelgrube. Ihr Ausgangspunkt ist nicht bekannt. Medulloblastome führen schnell zu Kleinhirnsymptomen: Ataxie, Nystagmus, Erbrechen, und weiter aufgrund der Raumforderung in der hinteren Schädelgrube bald zu Hirndruck. Es handelt sich um Tumoren, die die makroskopisch weich zerfließend oder breiig sind. Histologisch sind Medulloblastome uniform. Sie bestehen aus kleinen, runden bis karottenförmigen oder polygonalen Zellen. Man findet häufig Kernteilungsfiguren. Häufig sind auch pseudorhythmische Strukturen wie perivaskuläre Manschetten um die Gefäße, echte und Pseudorosetten und vor allem Anordnungen in Straßen und Säulen.

Medulloblastome führen unbehandelt innerhalb von Monaten bis wenigen Jahren zum Tode. Sie sind die einzigen Tumoren, die mit einiger Konstanz im Liquorraum metastasieren. Man findet dann vielfach Abtropfmetastasen im Bereich des Rückenmarks und der Cauda equina. Die Therapie der Medulloblastome muß das Risiko der Metastasierung berücksichtigen.

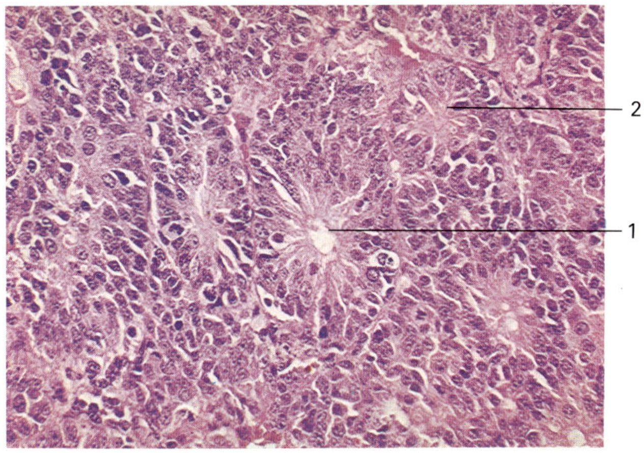

Abb. E-22: Medulloblastom mit Rosetten (–1) und Pseudorosetten (–2). HE-Fbg.

4.3.3. Ependymäre Tumoren

- **Ependymome:** Bei den Ependymomen handelt es sich um eine heterogene Gruppe, teils des Kindes-, teils des Erwachsenenalters, die vom Ependym abgeleitet werden. Manche dieser Tumoren kopieren Ependymschläuche und Kanälchen, während andere nur an das Ausgangsgewebe erinnern. Die feingewebliche Morphologie wechselt mit der Lokalisation.

Bei Ependymomen findet man eine pseudorhythmische Anordnung der Zellen und Gewebselemente. Die Zellen sind perivaskulär angeordnet, zwischen Gefäßwand und Zellsaum liegen kernfreie Räume. Feinstrukturell und zytologisch läßt sich in Ependymomzellen oft ein Basalkörperchen nachweisen.

Großhirnependymome zeigen oft einen papillären oder betont perivaskulären Bau der Geschwulst. Ependymome des IV. Ventrikels besitzen gehäuft Ependymschläuche mit Zilien. Ependymome des III. Ventrikels sind als sog. *Foramen-Monroi-Ependymome* sehr isomorph gebaut und ähneln Oligodendrogliomen. Schließlich wurden papillär-trabekuläre Ependymome mit deutlich papillärem Bau im Brückenwinkel beschrieben und eine myxomatöse Variante am Filum terminale. Ependymome können biologisch gutartig sein, aber auch schnell rezidivieren (bis zu Grad III).

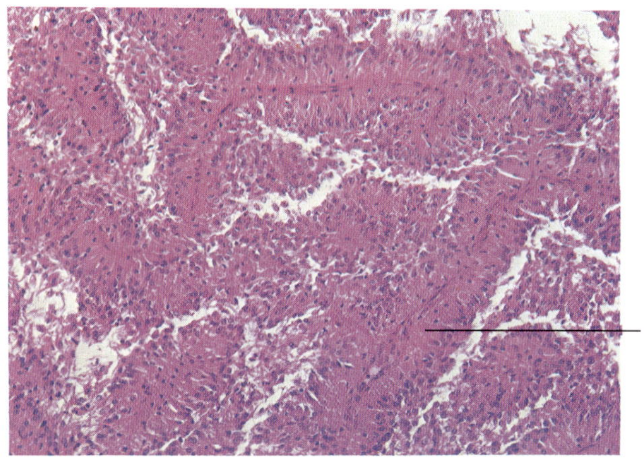

Abb. E-23: Ependymom mit papillären Strukturen (–). HE-Fbg.

- Die **Plexuspapillome** ähneln den Ependymomen. Sie sind im Kindesalter häufig klinisch maligne. Schließlich gibt es Zwischenformen zwischen Ependymomen und gliösen Tumoren. Sie kommen vor allem subventrikulär vor und werden als Subependymome bezeichnet. Es handelt sich hierbei um Häufchen von ependymartig angeordneten Zellen in einer dichten gliösen subventrikulären Matrix. Von den Ependymomen bestehen über die Subependymome Verbindungen zum pilozytischen Astrozytom, das man ebenfalls auf die subependymäre Glia zurückführt. Tumoren aus bipolaren subependymären oder ependymären Gliaelementen (Tanyzyten) wurden auch *Tanyzytome* genannt.

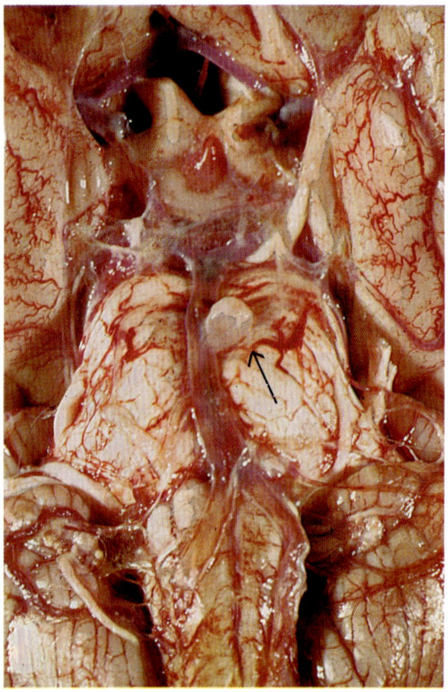

Abb. E-24: Clivus-Chordom (←)

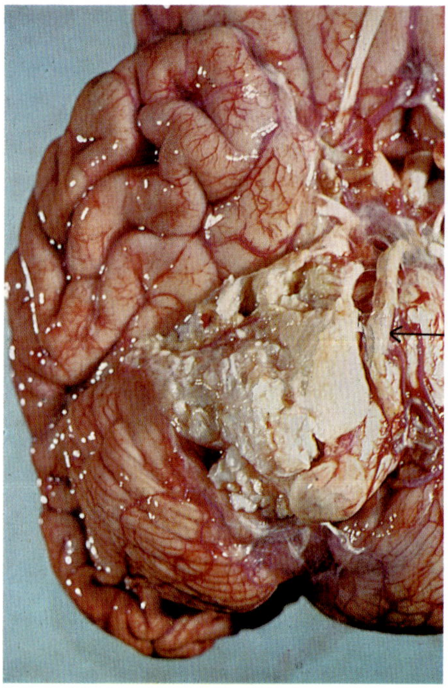

Abb. E-25: Cholesteatom im Bereich des rechten Brückenwinkels. Arteria basilaris (←)

4.4. Andere intrakranielle Tumoren

Unter dem Oberbegriff lokale Ausbreitung regionaler Tumoren faßt man miteinander nicht verwandte Geschwülste zusammen, die aus angrenzenden Gebieten wie Nasenhöhle und Rachen in den intrakraniellen Raum vorwachsen oder wie das Chordom von der Schädelbasis ausgehen.

4.4.1. Das **Chemodektom** (Paragangliom, Glomus-jugulare-Tumor) stammt aus dem Glomus jugulare oder vom Paraganglion tympanicum. Es liegt primär im Mittelohr, zerstört das Felsenbein und breitet sich intrakraniell aus. Der Tumor ist sehr gefäßreich und kopiert die Architektur des normalen Glomus jugulare. Die einzelnen Zellen liegen in Nestern, die als Ballen von bindegewebigen Septen umgeben werden.

4.4.2. Chordome gelten als Überreste des notochordalen Gewebes. Ihr häufigster Sitz ist der Clivus. Ihr histologisches Bild ist durch blasige »physaliphore« Zellen gekennzeichnet.

4.4.3. Olfaktorisches Neuroblastom (s. S. 88).

4.4.4. Adenoid-zystische Karzinome (früher: Zylindrom) bestehen aus schmalen Zapfen und Bändern. Sie wachsen in die vordere Schädelgrube ein.

4.4.5. Cholesteatome sind zystisch umgewandelte verlagerte Epidermiskeime, die auch als *Perlgeschwülste* oder *Margaritome* bezeichnet werden. Es handelt sich um tumorähnliche Bildungen von Mißbildungscharakter. Als Cholesteatom werden auch vom Mittelohr einwachsende Granulationsgewebe bezeichnet.

4.4.6. Neurinome sind die Tumoren des peripheren Nervensystems. Ihre Herkunft wird sowohl auf das Neuralrohr als auch auf die Neuralrinne zurückgeführt.

Pathologie: Neurinome sind faserreiche, teils auch verfettende Geschwülste. Feingeweblich unterscheidet man eine *fibrilläre Variante,* bei der die Einzelzellen bipolar und oft in Reihen angeordnet sind. Die so entstandenen Kernreihen bilden Palisaden. Da sie öfters gegeneinander versetzt sind, entsteht der Eindruck einer Fischzugbildung. Auch Wirbel kommen vor. Die *retikuläre Variante* entsteht durch die regressive Veränderung, Verfettung oder Verschleimung der Einzelzellen. Fibrilläre und retikuläre Varianten werden als Antoni-A- und Antoni-B-Form des Neurinoms bezeichnet. Die bipolaren Zellen der Antoni-A-Formation werden im allgemeinen von feinen Retikulinfasern begleitet. Immunhistochemisch sind Neurinome S-100-positiv. Ultrastrukturell sind die Zellen von Basalmembranen begleitet. Selten findet man *Lusebodies (fibrous long spacing collagen).*

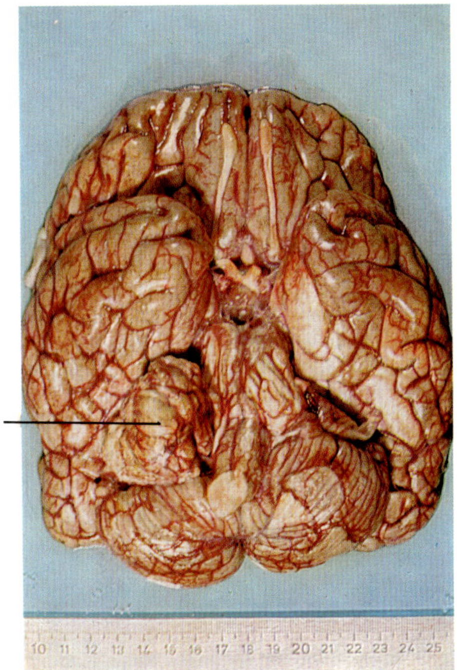

Abb. E-26: **Akustikusneurinom** (–)

Klinik: Neurinome sind Tumoren des höheren Lebensalters. Sie kommen beim Menschen vor allem am Nervus acusticus und an den Nervenwurzeln des Rükkenmarks vor. Bei den Betroffenen überwiegt das weibliche Geschlecht. Als Akustikusneurinome rufen sie Hörstörungen und Nystagmus hervor sowie Symptome, die sich auf ihre Lokalisation am Brückenwinkel beziehen. Ferner kommen Strangsymptome und Hirndruckzeichen vor. Diese Tumoren sind in der Regel gutartig (Grad I). Maligne Varianten finden sich vorwiegend bei M. Recklinghausen.

An Sonderformen werden Übergänge zu den Neurofibromen (M. Recklinghausen), sog. epitheliale Neurinome, Übergänge zu gemischten Formen mit neurinalen Tumoren u. a. beschrieben.

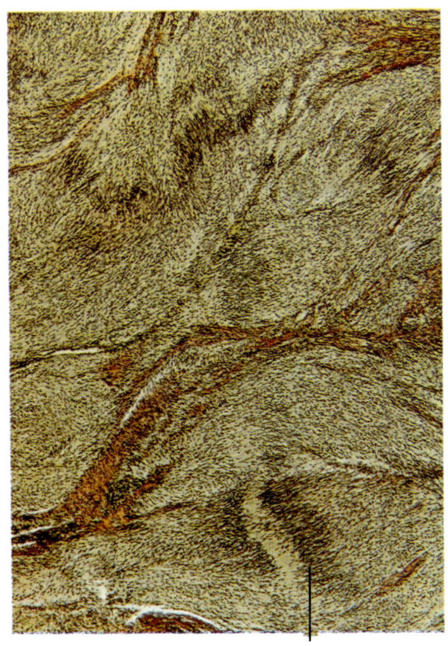

Abb. E-27: **Neurinom** mit palisadenartig gestellten Kernen (|) der Tumorzellen (»Fischzüge«). v.-Gieson-Fbg.

Ein Teil der zellulären Abkömmlinge der Neuralleiste besitzt gemeinsame biochemische und ultrastrukturelle Eigenschaften. Diese Zellen werden im sog. APUD-System zusammengefaßt. Diese Tumoren **(APUDome)** sind ACTH/MSH-produzierende Hypophysenadenome, C-Zellen-Karzinome, Nebennierenkarzinome, Paragangliome u. a. Einen Schritt weiter geht noch die Subsumierung verschiedener einzelner Tumoren und kombinierter Syndrome unter dem Begriff der **Neurocristopathien.** Neben einzelnen Tumoren wie Phäochromozytom, Neuroblastom, den unter dem APUD-Konzept schon genannten und auch dem melanotischen Progonom werden hier vor allem komplexe Syndrome (Morbus Recklinghausen, die multiplen endokrinen Adenome u. a) subsumiert. Durch diese Begriffsbildung wird das periphere Nervensystem mit dem gesamten Apparat der gewebshormonproduzierenden Zellen und mit den neurokutanen Syndromen verknüpft (s. S. 96–97).

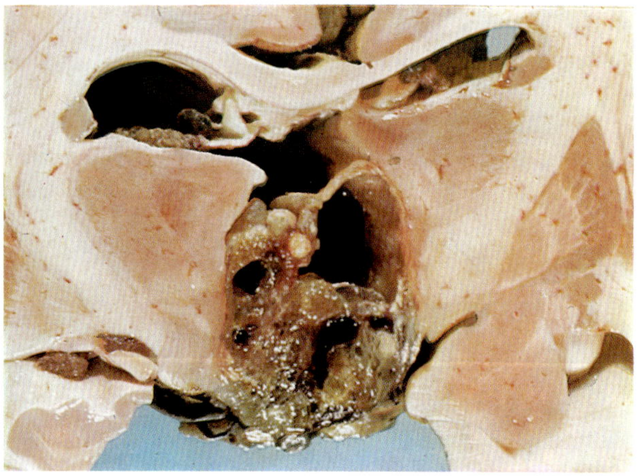

Abb. E-28: **Kraniopharyngeom.** Multiple, mit dickflüssiger Masse angefüllte Zysten

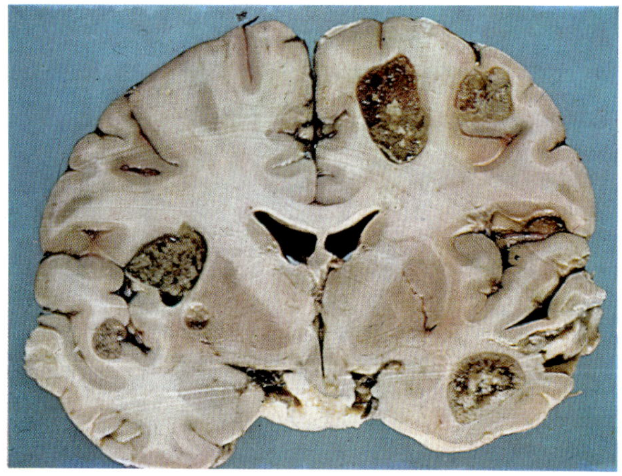

Abb. E-29: **Hirnmetastasen.** Multiple, nekrotisch zerfallene Metastasen eines Lungenkarzinoms

4.4.7. Von den sog. **Mißbildungstumoren** des zentralen Nervensystems besitzt nur das Kraniopharyngeom eine größere Bedeutung. Ferner sind anzuführen:

- Kraniopharyngeom
- Zyste der Rathke-Tasche
- Epidermoidzyste
- Dermoidzyste
- Kolloidzyste des III. Ventrikels
- Enterogene Zyste
- Andere Zysten
- Lipom
- Choristom
- Hypothalamisches neuronales Hamartom
- Nasales Gliom.

Kraniopharyngeome werden auf die Rathke-Tasche als Ursprungsgewebe zurückgeführt. Sie wachsen von der Hypophysengegend zum Zwischenhirn vor. Es sind harte Tumoren, die große Zysten bilden. Der Gewebsbau der Kraniopharyngeome besteht aus breiten Bändern eines geschichteten Plattenepithels, das große Zysten umgibt. In den Zysten liegen abgeschilferte Zellen und Cholesterinkristalle. Über 70% der Kraniopharyngeome kommen bei Menschen vor dem 30. Lebensjahr vor. Viele dieser Tumoren wachsen langsam und werden erst später manifest.

Des weiteren ist die **Kolloidzyste des III. Ventrikels** von gewisser Bedeutung. Diese Fehlbildung kann beide Foramina Monroi verschließen und somit einen partiellen Hydrocephalus internus und Hirndruck verursachen.

4.4.8. **Metastasen** im zentralen Nervensystem sind Absiedlungen maligner Tumoren aus anderen Körperregionen. Ihre Häufigkeit wird unterschiedlich angegeben. Bei Krebskranken ist in etwa 10 bis 25% mit zerebralen Metastasen zu rechnen.

Besonders häufig setzen Lungen-, Mamma-, Nierenkarzinome, Tumoren des Gastrointestinaltrakts und das maligne Melanom Hirnmetastasen.

4.4.9. Eine besondere Art der Metastasierung liegt bei der **Meningeosis neoplastica** vor. Dabei siedeln sich die Tumorzellen in den Subarachnoidalraum ab. Die Diagnose erfolgt mittels der Liquorzytologie. Neben Karzinomen metastasieren vor allem die Leukämien diffus in den Subarachnoidalraum *(Meningeosis leucaemica).*

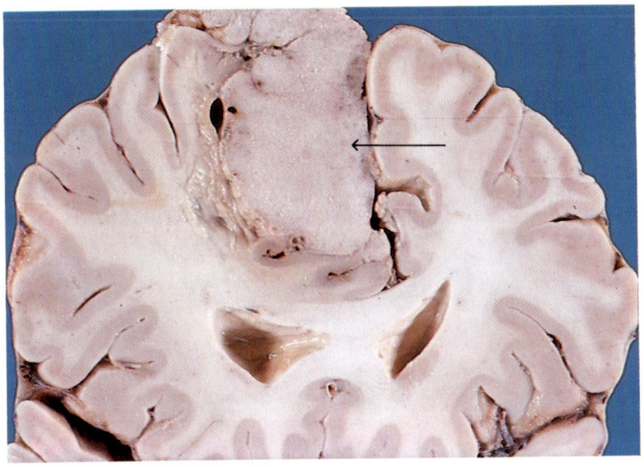

Abb. E-30: **Falxmeningeom** (←) mit verdrängendem Wachstum

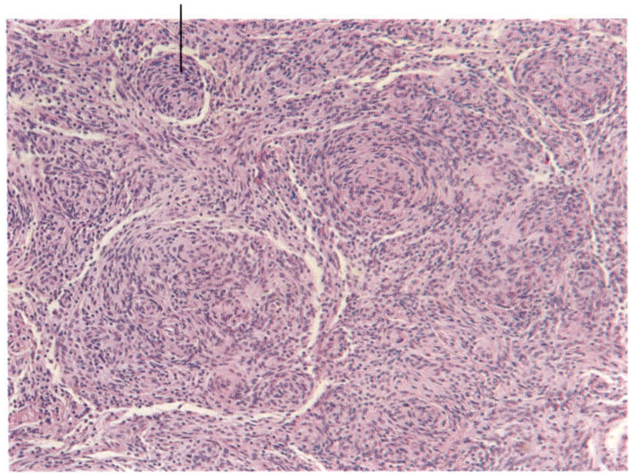

Abb. E-31: **Meningeom** mit z.T. zwiebelschalenförmiger Anordnung der Zellen (|). HE-Fbg.

4.4.10. **Meningeome** gehören mit ca. 15% zu den häufigsten Tumoren des intrakraniellen Raums. Sie gehen von den Hirnhäuten, besser gesagt vom Meningothel aus und sind somit mesodermaler Herkunft. Man unterscheidet als Untertypen:

- Meningotheliomatöse (endotheliomatöse) Meningeome
- Fibröse Meningeome
- Übergangsmeningeome
- Psammomatöse Meningeome
- Angiomatöse Meningeome
- Angioblastische Meningeome
- Hämangioperizytische Meningeome
- Papilläre Meningeome
- Anaplastische Meningeome.

Meningeome treten gelegentlich multipel auf und werden manchmal als Zufallsbefunde bei Obduktionen gefunden. Es sind Tumoren des mittleren und höheren Erwachsenenalters mit einem Altersgipfel bei etwa 50 Jahren. Frauen sind stärker betroffen als Männer. Dies gilt besonders für einige Unterarten, so für das *psammomatöse spinale Meningeom.* Das überwiegende Auftreten bei Frauen und einige andere Eigenschaften der Meningeome werden auf die Östrogen- und Progesteronrezeptoren in diesen Tumoren zurückgeführt.

Pathologie: Meningeome besitzen einige Vorzugslokalisationen, die diagnostisch berücksichtigt werden müssen und evtl. typische Symptome verursachen. Häufig sind Falxmeningeome, Olfaktoriusmeningeome, Keilbeinflügelmeningeome, Meningeome des Brückenwinkels, des Tentoriums und des Spinalraums.

Makroskopisch sind Meningeome oft harte, bindegewebsreiche Tumoren. Die Histologie unterscheidet sich je nach Untertyp. Im klassischen meningotheliomatösen Meningeom sieht man einen recht gleichförmigen Zelltyp mit größeren, wenig chromatindichten Kernen und nicht abgrenzbarem Zytoplasma. Die Zellen liegen in Feldern, die von gefäßtragenden Bindegewebszügen umgeben werden. Einrollungsfiguren kommen bei dieser Form, bei der fibromatösen Form, die sich sonst durch die Anordnung der Zellen in längeren Zügen auszeichnet, und vor allem bei der Übergangsform vor. Diese Einrollungsfiguren, die wie Zwiebelschalen aussehen können, verkalken. Dadurch entstehen Psammomkörner, die eine Unterform kennzeichnen. Schließlich gibt es sehr gefäßreiche Formen, die als angiomatöse Meningeome bezeichnet werden.

Klinik: Meningeome sind sehr langsam wachsende Tumoren (I), die verdrängend wachsen. Die Symptome richten sich nach dem Sitz. Olfaktoriusmeningeome rufen frühzeitig Anosmien, doppelseitige Falxmeningeome Mantelkantensyndrome und Meningeome des Kleinhirnbrückenwinkels Hirnstammsyndrome hervor.

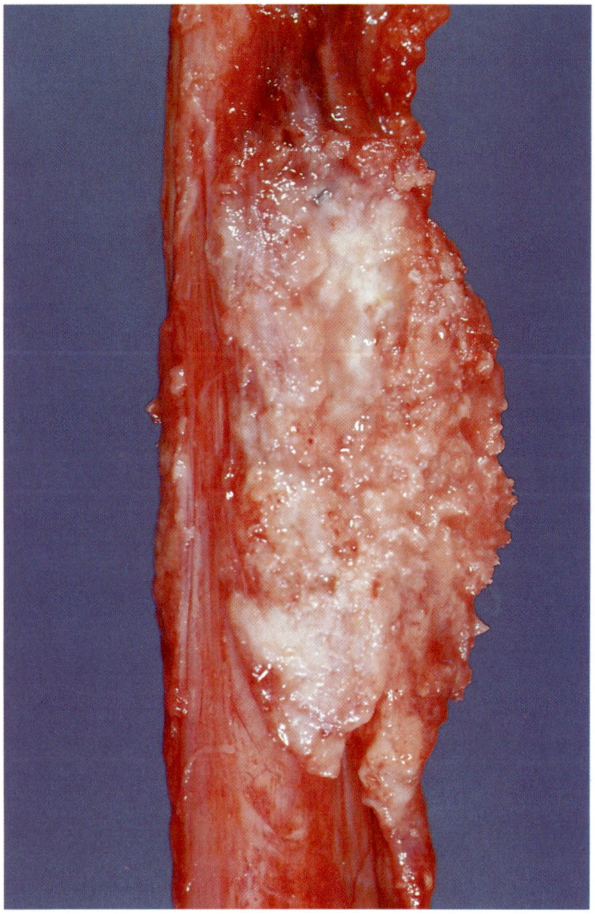

Abb. E-32: **Extradurale spinale Raumforderung** durch epidurale Karzinommetastasen

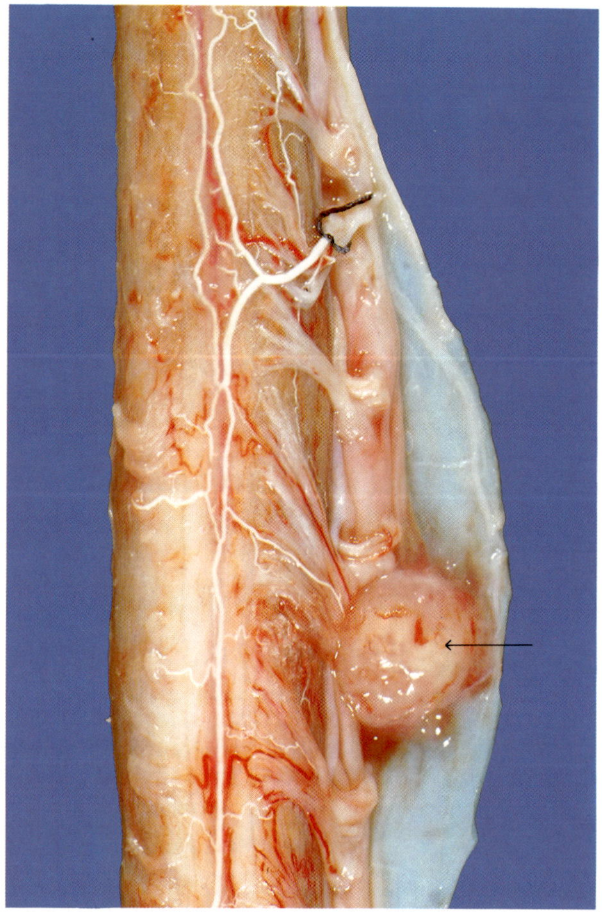

Abb. E-33: **Intradurale spinale Raumforderung** durch ein kleines kugeliges Meningeom (←)

4.5. Intraspinale Raumforderungen

Raumforderungen im engen Spinalkanal führen rasch zum Gewebsuntergang und damit zur irreversiblen Schädigung nervöser Strukturen. Obwohl intraspinale Raumforderungen – im Gegensatz zu den intrakraniellen – nicht lebensbedrohlich sind, ist eine rasche Intervention notwendig, um z. B. Querschnittssyndrome zu vermeiden.

Die größte Rolle spielen hier Bandscheibenschäden und Tumoren, wobei intraspinale Tumoren seltener als Hirntumoren sind (Verhältnis 1:6).

4.5.1. Extradurale raumfordernde Prozesse sind z. B. die Karzinommetastasen der Wirbelkörper. In den meisten Fällen handelt es sich um Lungen-, Magen-, Mamma-, Prostata-, Schilddrüsen- oder Nierentumoren.

Zu den extraduralen Tumoren sind auch Plasmozytome und Lymphome zu zählen, die sich im epiduralen Gewebe ausbreiten können. Schließlich sind hier auch primäre Knochentumoren, Histiozytosis X und andere Neoplasien zu nennen.

4.5.2. Innerhalb des Duraraums, aber außerhalb des Rückenmarks gelegene Raumforderungen sind im wesentlichen Neurinome und Meningeome.

Spinale Neurinome unterscheiden sich kaum von den Neurinomen anderer Lokalisation und wachsen als Zwerchsack- oder Sanduhrgeschwülste. Dadurch erweitern sie das Foramen intervertebrale, was röntgenologisch sichtbar sein kann. Außerhalb des Spinalkanals wachsen Neurinome als große zystische Tumoren. Neurinome verursachen typische Wurzelreizsyndrome, die sich bei Erhöhung des intraspinalen Drucks verstärken.

Meningeome sitzen vor allem dorsolateral. Die psammomatösen Meningeome kommen zumeist bei älteren Frauen an der thorakalen Wirbelsäule vor. Sie führen eher als Neurinome zu Strangsymptomen mit Paraspastik und Gefühlsstörungen der Beine.

4.5.3. **Intraspinale Tumoren** sind die Ependymome und pilozytischen Astrozytome. Diese Tumoren erstrecken sich oft über mehrere Segmente und werden dann **Stiftgliome** genannt.

4.5.4. An der **Cauda equina** kommen Ependymome vor, aber auch Dermoide und Epidermoide. Es wurden mehrfach auch Chemodektome in der Cauda equina beschrieben.

Häufige und nichttumoröse Raumforderungen im Spinalkanal sind die medialen und lateralen **Bandscheibenvorfälle** der unteren Lendenwirbelsäule. Ein Bandscheibenprolaps in dieser Lokalisation verursacht Schmerzen, ein Lasègue-Zeichen, radikuläre schlaffe Lähmungen und Gefühlsstörungen sowie Blasenlähmung, auch ein Kaudasyndrom mit Reithosenanästhesie, schlaffen Paresen beider Beine und Sphinkterstörungen kann auftreten.

Die häufigsten Segmente der Wurzelkompressionen sind L4–S1. Für jede der genannten Höhen gibt es Kennmuskeln, bei denen die Reflexe abgeschwächt bis fehlend sind, sowie Dermatome, in denen Schmerzen und Hyp- bis Anästhesie auftreten können.

Degeneration der Bandscheiben, Vorfälle, aber auch allgemeine degenerative Veränderungen sowie Osteophyten kommen auch in der Halswirbelsäule vor. Bei chronischer Entwicklung findet man eine chronische zervikale Myelopathie. Radikuläre Symptome sind wie an der lumbalen Wirbelsäule von der Höhenlokalisation der Läsion abhängig.

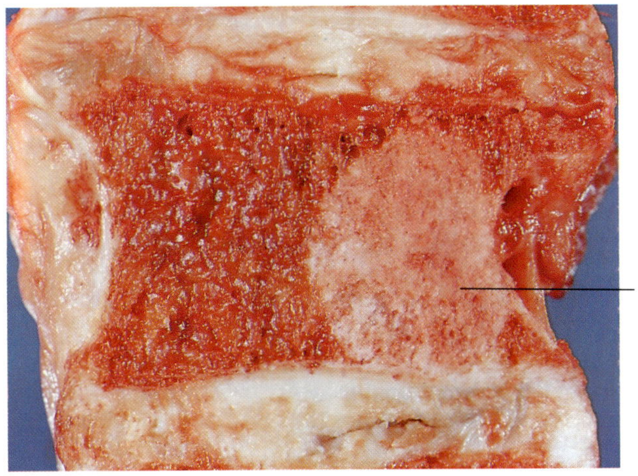

Abb. E-34: Osteoplastische Wirbelkörpermetastase (–) eines Prostatakarzinoms

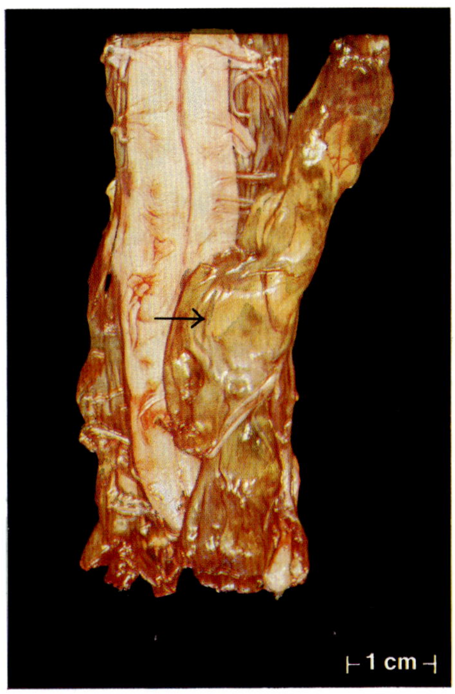

Abb. E-35: Spinales Neurinom (→) mit regressiven Veränderungen (Verfettung, Gelbfärbung)

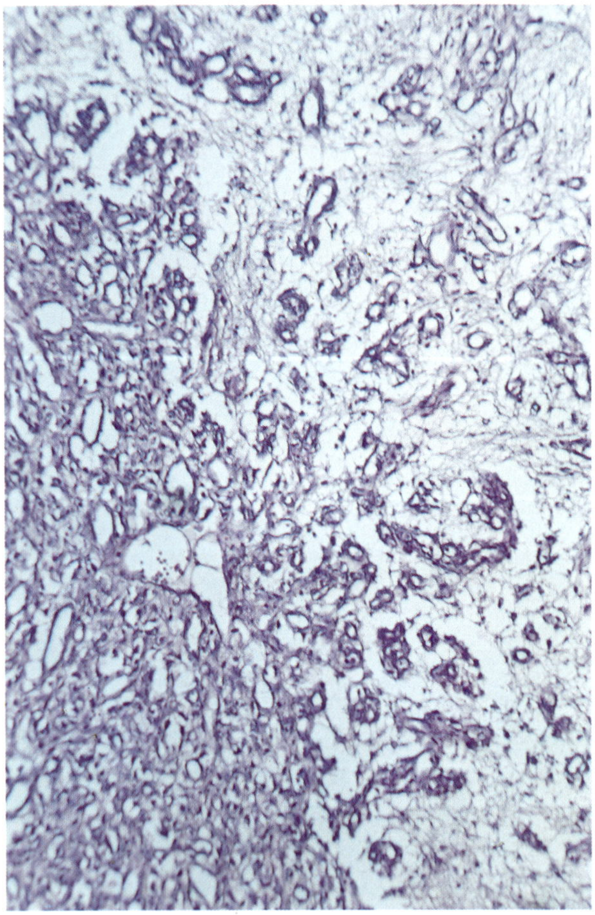

Abb. E-36: **Angioblastoma Lindau** mit ausgeprägter Kapillarsprossung. Versilberung

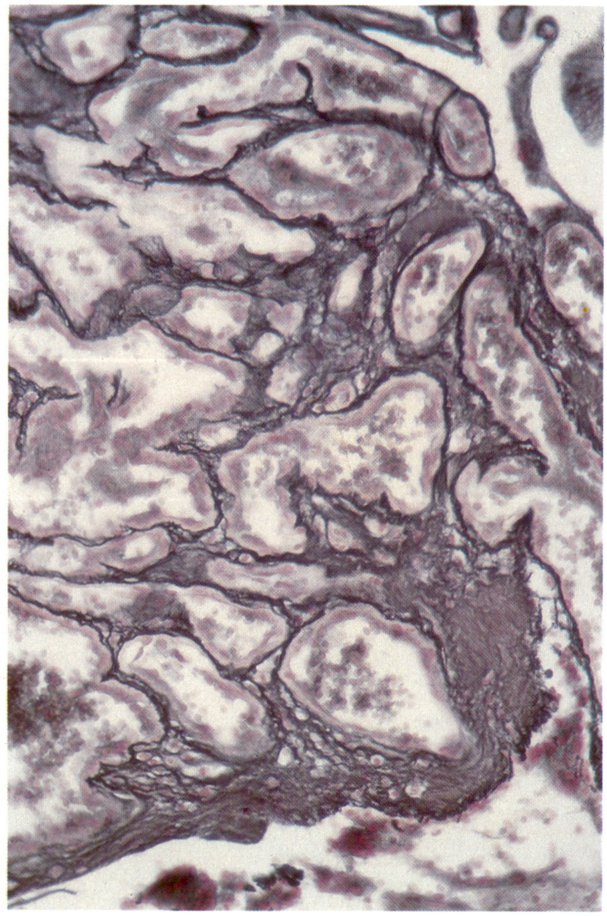

Abb. E-37: **Kavernöses Hämangiom.** Versilberung

4.6. Angiome und Phakomatosen

Im Hirn findet man mehrere Typen von Angiomen, die sich pathologisch-anatomisch unterteilen lassen und gelegentlich zu Blutungen führen. Es handelt sich dann um atypische, nicht hypertone Massenblutungen und Subarachnoidalblutungen.

4.6.1. Die häufigsten **Angiome** dürften kleine teleangiektatische Mißbildungen sein, die oft Zufallsbefunde sind. Bei den Fehlbildungen, die makroskopisch durch eine verstärkte Gefäßzeichnung auffallen, handelt es sich um das *Angioma capillare racemosum teleangiectaticum.*

4.6.2. Eine ebenfalls meist harmlose Mißbildung stellt das **Kavernom** im Bereich des Hirns dar. Es bildet sich wie an anderen Körperstellen aus großen sinusoidalen Gefäßen, die dicht aneinander grenzen und fast nur aus Endothelien und Basalmembran bestehen.

4.6.3. Extra-/intrakraniell sind arteriovenöse Angiome gelegen. Sie können unterschiedlich groß sein und sind angeborene Gefäßmißbildungen, die Kurzschlüsse aufweisen. Diese Angiome neigen zu Verkalkungen und sind häufiger Blutungsquellen. Sie finden sich vor allem im Ausbreitungsgebiet der A. cerebri media.

Durch den raschen Blutstrom in den arteriovenösen Shunts kommt es häufiger zu migräneartigen Kopfschmerzen. Man findet weiter epileptische Anfälle, Herdsymptome aufgrund von Durchblutungsstörungen und Blutungen, die als atypische Massenblutungen oder Subarachnoidalblutungen ablaufen können.

Solche Angiome kommen auch im Rückenmark vor. Ihre Längsausdehnung erstreckt sich oft über mehrere Segmente. Sie liegen meistens extramedullär mit intramedullären Ausläufern und können am Rückenmark Zirkulationsstörungen verursachen. Eine Sonderform ist die **angiodysgenetische Myelomalazie,** die früher als *Myelitis necroticans* bezeichnet wurde.

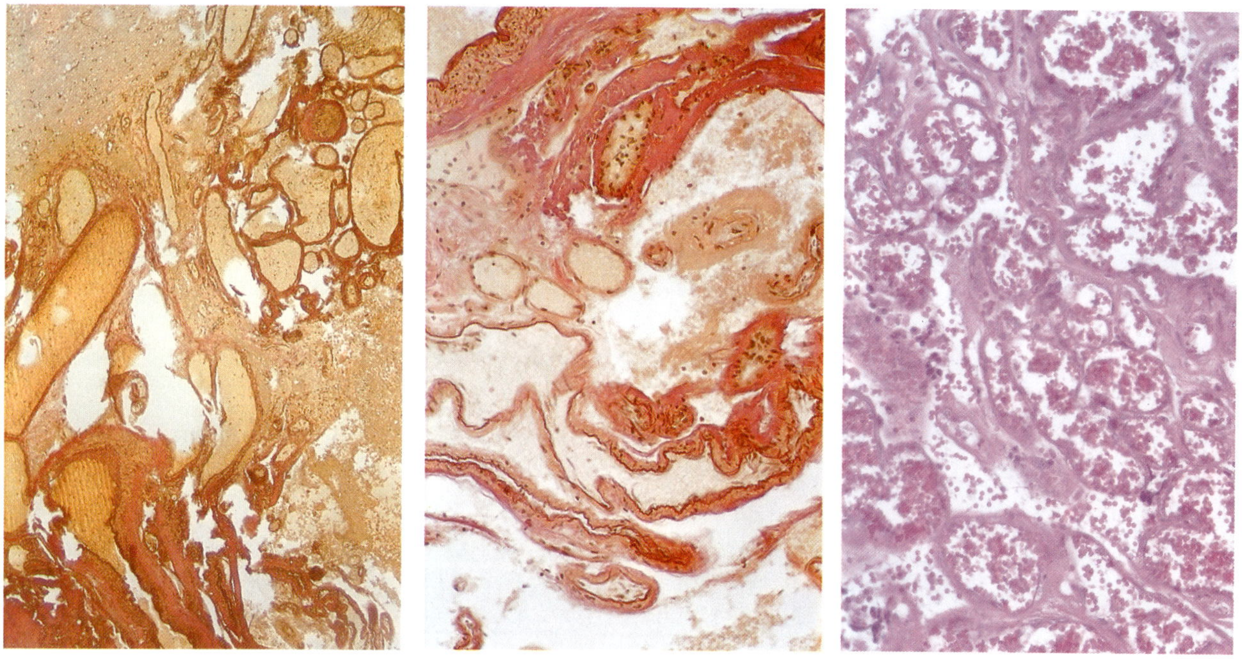

a) b) c)

Abb. E-38: Hirnangiom. a) und b) Arteriovenöses Angiom. v.-Gieson-Fbg. c) Kavernöses Hämangiom. HE-Fbg.

4.6.4. Einige der bekannten **Phakomatosen,** die das zentrale Nervensystem mit einbeziehen, sind **Angiomatosen.** Dazu gehört vor allem als enzephalofaziale Angiomatose die Sturge-Weber-Erkrankung, die erblich ist und bei der es zu folgenden Veränderungen kommt:

- Naevus flammeus des Gesichts,
- verkalktes Angiom der Leptomeninx mit Hirnatrophie und Anfällen,
- Angiom der Aderhaut des Auges und Glaukom.

Wichtig für die Diagnose sind die Verkalkungen. Klinisch bestehen in der Regel ein Anfallsleiden, eine progrediente Demenz und evtl. auch Herdzeichen.

4.6.5. Bei der **Angiomatosis retinae et cerebelli** (von-Hippel-Lindau-Erkrankung) findet man ein Hämangioblastom (Lindau-Tumor) des Kleinhirns. Es besteht aus kleinen kapillären Gefäßen mit Zwischenzellen. Die Gefäße selbst zeigen eine Basalmembran und Endothel. Bei dem Vollbild der Erkrankung weisen Nieren und Pankreas Zysten auf.

4.6.6. Die **tuberöse Sklerose** (Pringle-Bourneville) ist durch Tumoren oder tumorähnliche Bildungen in Hirn, Retina, Haut, aber auch Niere und Herz gekennzeichnet. Im Hirn findet man Tubera an der Oberfläche und periventrikulär, zudem Migrationsstörungen. Die subependymalen Tubera sind sog. glomeruläre Riesenzellastrozytome. Zum Vollbild der Erkrankung gehört das Adenoma sebaceum (Pringle).

4.6.7. Als weitere, vielleicht häufigste Phakomatose ist die **Neurofibromatose v. Recklinghausen** zu nennen. Dazu gehören Neurinome in allen Erscheinungsformen, Neurofibrome, Café-au-lait-Flecken der Haut und Tumoren des zentralen Nervensystems wie Meningeome, Akustikusneurinome und pilozytische Astrozytome. Man unterscheidet zwischen zwei Formen. Eine Neurofibromatose v. Recklinghausen Typ II wird bei beidseitigen Akustikusneurinomen angenommen.

Klinische Symptome bei diesen neurokutanen Erkrankungen sind von seiten des zentralen Nervensystems Krampfanfälle, neurologische Herdzeichen und Oligophrenie oder Demenz.

5. Degenerative Prozesse

Hauptlokalisation	Krankheitsbezeichnung
Großhirnrinde	
Diffuse Atrophie	M. Alzheimer
Lokale Atrophie	M. Pick
Stammganglien	
Linsenkern (Striatum)	Chorea Huntington
Substantia nigra	Paralysis agitans (M. Parkinson)
Kleinhirn	
Efferente Systeme	Diffuse und lokalisierte Kleinhirn-, Zahnkern-Bindearm-Atrophie
Spinozerebellares System	
Zentripetale Systeme	Diffuse und lokalisierte Kleinhirnatrophie, spinoolivoponto-zerebellare Atrophie, spinozerebellare Heredoataxie Typ Friedreich und Nonne-Marie
Motorische Systeme	
a) Zentrales Neuron	Spastische Spinalparalyse
b) Peripheres Neuron (Kernatrophien)	Spinale Muskelatrophie (infantile, juvenile und adulte Formen)
c) Hirnnervenkerne	Progressive Bulbärparalyse
d) Zentrales und peripheres Neuron	Myatrophische Lateralsklerose
Periphere Nerven und spinale Strangsysteme	Neurale Muskelatrophien, hereditäre sensorische, motorische und autonome Neuropathien
Multisystematrophien	
Striatum und Substantia nigra	Striato-nigrale Degeneration
Zahnkern und Ruber	Zahnkern-Ruber-Degeneration
Nigra, Kleinhirnoliven und autonomes NS	Shy-Drager-Syndrom (orthostatische Hypotension)

Degenerative Prozesse treten als Systemdegeneration oder allgemeine Atrophien auf. Hier werden zunächst die Systemdegenerationen behandelt, während die allgemeinen Atrophien bei den Altersdegenerationen besprochen werden.

Systemdegenerationen haben folgende Charakteristika:

- Sie betreffen funktionell zusammengehörige Untersysteme im Nervensystem.
- Die Kerngruppe der Systemdegeneration ist erblich. Bei den meisten Erkrankungen kommen symptomatische Formen vor.
- Systemdegenerationen treten in bestimmten Altersgruppen auf.
- Der Verlauf ist unbeeinflußbar.
- Die Krankheiten schreiten, allerdings unterschiedlich schnell, fort.
- Die eigentliche Ursache der Systemdegeneration ist nicht bekannt.

Systemdegenerationen des motorischen Pyramidenbahnsystems sind

- spinale (nukleäre) Atrophien, die Systemdegeneration des zweiten motorischen Neurons,
- die spastische Spinalparalyse Strümpell, die Systemdegeneration des ersten motorischen Neurons und
- die ALS als Kombination beider efferenter Neurone.

5.1. Spinale nukleäre Atrophien

Bei den **nukleären Atrophien** ist das zweite motorische Neuron betroffen. Man findet als wesentliches pathologisches Zeichen eine neurogene Muskelatrophie, die im Gegensatz zu den Muskelerkrankungen (s. S. 152) ausgesprochen felderförmig ist. Man sieht atrophische Muskelfasern in Gruppen. Für die felderförmige Anordnung wird die Tatsache verantwortlich gemacht, daß ein motorisches Neuron mehrere nahe beieinanderliegende Muskelfasern innerviert. Nahe den atrophischen Muskelfasern liegen anguläre Fasern, die von gesunden Zellen eingedellt werden.

Das Spätsymptom des Ausfalls des zweiten motorischen Neurons ist die **Fasertypengruppierung**, wobei das bunte Schachbrettmuster der verschiedenen Muskelfasertypen verlorengegangen ist. Die einzelnen Muskelfasertypen ordnen sich dann in größeren Feldern an. Dieses Phänomen wurde auf die Regeneration der Muskelfasern zurückgeführt und kann nur bei sehr langsam verlaufenden neurogenen Atrophien mit Regeneration (und Polyneuropathien) beobachtet werden. **Pathologisch-anatomisch** beruht die Muskelatrophie auf einem Schwund der motorischen Vorderhornzellen und Untergang der axonalen Verbindung zur Muskulatur.

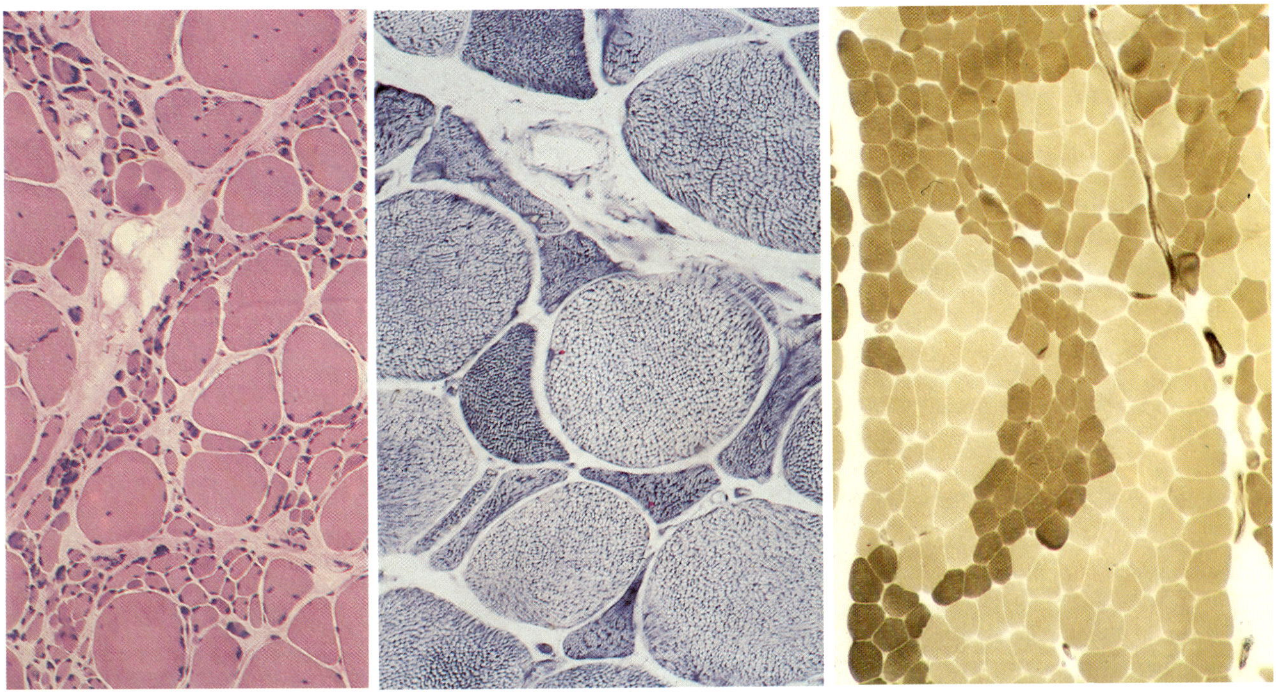

a) b) c)

Abb. E-39: Spinale muskuläre (neurogene) Muskelatrophie. a) Felderförmige Muskelatrophie. NADH-Reaktion. b) Eingedrückte anguläre Muskelfasern. NADH-TR-Reaktion. c) Fasertypen-Gruppierung mit aufgehobenem »Schachbrettmuster«, ATPase-Reaktion

Klinisch liegen bei den nukleären Atrophien rein motorische schlaffe periphere Lähmungen vor. Die Eigenreflexe werden schwächer, die grobe Kraft nimmt dann ab, wenn nicht mehr genügend Muskelfasern zur Verfügung stehen. Im Elektromyogramm findet man die Zeichen einer chronischen Denervierung, die Enzyme des Muskelabbaus sind im allgemeinen nicht oder nur leicht erhöht. Sehr hilfreich für die Diagnose kann die Eigenaktivität der Muskulatur (Faszikulieren, Fibrillieren) sein.

Man unterscheidet verschiedene Typen:

- **Infantile spinale Muskelatrophie** (Werdnig-Hoffmann). Bei dieser Muskelatrophie, die schon im Säuglingsalter auftritt, zeigen die Kinder Trinkschwäche und motorische Retardierung. Bezeichnend ist, daß der gesamte Muskeltonus schlaff ist (floppy infant). Die Muskulatur der Extremitäten ist hypoton, faszikuläre Zuckungen werden vom Babyspeck kaschiert, lediglich auf der Zunge sind sie zu sehen. Die Kinder sterben meistens in den ersten Lebensjahren aufgrund sekundärer Infektionen bei Atrophie der Interkostalmuskulatur.

- **Hereditäre proximale neurogene Amyotrophie** (Kugelberg-Welander). Bei dieser Erkrankung treten die Symptome im Schulalter auf. Bei zunächst normaler Entwicklung setzt eine Schwäche in den Beinen, später im Schultergürtel ein. Faszikulieren und EMG-Veränderungen weisen auf die nukleäre Atrophie hin. Die Erkrankung führt im frühen Erwachsenenalter oft zum Tode, allerdings werden auch Perioden mit Stillstand beobachtet.

- **Progressive spinale Muskelatrophie** (Duchenne-Aran). Bei dieser Form, die im Erwachsenenalter auftritt, kommt es zur symmetrischen Atrophie der kleinen Handmuskeln. Die Atrophie breitet sich langsam weiter auf die Unterarme, manchmal auf den Schultergürtel aus. Die Krankheit schreitet so langsam fort, daß im allgemeinen ein normales Lebensalter erreicht wird.

Die Erkrankung des ersten motorischen Neurons bei den Systematrophien wird als **spastische Spinalparalyse Strümpell** bezeichnet. Bei Verschmälerung des Gyrus praecentralis liegt histologisch ein Untergang der Betz-Riesenzellen vor. Makroskopisch und histologisch sieht man eine Degeneration der Pyramidenbahn.

Die Krankheit ist sehr selten, differentialdiagnostisch müssen immer raumfordernde Prozesse im Bereich des Rückenmarks oder der Mantelkante ausgeschlossen werden. Es stellt sich in einem langsamen, über Jahrzehnte progredienten Krankheitsverlauf eine zunehmende Spastik, besonders eine Paraspastik der Beine ein, die vor allem die Adduktoren am Oberschenkel betrifft, so daß die Knie beim Gehen gegeneinanderreiben.

5.2. Amyotrophe Lateralsklerose

Die amyotrophe Lateralsklerose (ALS) ist die häufigste Systemkrankheit. Nur eine Kerngruppe ist erblich. Sporadische Fälle faßt man im allgemeinen als symptomatische amyotrophe Lateralsklerose auf. Die Erkrankung kommt etwa mit einer Häufigkeit von 5 pro 100000 Einwohner/Jahr vor. Es ist eine Erkrankung des höheren Erwachsenenalters, die meist erst nach dem 45. Lebensjahr auftritt. Männer sind etwas häufiger als Frauen betroffen.

Pathologisch-anatomisch kombiniert diese Krankheit die Befunde bei den nukleären Atrophien und bei der spastischen Spinalparalyse. Man findet dementsprechend Atrophien des Gyrus praecentralis, der Pyramidenbahn, der Vorderhornzellen mit den zugehörigen Axonen und eine deutliche felderförmige neurogene Muskelatrophie. Histologisch ist bei den Strangdegenerationen vor allem die Gliose charakteristisch. Dabei kann der Degenerationsprozeß auf allen Höhen synchron verlaufen oder zu verschiedenen Zeiten einsetzen.

Auch **klinisch** zeigt das voll ausgebildete Krankheitsbild eine Kombination von Symptomen des ersten und des zweiten motorischen Neurons. Bei etwa einem Viertel beginnt die Erkrankung mit den Atrophien der kleinen Handmuskeln. Etwa ebenso häufig ist ein Beginn mit spastischen Zeichen. Faszikulieren in der nicht gelähmten und atrophischen Muskulatur ist typisch. Etwa bei einem Fünftel der Erkrankungen kommt es zu einer primär bulbären Symptomatik.

Alle Formen verlaufen relativ rasch progredient mit einer Krankheitsdauer von 3 bis 5 Jahren. Bei primär spinalen Symptomen leitet dann der bulbäre Befall das kurze letzte Krankheitsstadium ein. Der Tod erfolgt meist, wie bei vielen Muskelerkrankungen, nach dem Auftreten einer Pneumonie.

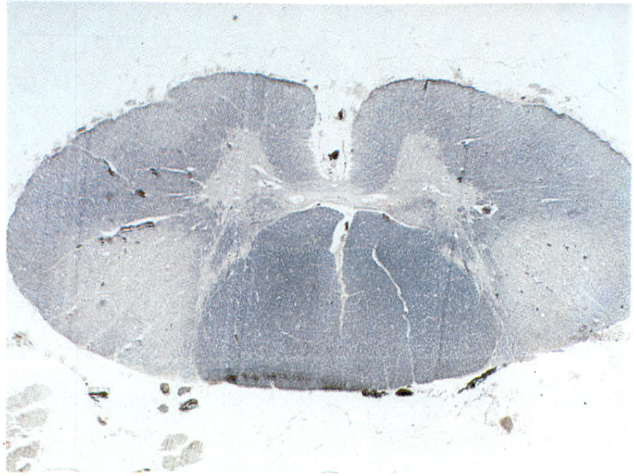

Abb. E-40: Amyotrophe Lateralsklerose. Querschnitt durch das thorakale Rückenmark. Entmarkte (aufgehellte) Pyramidenbahnen. Heidenhain-Wölcke-Fbg.

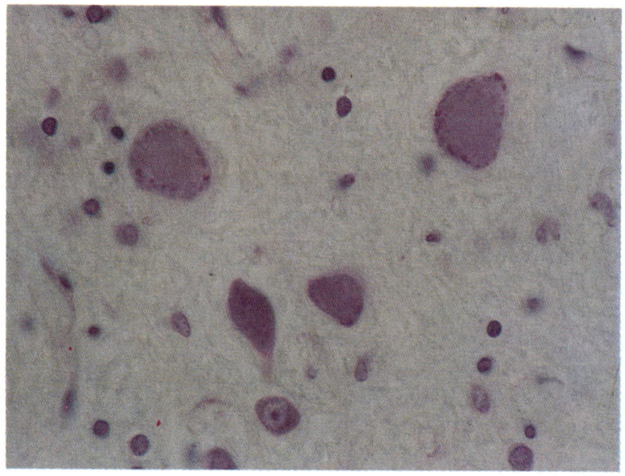

Abb. E-41: Amyotrophe Lateralsklerose. Zugrundegehende geschwollene Ganglienzellen im Kerngebiet des N. trigeminus (»primäre Reizung«). Exzentrischer Kern und randständige Nissl-Schollen. Klüver-Barrera-Fbg.

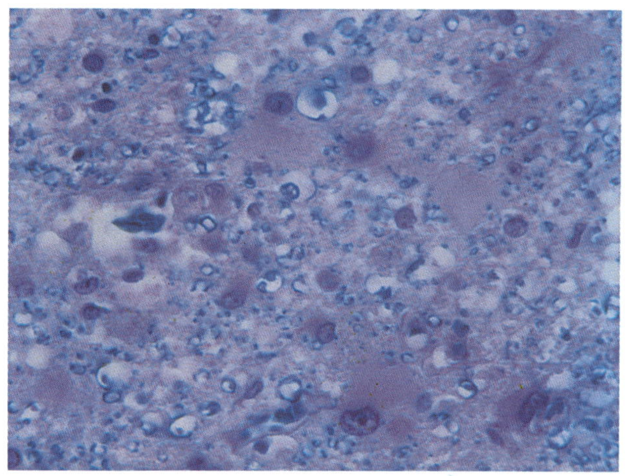

Abb. E-42: Amyotrophe Lateralsklerose. Astrogliaproliferation in den Pyramidenbahnen. Klüver-Barrera-Fbg.

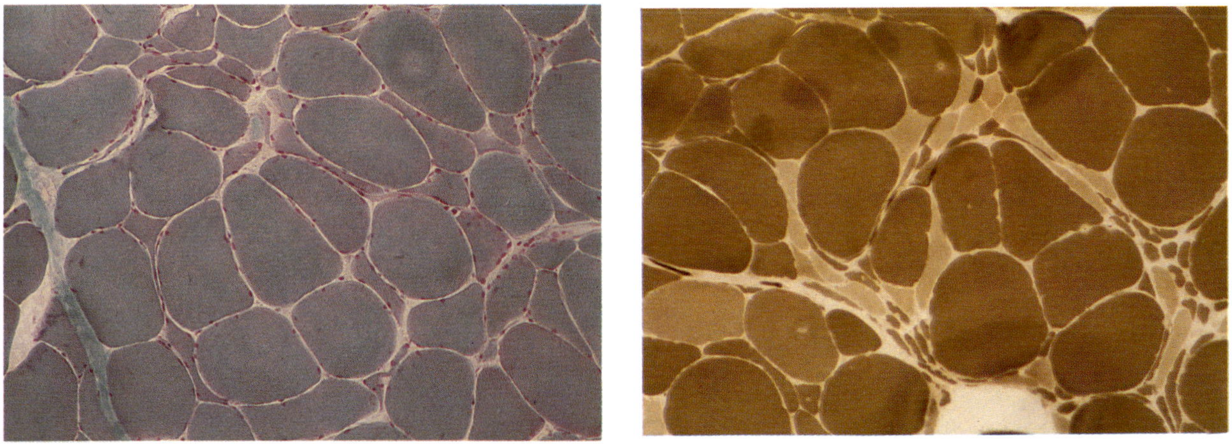

Abb. E-43: Amyotrophe Lateralsklerose. Leichte Kaliberschwankungen der quergeschnittenen Muskelfasern mit felderförmiger Atrophie. Links: Trichrom-Fbg.; rechts: ATPase-Reaktion.

5.2.1. Progressive Bulbärparalyse. Bei der progressiven Bulbärparalyse tritt eine Degeneration der Kerne der unteren motorischen Hirnnerven auf. Die Augenmuskelkerne sind nicht betroffen, die sensiblen Kerne bleiben ebenfalls frei. Die Krankheit beginnt im höheren Erwachsenenalter. Es kommt zu Sprach-, Kau- und Schluckstörungen. Besonders die Schluckstörungen führen über Regurgitieren, Aspiration und Pneumonie zur Sekundärinfektion und häufig zum Tode. Die Patienten können überdies schnell kachektisch werden, wenn die Nahrungsaufnahme ungenügend ist.

Die progressive Bulbärparalyse verläuft im allgemeinen rascher als die anderen nukleären Atrophien.

Eine Kombination von Symptomen und pathologisch-anatomischen Veränderungen der ALS mit der Parkinson-Erkrankung und Demenz kommt bei den Eingeborenen der Marianen-Insel Guam, den Chamorros, auffällig häufig vor. Man hat sie in Analogie zu Kuru als Slow-virus-Infektion aufgefaßt. Weiter wurde auch diskutiert, ob die ALS nicht als chronische Form einer Poliomyelitis anzusehen sei. Schließlich wurde die Frage aufgeworfen, ob die ALS nicht häufig eine symptomatische Erkrankung darstellt. Eine anerkannte symptomatische ALS liegt bei paraneoplastischen Syndromen (s. S. 150) vor.

Da die ALS eine Erkrankung ist, die, kaum therapierbar, relativ schnell zum Tode führt, muß die differentialdiagnostische Abgrenzung gegenüber anderen Erkrankungen sorgfältig, erfolgen. Klinisch ist nach den Symptomen des ersten und zweiten motorischen Neurons zu suchen. Zusätzlich zum EMG wird immer eine Muskelbiopsie bei entsprechender differentialdiagnostischer Fragestellung indiziert sein.

Gelegentlich wird zu den Systematrophien noch die **neurale Muskelatrophie** (Charcot-Marie-Tooth-Hoffmann) gerechnet, die dann als kombinierte Systematrophie des motorischen und sensiblen afferenten Systems anzusehen wäre; sensible Störungen treten bei dieser Erkrankung allerdings erst spät und in schwacher Ausprägung auf. Man findet bei dieser Erkrankung aber auch eine hypertrophische Neuritis, die man in ausgeprägten Fällen in der Haut tasten kann. Man hat diese Erkrankung deshalb den *hypertrophischen Neuritiden Déjérine-Sottas* und *Roussy-Lévy,* die überwiegend bei Kindern vorkommen, zugeordnet.

Klinisch findet man bei der neuralen Muskelatrophie sensible Reizerscheinungen und Ausfälle, symmetrische periphere Lähmungen und Muskelatrophien vor allem an den Unterschenkeln, sogenannte Storchenbeine. Der Verlauf ist so langsam progredient, daß die Patienten ohne wesentliche Behinderung ein hohes Lebensalter erreichen können.

5.3. Stammganglienerkrankungen: Chorea Huntington – Parkinson-Krankheit

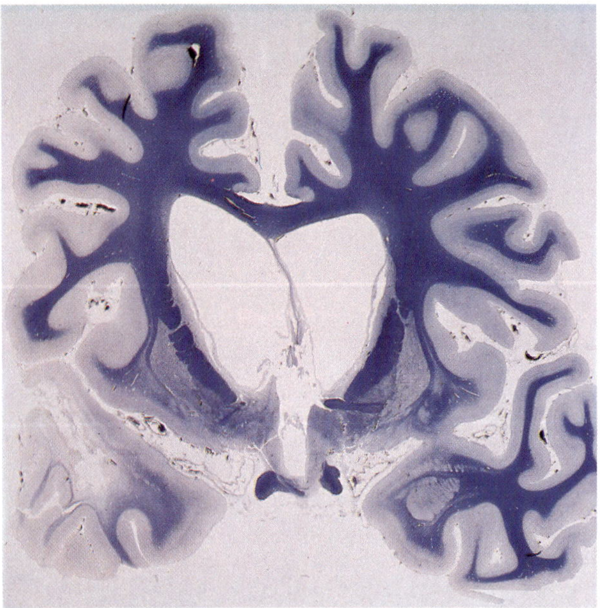

Abb. E-44: Chorea major Huntington. Ausgeweitetes Ventrikelsystem mit Atrophie des Nucleus caudatus und des Putamen. Heidenhain-Wölcke-Fbg.

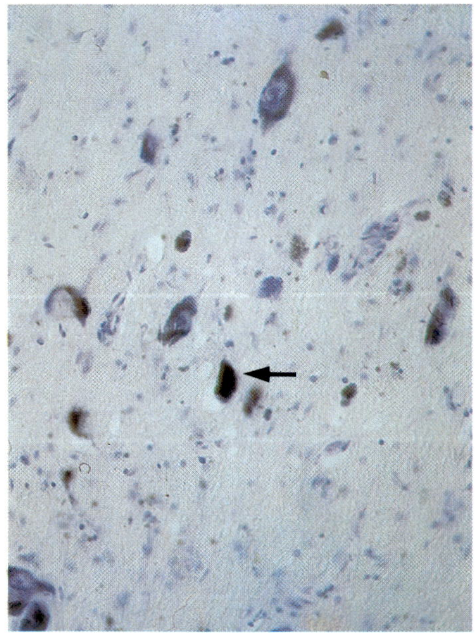

Abb. E-45: Morbus Parkinson. Depigmentierte Zellen und freiliegendes Melaninpigment (←). Kresyl-Violett-Fbg.

Der Parkinson-Krankheit sowie der Chorea major Huntington liegen Degenerationen des extrapyramidal-motorischen Systems zugrunde. Die Chorea major Huntington ist eine genetisch bedingte Erbkrankheit. Auch die Parkinson-Krankheit (Paralysis agitans) wird z.T. vererbt.

5.3.1. Die **Chorea major Huntington** ist eine dominant vererbte Erkrankung des extrapyramidal-motorischen Systems. Das Leiden tritt meist im mittleren Erwachsenenalter auf. Oft beginnt es mit psychischen Veränderungen, die langsam zu einer Demenz fortschreiten.

Die **pathologisch-anatomischen Veränderungen** bestehen in einer Striatumatrophie, wodurch das Ventrikelsystem dilatiert und verplumpt. Daneben entsteht aber häufig eine allgemeine Hirnrindenatrophie.

Klinik: Die Bewegungen sind unwillkürlich, plötzlich einschießend, ausfahrend und unrhythmisch. Besonders störend sind Grimassieren sowie Mund-, Zungen- und Schlundbewegungen, die das Essen behindern. Bei Erregung kann sich die choreatische Bewegungsunruhe zum Bewegungssturm steigern. Eine symptomatische Form ist die **Chorea minor Sydenham,** bei der es im Rahmen eines akuten rheumatischen Fiebers zu extrapyramidal-motorischen Hyperkinesen kommt, die sich von der Chorea major Huntington durch ihr blitzartiges Ablaufen unterscheiden. Die Krankheit heilt klinisch nach Wochen bis Monaten folgenlos aus. Als Unterform wird die Schwangerschaftschorea angesehen.

5.3.2. Bei der **Parkinson-Krankheit** besteht **pathologisch-anatomisch** eine symmetrische Degeneration der melaninhaltigen Zellen der Zona compacta in der Substantia nigra. Die atrophischen Nigrazellen werden relativ schnell resorbiert, während ihr Pigment noch eine Zeitlang frei im Gewebe liegend nachgewiesen werden kann. Pathophysiologisch fallen dann die dopaminergen nigrostriatalen Bahnen aus, was zu einem Ungleichgewicht dopaminerger und cholinerger Übertragung im Striatum führt.

Klinik: Uncharakteristische Anfangssymptome sind Rückenschmerzen und Verstimmung. Die **Trias, die das Parkinson-Syndrom** klinisch bestimmt, besteht aus Akinese, Rigor und Tremor.

Die *Akinese* ist eine Behinderung der Motorik: Bewegungen können schwer initiiert, aber auch schwer beendet werden. Dazu gehört das Versiegen der Mitbewegung und die mimische Starre, die sich nicht auf die Augen bezieht. Das Sprechen wird monoton, die Schrift mikrographisch. Typisch ist die etwas nach vorne gebeugte, gebundene Körperhaltung des Parkinson-kranken und sein charakteristischer kleinschrittig-schlurfender Gang. Die mangelnde Fähigkeit, Bewegungen zu initiieren oder abzubremsen, wird als Pro-, Retro- oder Lateropulsion bezeichnet.

Das zweite Hauptsymptom ist der *Rigor.* Es handelt sich um einen kontinuierlichen Widerstand, den die Muskulatur auch passiven Bewegungen entgegensetzt. Der Rigor kann nicht durchbrochen werden wie die Spastik. Ein Frühzeichen stellt das Zahnradphänomen dar. Wenn z. B. der Unterarm passiv gegen den Oberarm bewegt wird, spürt man eine ruckweise Tempounterbrechung der Bewegung im Ellenbogengelenk.

Der extrapyramidal-motorische *Tremor* als drittes Zeichen hat eine Frequenz von etwa 4 bis 7 Schlägen pro Sekunde. Man führt diese Art Tremor auf die mangelnde Synergie des Agonisten und Antagonisten zurück. Besondere Formen sind der Kopftremor und die Fingerbewegungen, die Pillendrehen nachahmen.

Zusätzlich findet man vegetative Symptome wie Hypersalivation, Salbengesicht (Seborrhö) und andere. Aufgrund des Rigors kommt es mit der Zeit zu Muskelkontrakturen und Gelenkversteifungen.

Gegen die genetisch bedingte Form des Morbus Parkinson sind symptomatische Formen abzugrenzen. Eine interessante, heute sehr seltene Krankheit ist der **postenzephalitische Parkinsonismus,** der nach der *Encephalitis lethargica (von Economo)* auftritt. Inwieweit heute Parkinsonfälle noch auf diese Enzephalitis zurückzuführen sind, läßt sich schwer beurteilen.

Häufig ist das **iatrogene,** durch Psychopharmaka ausgelöste, symptomatische **Parkinson-Syndrom,** das eine ganze Palette extrapyramidal-motorischer und auch hyperkinetischer Bewegungsstörungen umfaßt.

Ungeklärt ist die Häufigkeit des sog. **arteriosklerotischen Parkinson-Syndroms,** das meist mit psychoorganischen Syndromen und zunehmender Demenz einhergeht. Auch andere Erkrankungen, wie diffuse zerebrale Hypoxien, Traumen und CO-Vergiftungen, können zu Parkinson- oder Parkinson-ähnlichen Symptomen führen.

5.3.3. Weitere Formen der extrapyramidal-motorischen Bewegungsstörungen sind der **Torticollis spasmodicus,** bei dem es sich um eine phasisch ablaufende dystone Bewegungsstörung handelt, die **Torsionsdystonien,** die besonders nach frühkindlichen Hirnschädigungen gesehen werden, die **Athetosen** und der **Ballismus.** Die letztere, seltene Hyperkinese soll auf die Schädigung des Nucleus subthalamicus Luysii zurückgehen.

Übersicht über die bis jetzt gesicherten genetischen Erkrankungen des Nervensystems und die chromosomale Lokalisation der Schädigung

Vererbung	Erkrankung	Genlokalisation
Autosomal dominant	Chorea Huntington	4p16
	Myotone Dystrophie	19 Zentromer
	Familiäre Alzheimer-Erkrankung	21q21
	Zyklothymie	11p, Xp
	Neurofibromatose	17
	Neurofibromatose II (bilaterale Akustikusneurinome)	22
X-chromosomal rezessiv	Duchenne-Muskelatrophie	Xp21
	Adrenoleukodystrophie	Xp27-28
	Pelizaeus-Merzbacher-Erkrankung	X
Autosomal rezessiv	Gaucher-Erkrankung	1q21
	Tay-Sachs-Erkrankung	15q22-q25
	Sandhoff-Erkrankung	5q13
Rezessiv mit Teildeletion	Zentrale Neurofibromatose	22q11-13
	Retinoblastom	13q14

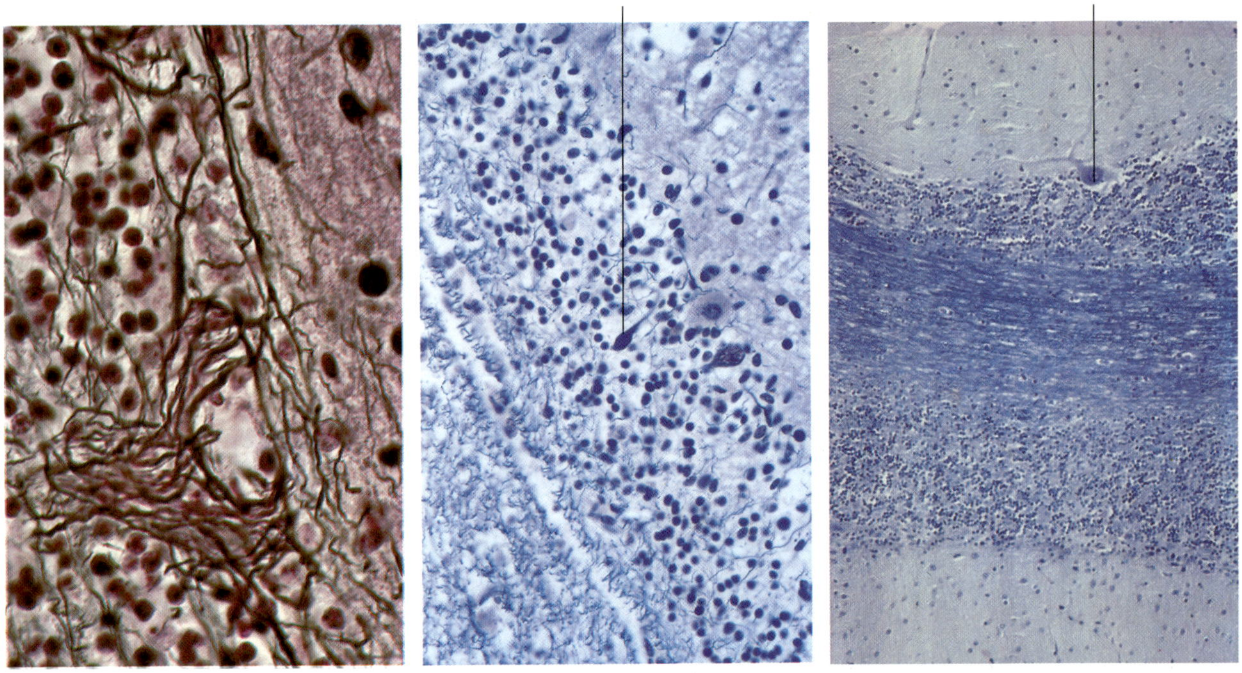

a) b) c)

Abb. E-46: Heredoataxie Pierre-Marie. a) Symptom des leeren Körbchens nach Untergang von Purkinje-Zellen. Bodian-Fbg. b) »Torpedobildung« (|) in der Körnerschicht. Heidenhain-Woelcke-Fbg. c) Weitgehender Schwund der Purkinje-Zellen (|). Heidenhain-Woelcke-Fbg.

5.4. Zerebelläre Systematrophien

Hierzu rechnen die Friedreich-Ataxie und die zerebelläre Heredoataxie Nonne-Pierre-Marie. Diese bilden die etwas häufigere Kerngruppe der spinopontozerebellären Atrophien. Bei der Friedreich-Ataxie, die im Kindesalter beginnt, sind zunächst zerebellär afferente Systeme betroffen, bei der Heredoataxie Nonne-Pierre-Marie die zerebellären Efferenzen.

5.4.1. Die **Friedreich-Ataxie** beginnt etwa im 12. Lebensjahr. Der Verlauf ist chronisch progredient und erstreckt sich über mehrere Jahrzehnte.

Pathologisch-anatomisch liegen beim Vollbild Verschmächtigungen des Rückenmarks und eine Atrophie des Kleinhirns vor. Histologisch kann man eine Markscheiden- und Axondegeneration der Hinterstränge sowie der Kleinhirnseitenstränge sehen. Vielfach sind auch schon die Hinterwurzeln verschmächtigt. Im Rückenmark findet man anstelle der genannten Bahnen eine Fasergliose.

Im Rückenmark sind die Nervenzellen der Clark-Säule degeneriert, im Kleinhirn vor allem die Purkinje-Zellen. Weiter kann auch das motorische System einbezogen sein.

Klinisch findet man Parästhesien und eine zunächst sensible spinale Ataxie. Später, bei Schädigung der Efferenzen, stellt sich eine Ataxie ein. Ferner beobachtet man Dysarthrie, Nystagmus und fortschreitende Demenz. Tritt eine Pyramidenbahnstörung hinzu, dann findet man pathologische Reflexe und eine Spastik. Bei der Friedreich-Ataxie wirkt sich ein sonst selten beachtetes Kleinhirnzeichen, die Muskelhypotonie, dergestalt aus, daß es zu Skelettdeformitäten kommt. Bekannt sind der Friedreich-Fuß, ein Hohlfuß, bei dem die Zehen charakteristisch überstreckt und gebeugt sind (Hammerzehe).

5.4.2. Dagegen ist die zerebelläre **Heredoataxie Nonne-Pierre-Marie** eine Erkrankung, die erst im späteren Lebensalter auftritt. Von Anfang an steht hier die zerebelläre Ataxie im Vordergrund. Die Krankheit beginnt etwa um das 35. Lebensjahr und verläuft langsam progredient.

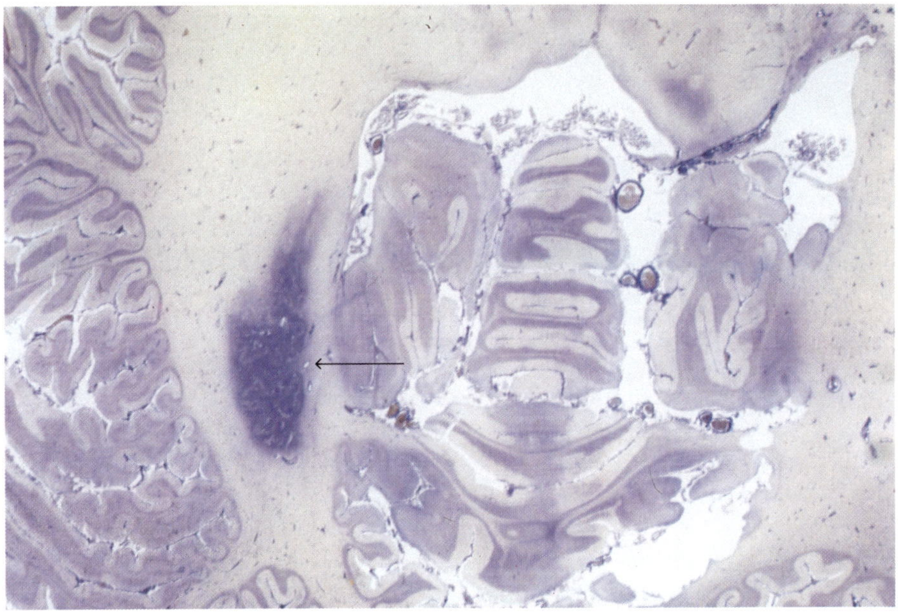

Abb. E-47: Rubro-pallido-Luys-Atrophie. Starke Gliose (←) im Nucleus dentatus. Kanzler-Fbg.

Pathologisch-anatomisch besteht eine Kleinhirnatrophie mit Ausfall der Purkinje-Zellen. Die degenerierten Purkinje-Zellen werden oft durch ein axonales Geflecht markiert (Phänomen des leeren Körbchens). Mit der Destruktion der Purkinje-Zellen findet man oft eine Atrophie der Zentren der unteren Olive. Zusätzlich kann es beim Vollbild der zerebellären Ataxie zur Degeneration der Hinterstränge, der Clark-Säule und der Kleinhirnseitenstränge, aber auch der Großhirnrinde und der Pyramidenbahn kommen. Die pathologisch-anatomischen Läsionen und die klinischen Symptome nehmen im Verlauf zu.

Klinisch findet man von Anfang an eine zerebelläre Ataxie, wobei eine tiefe, rauhe »Löwenstimme« charakteristisch sein soll. Später entwickeln sich eine spastische Paraparese der Beine, manchmal andere Strangsymptome und häufiger Hirnnervenstörungen. Im Krankheitsverlauf stellt sich eine Demenz ein.

5.4.3. Olivopontozerebelläre Atrophien kommen in mehreren Unterformen, meist familiär gehäuft, vor. Die einzelnen Unterformen wurden nach betroffenen Familien benannt *(Holmes: zerebello-oliväre Degeneration; Menzel: olivopontozerebelläre Atrophie* u. a.). In den letzten Jahren erlangte das Shy-Drager-Syndrom verstärktes Interesse. Man findet pathologisch-anatomisch neuronale Degenerationen im Nucleus caudatus, in der Substantia nigra, in den Oliven, im Vaguskern, den Purkinje-Zellen, Locus coeruleus und der Clark-Säule. Klinisch beobachtet man eine orthostatische Hypotonie, eine Parkinson-Symptomatik mit Muskelsteifheit, Entleerungsstörungen von Blase und Mastdarm, Impotenz und weitere Zeichen. Das Shy-Drager-Syndrom wird als eine erweiterte Parkinson-Erkrankung angesehen. Eine weitere seltene systematische Atrophie stellt die *Rubro-pallido-Luys-Degeneration* dar mit Ganglienzellatrophien und Gliosen im Bereich der genannten Strukturen.

Alle Systematrophien werden am einfachsten – wenn auch plakativ – als vorzeitiges Altern funktionell definierter Untersysteme im Nervensystem aufgefaßt. Dabei stellt sich die Frage, ob es sich tatsächlich um reine Systemerkrankungen handelt oder um vorzeitige Alterungsprozesse im Verlauf einer generalisierten Atrophie. Für die letzte Deutung sprächen sog. systemübergreifende Veränderungen, wie sie bei vielen Systematrophien häufig sind. Dazu gehören vor allem psychoorganische Veränderungen, die Systematrophien oft begleiten.

5.5. Altersatrophien

Generalisierte Atrophien sind das pathologisch-anatomische Korrelat eines psychoorganischen Syndroms **(hirnorganisches Psychosyndrom)**, dessen Achsensymptom die Intelligenzstörung ist und dessen Vollbild eine Demenz darstellt. Zu einem psychoorganischen Syndrom gehört als leichteste Form auch das pseudoneurasthenische Syndrom und als affektive Störung der emotional-hyperästhetische Schwächezustand.

Das **pseudoneurasthenische Syndrom** äußert sich in Konzentrationsschwierigkeiten, mangelnder Frische und schneller Ermüdbarkeit. Die affektive Komponente wird als affektive Labilität mit schnell wechselnder Stimmung oder vermehrter Durchlässigkeit mit leicht auslösbaren flüchtigen Verstimmungszuständen angesehen. Bei der **Demenz** findet man vor allem Merkfähigkeitsstörungen und Störungen der Gedächtnisleistung für neue Eindrücke, während länger zurückliegende, vor allem in der Kindheit gespeicherte Gedächtnisinhalte oft noch gut wiedergegeben werden können. Bei schwerer Demenz tritt Desorientiertheit bezüglich Zeit, Ort und der eigenen Person ein.

Man unterscheidet nicht scharf zwischen **senilen** und **präsenilen Atrophien.** Vom pathologisch-anatomischen Standpunkt aus bildet die Pick-Stirnhirnatrophie ein Zwischenglied zwischen den Systematrophien und den generalisierten senilen und/oder präsenilen Atrophien.

5.5.1. Bei der **Pick-Stirnhirnatrophie** findet man eine makroskopisch deutlich sichtbare Atrophie, die nur das Stirnhirn und die vorderen Anteile der Temporallappen betrifft. Die atrophischen Hirnbezirke weisen eine deutliche Windungsverschmälerung und Verbreiterung der Furchen auf. Die ausgeprägte frontale Atrophie wird als Nußrelief bezeichnet.

Histologisch zeigen die Silberimprägnationen in den Zellen des Ammonhornes runde Einschlüsse *(Pick-bodies, Nebenkerne).* Neben einem Stirnhirnsyndrom, dessen wesentliche Komponente ein Antriebsverlust ist, liegen bei der Pick-Stirnhirnatrophie auch Störungen der Werkzeugleistungen (Aphasie, Apaxie) vor.

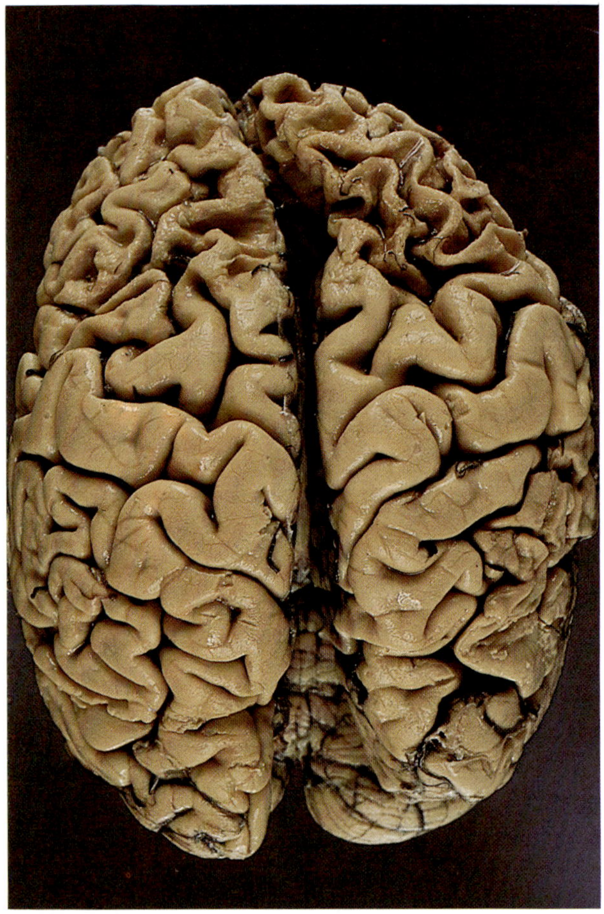

a)

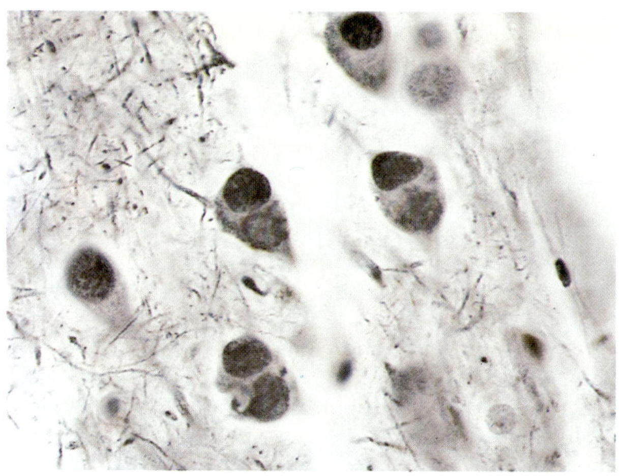

b)

Abb. E-48: Morbus Pick. a) Frontalhirnatrophie mit schmalen Windungen und verbreiterten Furchen. b) Sog. Pick-bodies (Nebenkerne) als Einschlüsse in den Ganglienzellen der Ammonsformation. v.-Braunmühl-Versilberung

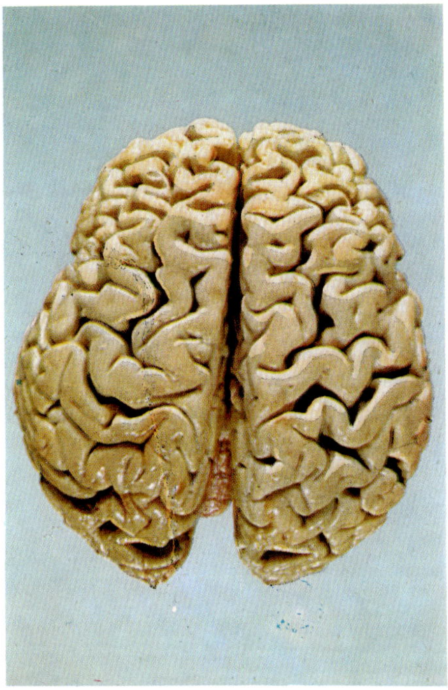

a)

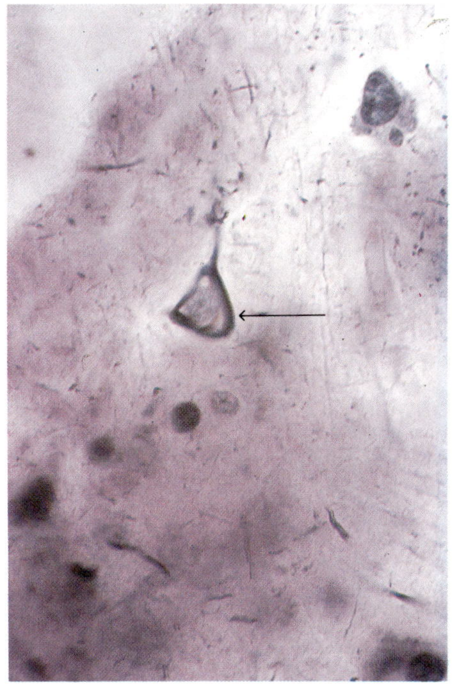

b)

Abb. E-49: Morbus Alzheimer. a) Diffuse Hirnatrophie. b) Sog. Alzheimer-Fibrillen (»Drahtschlingen« ←). v. Braunmühl-Fbg.

5.5.2. Die **Alzheimer-** und die **senile Demenz** sind pathologisch-anatomisch nicht unterscheidbar. Beide zeigen eine Trias von Veränderungen:

- **Alzheimer-Fibrillenveränderungen** in den Ganglienzellen, besonders denjenigen der Ammonsformation, aber auch diffus kortikal;
- **senile Plaques** oder **Drusen:** mit Silbermethoden in der Hirnrinde oder auch in der Ammonsformation anfärbbare fädig-körnige Niederschläge, die sich als Degenerationsprodukte von Axon und Gliafasern identifizieren lassen und
- **Amyloidose** der kleinen kortikalen Gefäße.

Makroskopisch findet man eine generalisierte äußere, oft auch innere Hirnatrophie. Sie kann kaschiert werden durch eine Trübung der weichen Hirnhäute.

Klinisch wird die Alzheimer-Erkrankung als präsenile Demenz von der senilen Demenz des Hochbetagten gelegentlich differenziert, obwohl sich die Krankheitsbilder breit überschneiden, so daß sie auch als Demenz vom Alzheimer-Typ zusammengefaßt werden. Ausgiebige Untersuchungen mit bildgebenden Verfahren haben ergeben, daß die Korrelation zwischen klinischen Symptomen und Hirnatrophie vom Alzheimer-Typ nur lose ist. Das ist nicht verwunderlich, da die Verrichtungen des täglichen Lebens noch mit einem Bruchteil der insgesamt zur Verfügung stehenden Ganglienzellen gemeistert werden können. Es ist auch oft bemerkt worden, daß bei dieser Form der Demenz die Persönlichkeitsfassade lange erhalten bleibt.

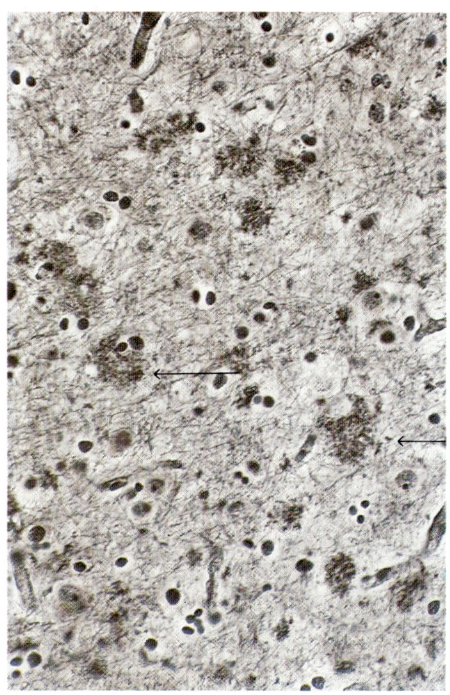

Abb. E-50: Morbus Alzheimer. Alzheimer-Plaques (←) in der Versilberung

6. Traumatische und physikalische Schäden

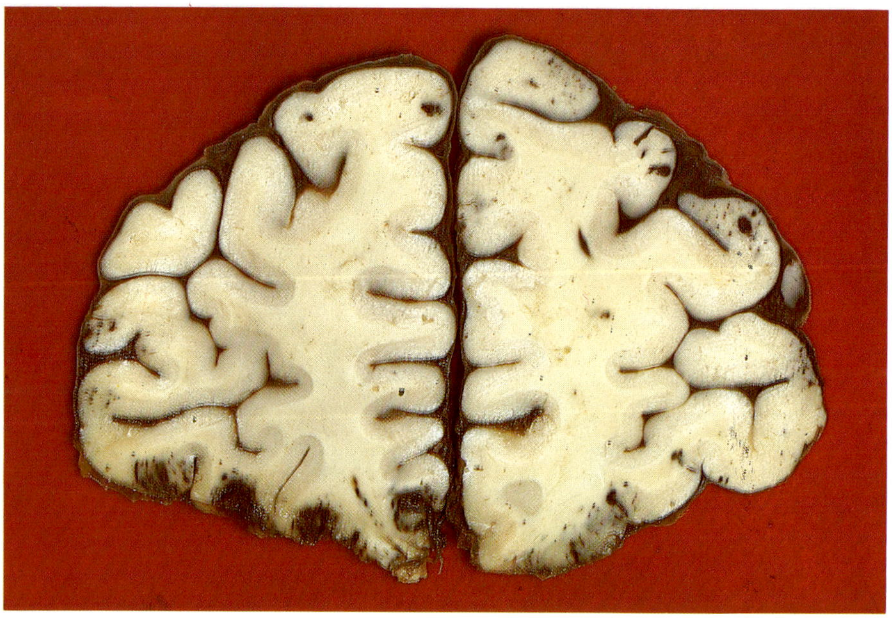

Abb. E-51: Posttraumatische Rindenprellungsherde. Multiple frische, frontobasal betonte Herde mit Subarachnoidalblutung

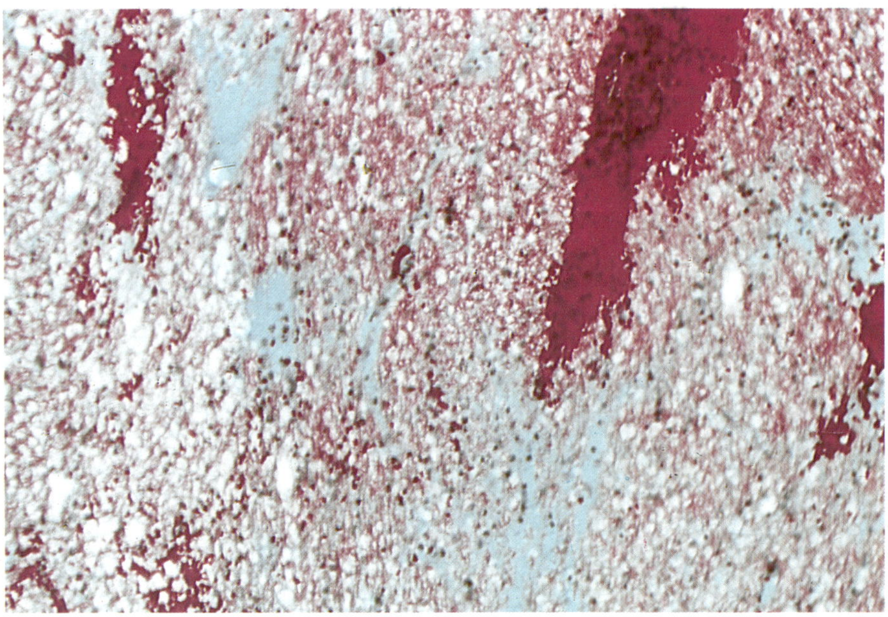

Abb. E-52: Hämorrhagische Rindenprellungsherde mit frischen Blutungen (rot) und Ödem (blau). Azan-Fbg.

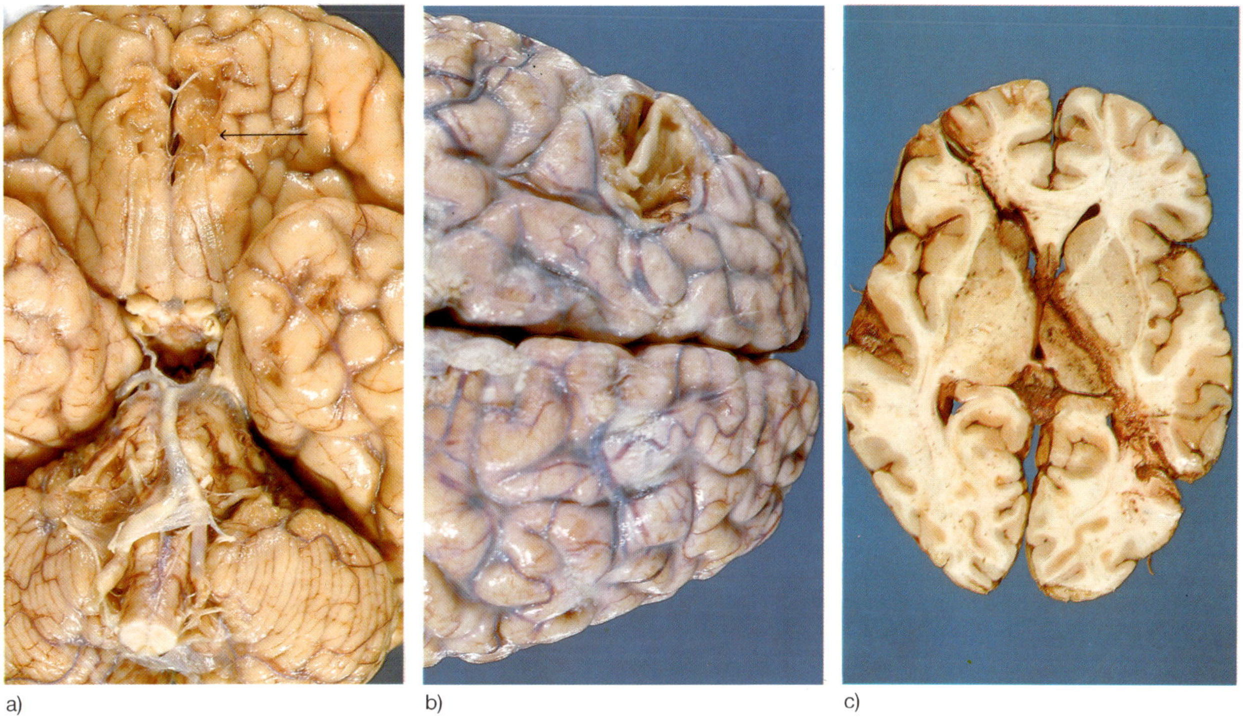

Abb. E-53: Schädeltrauma. a) Rindenprellungsherd frontobasal im Gyrus rectus (←). b) Frontolateraler Rindenprellungsherd mit Schizogyrie (Einziehung). c) Durchschußkanal von oben links nach unten rechts

6.1. Commotio – Contusio

Man unterscheidet ein gedecktes und ein offenes Schädel-Hirn-Trauma. Bei letzterem wird der Liquorraum eröffnet, wodurch sich ganz andere Komplikationen als beim gedeckten Schädel-Hirn-Trauma ergeben können.

Bei den Schädeltraumen handelt es sich in den einfachsten Fällen um Schädelprellung, Kalottenbrüche, Basisbrüche (bei denen die Gefahr eines offenen Schädel-Hirn-Traumas immer besteht) u. a.

Eine Hirnmitbeteiligung liegt bei der **Commotio cerebri** vor, der Hirnerschütterung. Pathologisch-anatomisch findet man keine Läsionen. Klinische Folge sind Bewußtlosigkeit, retrograde Amnesie und vegetative Symptome, die spätestens nach Monaten abklingen sollten.

Eine substantielle Hirnschädigung liegt bei der **Contusio cerebri** vor. Bei ihr kommt es im Verlauf eines Beschleunigungstraumas zu kleinen oder größeren Blutungen in der Hirnsubstanz.

Pathologisch-anatomisch sind die typischen Veränderungen der Contusio

- **traumatische Rindenprellungsherde.** Sie sind immer kuppenständig. Im frischen Zustand sind sie blutige Nekrosen. Im Stadium II folgt eine Abräumung durch Fettkörnchenzellen. Im Stadium III sieht man eine Spaltbildung auf der Windungskuppe (Schizogyrie) mit bräunlich verfärbten Rändern, die mikroskopisch Makrophagen und eine Astrogliose aufweist.

- **traumatische Markblutung.** Sie gehört zu den atypischen Markblutungen und liegt in einem Hirnlappen.

Klinisch findet man bei Contusio cerebri wie bei Commotio Bewußtlosigkeit, eine retrograde Amnesie, vegetative Zeichen und fakultativ Herdsymptome. Die Unterscheidung zwischen Commotio und Contusio wird klinisch durch (willkürliche) Festlegung der Dauer der Bewußtlosigkeit und anderer Parameter getroffen. Gesichert ist die substantielle Hirnschädigung durch neurologische Herdsymptome, fokale Dichtestörungen im CT und den Nachweis einer stattgehabten subarachnoidalen Blutung im Liquor. Dort ist auch nach längerer Zeit eine Xanthochromie (Gelbfärbung) sichtbar. Im Liquorsediment lassen sich Pigmentmakrophagen nachweisen.

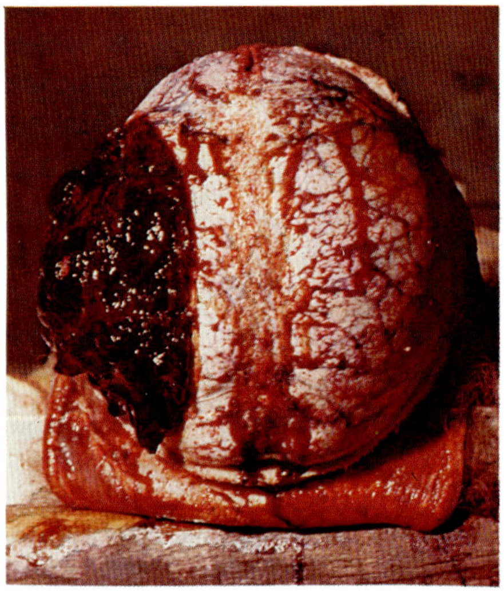
a)

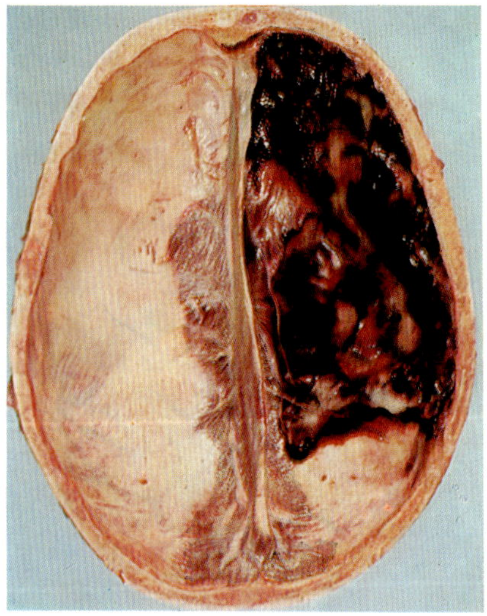
b)

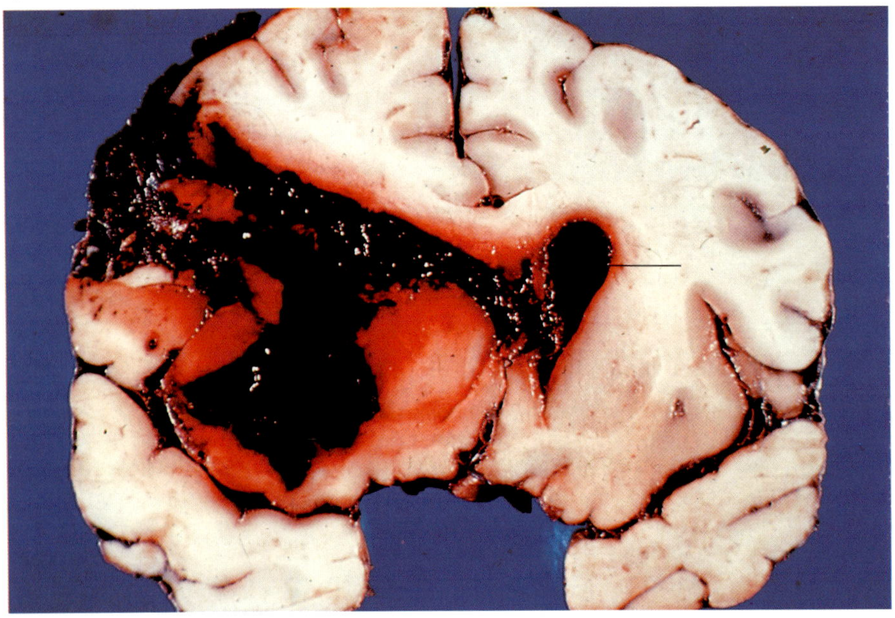
c)

Abb. E-54: Hämatome
a) Epidurales Hämatom
b) Subdurales Hämatom
c) Traumatisches, intrazerebrales Hämatom mit Ventrikeleinbruch (←)

6.2. Raumfordernde Hämatome

Die **traumatischen Rindenprellungsherde** haben typische Lokalisationen. Sie kommen überwiegend frontobasal und temporobasal vor. Dies ist in über 90% bei Stoß auf den Hinterkopf der Fall. Allerdings gibt es dann auch direkte Rindenprellungsherde okzipital *(Coup-Contre coup)*. Der Grund für diese Verteilung der traumatischen Rindenprellungsherde ist nicht klar.

Substantielle Schädel-Hirn-Traumen führen im allgemeinen zu Veränderungen, die pathologisch-anatomisch wenig spektakulär sind, klinisch aber Bewußtseinstrübung bis zum Koma, länger andauernde Durchgangssyndrome, neurologische Herdzeichen und möglicherweise Defekte zeigen. Diese Diskrepanz der pathologisch-anatomischen und klinischen Erscheinungen wurde teils auf Hirnödem/-schwellung, teils auf eine postulierte diffuse axonale Schädigung im Markeiweiß zurückgeführt.

Weitere Komplikationen des gedeckten Schädel-Hirn-Traumas sind die raumfordernden **epi- und subduralen Blutungen.**

Ein **offenes Schädel-Hirn-Trauma** kommt bei Hieb-, Stich- und Schußverletzungen mit Eröffnung des Liquorraumes vor. Die pathologisch-anatomischen Veränderungen sind im Prinzip dieselben wie beim geschlossenen Schädel-Hirn-Trauma. Es handelt sich bei direkt betroffenen Hirnteilen um blutige Nekrosen wie bei Rindenprellungsherden. Zusätzlich kann ein

- **Prolaps** von Hirnmasse aus der offenen Wunde auftreten. Im wesentlichen unterscheidet sich ein offenes Schädel-Hirn-Trauma vom geschlossenen dadurch, daß die Infektionsgefahr größer ist. Man findet daran anschließend häufiger

- **Liquorrhö:** Liquorfluß aus Nase und Ohr, oft vermischt mit Blut, besonders bei Schädelbasisbrüchen. Die Dura liegt an der Basis dem Schädel direkt an und wird bei Brüchen leicht mitverletzt, so daß der Subarachnoidalraum eröffnet wird.

- **Frühe Meningitis** durch Einbringung von infektiösem Material mit der Verletzung des Hirns, **Spätmeningitis** und **Spätabszeß** im Bereich der Narbe.

- **Posttraumatische Epilepsie:** Bei Hirnduranarben im Gefolge offener Schädel-Hirn-Traumen ist die Gefahr der posttraumatischen symptomatischen Epilepsie relativ groß.

Raumfordernde Hämatome bei Schädel-Hirn-Traumen sind die epidurale Blutung, die subdurale Blutung und die intrazerebrale traumatische Massenblutung.

Bei der **Epiduralblutung** liegt meist eine Blutung aus einer Meningealarterie vor, die durch einen Kalottenbruch entsteht. Die Blutung schreitet rasch fort und kann ohne Intervention schnell zum Hirntod führen.

Ein **subdurales Hämatom** liegt vor, wenn es zu einer Blutung aus den Brückenvenen kommt, die den Spalt zwischen Dura und Arachnoidea überqueren. Das akute subdurale Hämatom, das sich in Stunden bis Tagen entwickelt, ist meist traumatischer Genese. Die Blutung schreitet etwas langsamer fort als das epidurale Hämatom, führt aber ebenfalls zum irreversiblen Hirndruck und Hirntod, wenn nicht interveniert wird.

Klinisch findet man bei Subduralhämatomen oft ein symptomfreies Intervall: Die Patienten sind zunächst von der Contusio cerebri oder Commotio bewußtlos, klaren dann auf und trüben im zweiten Abschnitt wieder ein. Als klinisches Alarmzeichen gilt die einseitig weite Pupille durch die Hernienbildung am Tentoriumschlitz und Schädigung des N. oculomotorius.

Neben den akuten subduralen Hämatomen gibt es **subakute**, die sich in Wochen entwickeln, und **chronische**, deren Verläufe über Monate bis Jahre gehen können. Ein Zusammenhang dieser langsam verlaufenden Blutung mit Traumen ist oft herzustellen, bleibt aber häufig fraglich. Das **chronische subdurale Hämatom** ist differentialdiagnostisch abzugrenzen gegen die **Pachymeningeosis haemorrhagica interna.** Unter ihr versteht man ein langsam fortschreitendes Hämatom zwischen Dura und Arachnoidea, bei dem ein chronisch defektes Granulationsgewebe immer wieder zu Blutungen führt.

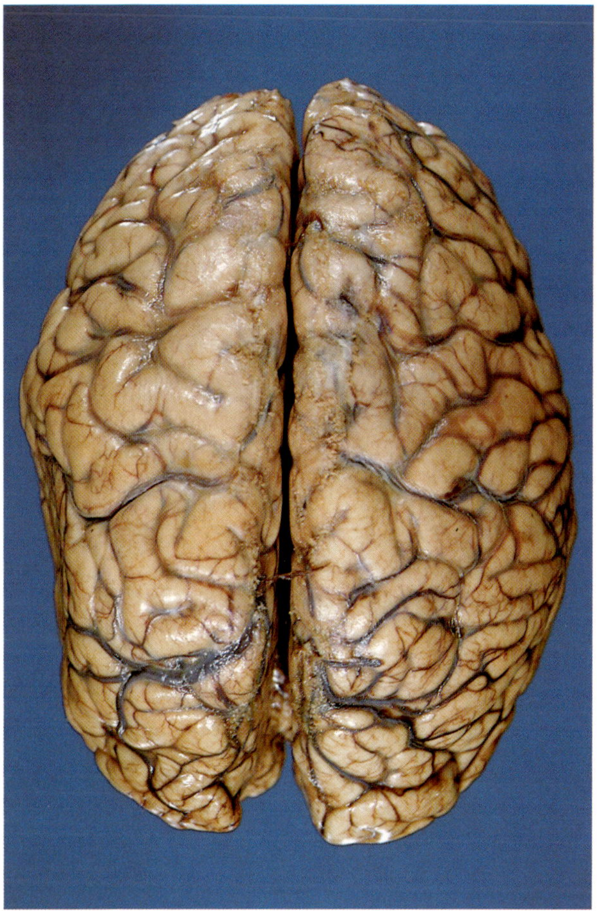

Abb. E-55: Subdurales Hämatom. Verformung der linken Großhirnhemisphäre durch Hämatomkompression

Beide Veränderungen, die epidurale und die subdurale Blutung, hat man aufgrund ihrer raumfordernden Natur in dem wenig sinnvollen Ausdruck Compressio cerebri zusammengefaßt.

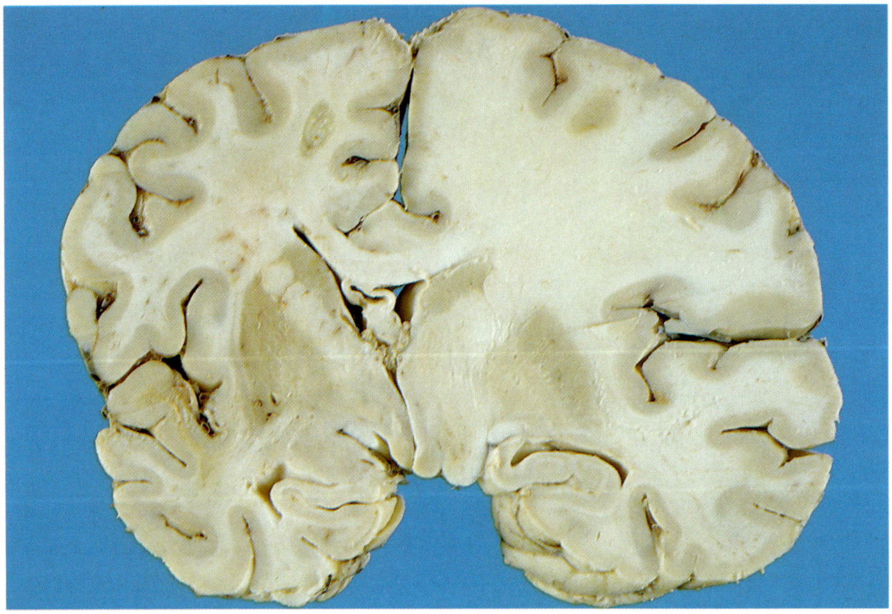

Abb. E-56: Traumatisches apallisches Syndrom. Leistungsunterbrechung zwischen Kortex und Hirnstamm durch ein kollaterales Ödem

Zu den schwerwiegenden traumatischen Schädigungen des Nervensystems gehören ferner **Zerreißungen,** bei denen traumatische Rindenprellungsherde und Markblutungen zusammenfließen (Lazerationen) und die zu bizarren Verformungen des Hirnes führen können.

Schließlich sind die **traumatischen Läsionen des Rückenmarks** zu erwähnen:

- **Commotio spinalis:** Eine schlecht definierte Schädigung nach Wirbelsäulentrauma ohne pathologisch-anatomisches Korrelat, aber mit neurologischen Ausfallserscheinungen, die sich nach Minuten bis Stunden wieder zurückbilden,
- **Contusio spinalis:** Diese geht mit Querschnittslähmung oder bei weniger starken Traumen mit zentraler Rückenmarksschädigung einher.

Bei den spinalen Traumen spielt der Genickbruch mit hoher Rückenmarksschädigung und Querschnittslähmung in Höhe C3 eine besondere Rolle. In diesem Fall stellt sich zunächst ein spinaler Schock mit Erlöschen der Rückenmarksfunktion ein. Auch eine sofortige Dekompression führt selten zur Wiederherstellung der Funktion. Nach schwerer Schädigung und vollständiger Querschnittslähmung bildet sich in wenigen Wochen die Eigentätigkeit des Rückenmarks mit Beuge- und Streckspastik und Massenbewegungen aus. Es besteht immer die Gefahr von Dekubitus und Blaseninfektion. Durch periartikuläre Weichteilverkalkung kann es zu irreversiblen Versteifungen kommen.

In den letzten Jahren haben Rückenmarksschäden nach Schleudertraumen der Halswirbelsäule infolge von Verkehrsunfällen zugenommen. Es kommt zu Luxationen oder Subluxationen im Halswirbelbereich. Die darauf folgenden Symptome – Nackenschmerzen, Schulter- und Armschmerzen, Hartspann der Nackenmuskulatur u. a. – treten oft mit einer Latenz auf, so daß ein direkter Zusammenhang mit dem Trauma von den Patienten häufig nicht bemerkt wird. Seltener und schwerwiegender sind durch Schleudertraumen ausgelöste Hirnstammsymptome.

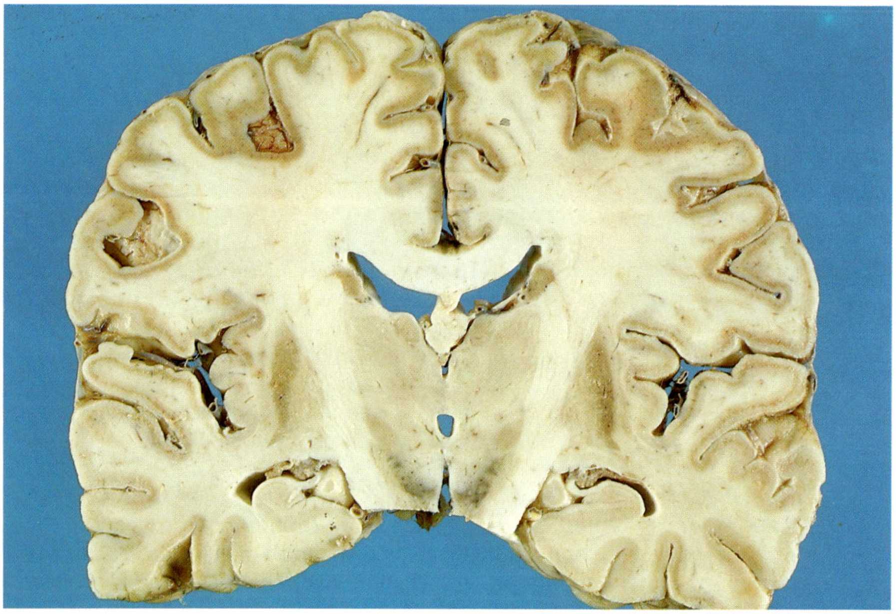

Abb. E-57: Apallisches Syndrom nach Durchblutungsstörung. Bräunlich verfärbte, nekrotische Rinde. Lediglich im Temporalhirn noch erhaltene Rinde.

6.3. Apallisches Syndrom

Apallisches Syndrom werden (nicht ganz korrekt) die Folgen der funktionellen Trennung von Hirnmantel und Hirnstamm genannt. Auch die Bezeichnung **Dezerebration** umfaßt nicht alle Aspekte dieser Schädigung. Häufigere Ursachen einer Dezerebration sind Schädel-Hirn-Trauma und generalisierte Durchblutungsstörungen, auch als Narkosezwischenfall.

Die **traumatische Dezerebration** kann primär als unmittelbare Folge eines Schädel-Hirn-Traumas oder sekundär durch Entwicklung von Hirndruck bei raumfordernden Blutungen auftreten.

Pathologisch-anatomisch hat man traumatische apallische Syndrome früher auf eine primäre Hirnstammkontusion zurückgeführt. Heute nimmt man als Ursache einer traumatischen Dezerebration das Zusammenwirken des Hirnödems, traumatischer Zirkulationsstörungen und diffuser axonaler Schädigungen an.

Klinisch findet man eine sog. Enthirnungsstarre mit tiefer Bewußtlosigkeit und den Zeichen eines Mittelhirnsyndroms: verzögerte bis fehlende Abwehrreflexe, je nach Schwere der Schädigung, Reflexanomalien und Abweichungen des Muskeltonus. Die vegetativen Funktionen wie Blutdruck, Herzfrequenz und Atmung sind gestört. Die Pupillenreaktion auf Licht ist verzögert oder träge, aber noch vorhanden.

Es folgt entweder das weitere Fortschreiten der Schädigung bis zum dissoziierten Hirntod oder ein protrahiertes, Monate dauerndes apallisches Syndrom oder die Besserung über verschiedene Zwischenstufen, teils auch Durchgangssyndrome.

Als **dissoziierten Hirntod** bezeichnet man den Funktionsausfall des Gehirns. Er tritt häufig nach Schädel-Hirn-Traumen auf, kann aber auch bei anderen zerebralen Krankheitsprozessen (Enzephalitis u. a.) und bei Kreislaufstillstand vorkommen.

Man spricht von **Hirntod,** wenn folgende Kriterien vorhanden sind:

- Koma
- Ausfall der Spontanatmung
- Weite reaktionslose Pupillen
- Fehlen von okulozephalem Reflex, Kornealreflex, Reaktionen auf Schmerzreize im Trigeminusbereich und Fehlen des Pharyngeal- bzw. Trachealreflexes
- Isoelektrisches (Null-Linien) EEG, über 30 Minuten abgeleitet
- Frühe akustisch evozierte Hirnstammpotentiale Welle III–V beiderseits erloschen
- Beidseitiger Zirkulationsstillstand bei zerebraler Angiographie.

Diese Hirntod-Kriterien müssen in einem Protokoll von zwei Untersuchern bestätigt werden.

Entscheidend ist das Ergebnis der Angiographie. Wenn trotz intaktem Körperkreislauf kein Blut mehr in das Hirn kommt, kann der Hirntod angenommen werden. Der Kreislaufstillstand entsteht durch das hypoxische Hirnödem, dessen Druck den Blutdruck übersteigt. Da der Mensch tot ist, wenn sein Hirn tot ist, ist die Bestimmung des Hirntodes von juristischer Relevanz.

7. Epilepsie

Einteilung der Epilepsien
1 Primär generalisierte kleine Anfälle
1.1 Blitz-, Nick- und Salaam-Krämpfe (BNS)
1.2 Myoklonisch-astatische Anfälle
1.3 Absencen
1.4 Myoklonisch-impulsive Anfälle
2 Fokale Anfälle
2.1 Elementare fokale Anfälle
2.2 Komplexe fokale Anfälle
3 Generalisierte große Anfälle
3.1 Primär generalisierte große Anfälle
3.2 Sekundär generalisierte große Anfälle.

Die Epilepsie gehört zu den häufigsten neurologischen Krankheiten, denn sie tritt bei 0,5% der Bevölkerung auf. Epileptische Anfälle werden durch plötzliche und überschießende Entladungen vieler zerebraler Neurone ausgelöst, die meist mit bestimmten elektroenzephalographischen Veränderungen korreliert sind. Es kommt zu anfallsweisen Störungen der Wahrnehmung des Bewußtseins und zu Konvulsionen bzw. Kombinationen davon. Ein Drittel der Epilepsien manifestieren sich vor dem 10. und zwei Drittel vor dem 20. Lebensjahr. Letztlich kann jeder Mensch durch akzidentelle Noxen einen Krampfanfall erleiden; eine Epilepsie liegt aber nur bei wiederholten Anfällen vor. Sie kann auf frühkindliche und spätere Hirnschäden zurückgehen, in vielen Fällen wird jedoch keine Ursache nachgewiesen. So ist eine Unterteilung in eine symptomatische oder sekundäre und eine idiopathische (primäre, essentielle, zentrenzephale), z. T. hereditäre Epilepsie möglich. Nachfolgend werden die Anfallssyndrome vorwiegend nach dem klinischen Anfallstyp (s. Tabelle) abgehandelt, denn die Klassifikation der *Internationalen Liga gegen Epilepsie* ist zu kompliziert, da sogar viele Einzelsymptome Untergliederungen veranlassen.

7.1. Primär generalisierte kleine Anfälle

7.1.1. Blitz-, Nick- und Salaam-Krämpfe (Propulsiv-Petit mal, West-Syndrom): BNS-Krämpfe sind meist Folge einer frühkindlichen Hirnschädigung und treten im ersten Lebensjahr in Erscheinung. Die Zuckungen führen, zum Teil nach einem Initialschrei, zu unterschiedlich raschen Beugebewegungen von Kopf und Rumpf, schlagenden Armbewegungen und Beugung der Beine, wobei das Bewußtsein getrübt ist. Der einzelne Anfall dauert nur wenige Sekunden und wiederholt sich 5- bis 20mal und noch häufiger. Die Entwicklung des Kindes ist verzögert, es finden sich neurologische Störungen und später auch Demenz. Im EEG liegen hochamplitudige langsame Wellen und polymorphe diffuse Krampfpotentiale (Hypsarrhythmie) vor.

7.1.2. Myoklonisch-astatische Anfälle (akinetisches Petit mal, Lennox-Gastaut-Syndrom): Vorwiegend Knaben im Alter von 2 bis 5 Jahren werden von den beidseitigen Myoklonien betroffen, die Sekunden, aber auch länger anhalten und sich in Form von Nicken, Blinzeln, perioralen Zuckungen, Ausstoßen von Lauten und abrupten Stürzen (Sturzanfälle) infolge Tonusverlust mit hohem Verletzungsrisiko äußern. Atypische Absencen, längere Benommenheit und generalisierte tonische Muskelverkrampfungen gehören gleichfalls zu diesem Syndrom. Ein Status von Anfällen *(Petit-m[illegible]ustand)* kann in ei[illegible]n Dämmerzustand üb[illegible]hdemenz und diffu[illegible] bestehen neurologi[illegible]Grundtätigkeit verla[illegible]erungen und langsa[illegible]e.

7[illegible]edmann-Syndrom): S[illegible] Epilepsien aus. Es erkranken überwiegend [illegible]12jährige Kinder, und zwar mehr Mädchen. Einfache Absencen sind gekennzeichnet durch plötzliches Innehalten, leeren Gesichtsausdruck und ausbleibende Reaktion bei Anruf. Nach 5 bis 10 Sekunden fährt das Kind in seiner Tätigkeit fort, als sei nichts geschehen. Für die Anfälle, die sich mehrmals pro Stunde und mehr als 100mal am Tag ereignen können, besteht Amnesie. Provozierbar sind Absencen durch Hyperventilation und Erregung. Ein Absencenstatus *(Petit-mal-Status I, Status pycnolepticus)* kommt bei Kindern und Erwachsenen vor. Atypische Absencen weichen vom geschilderten Verlauf ab. Komplexe Absencen gehen mit Retropulsion, Automatismen der Gesichtsmuskulatur, Nesteln, Myoklonien und vegetativen Symptomen einher. Eine Kombination von Absencen mit *Aufwach-Grand-mal* ist häufiger gegeben. Der psychische und der neurologische Befund der Patienten sind in der Regel normal. Zugrunde liegt eine genetische Disposition, wobei nur selten einmal ein zusätzlicher lokaler Hirnschaden nachgewiesen wird. Ein Drittel der Patienten behält die Absencen, ein Drittel wird anfallsfrei, der Rest bekommt zusätzlich Grand-mal-Anfälle. Das EEG weist häufiger auch im Intervall, besonders nach Hyperventilation, generalisierte Spike-wave-Komplexe von 2,5 bis 4/s auf.

7.1.4. Myoklonisch-impulsive Anfälle (Bilaterale epileptische Myoklonien, Impulsiv-Petit mal, Janz-Syn-

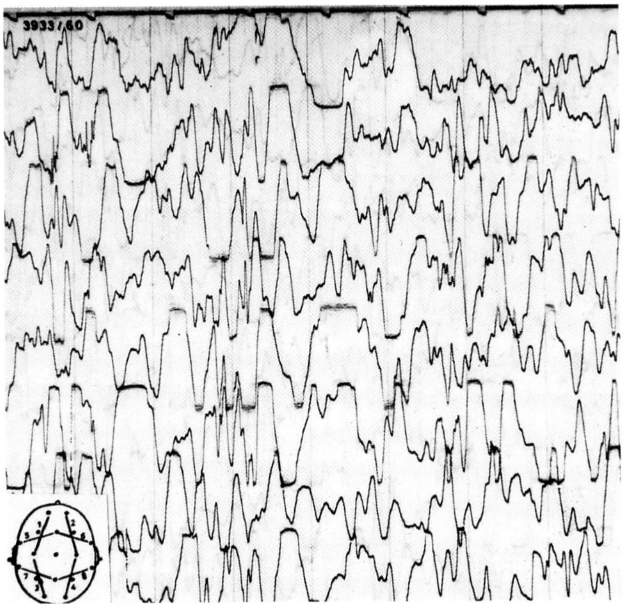

Abb. E-58: Sehr unregelmäßiges Kurvenbild bei einem **Blitz-, Nick- und Salaam-Krampf** (sog. Hypsarrhythmie)

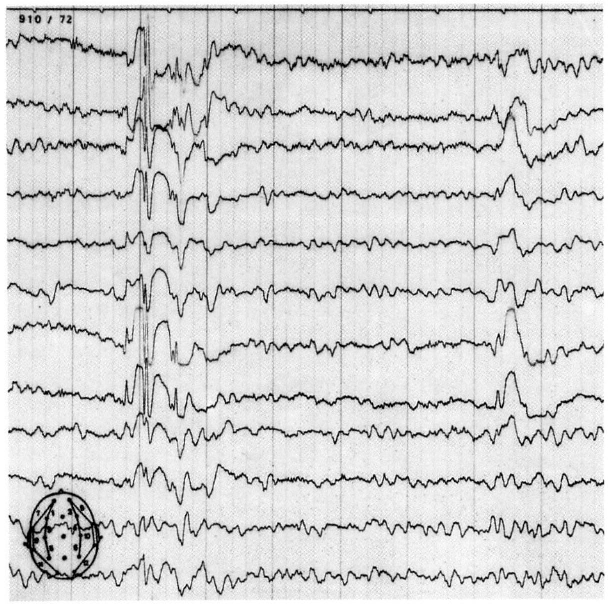

Abb. E-59: Myoklonisch-astatischer Anfall. Langsame Spike-wave-Entladungen, langsame Spikes mit langsamen Wellen. 17 Jahre alter Junge mit frühkindlichem Hirnschaden

drom): Von den beidseitigen, 2–3 Sekunden andauernden Myoklonien, die meist nach dem Aufwachen (Aufwachepilepsie) auftreten, werden Jugendliche von 14 bis 18 Jahren betroffen. Die Patienten spüren, wie sie zusammenzucken, Arme und Schultern schleudern ruckartig empor. Benommenheit liegt nur bei Salven von Anfällen vor, welche durch Schlafmangel, Alkohol und Flickerlicht ausgelöst werden. Intelligenz und Neurostatus sind nicht gestört, psychische Abnormität dagegen häufig. Bei mehr als 50% der Kranken stellen sich später Grand-mal-Anfälle ein. Im EEG finden sich generalisierte Polyspike-wave-Komplexe.

7.2. Fokale Anfälle

Wenn die Symptomatik sich auf die fokalen Anfälle beschränkt, spricht man von elementaren (einfachen) fokalen (partiellen) Anfällen; treten aber Symptome wie Bewußtseinsstörung, Automatismen u. a. hinzu, so handelt es sich um komplexe fokale Anfälle.

7.2.1. **Elementare fokale Anfälle** (partielle Anfälle, Herdanfälle): Sie treten in jedem Lebensalter auf, zugrunde liegt ein meist auch computertomographisch nachweisbarer zerebraler Herd. Das Bewußtsein ist dabei in der Regel nicht getrübt. Die von lokalen Hirnläsionen resultierenden Anfälle betreffen meistens nur eine bestimmte Körperregion oder ein Sinnesgebiet. Ihre Dauer beträgt Sekunden bis Minuten. Die klinischen Symptome bestehen in motorischen und sensiblen Reizerscheinungen, etwa umschriebenen Zuckungen oder Parästhesien. Zu den fokalen elementaren Anfällen zählen auch spezifische sensorische Trugwahrnehmungen osmischer, gustatorischer, optischer oder akustischer Art, daneben auch vegetative oder psychische Erscheinungen. Postiktal können über Tage Hemiparesen persistieren. Nicht selten breiten sich die fokalen Anfälle aus, leiten als Aura einen komplexen fokalen Anfall ein oder münden in große generalisierte Anfälle mit Bewußtlosigkeit.

7.2.1.1. **Jackson-Anfälle:** Sensible Mißempfindungen oder klonische Zuckungen beginnen zunächst fokal, z. B. an einer Hand, weiten sich dann aus, erfassen evtl. die gesamte Körperhälfte und können schließlich in einem Grand-mal-Anfall enden.

7.2.1.2. **Epilepsia partialis continua** (Kojewnikow): Diese liegt vor, wenn bestimmte Muskelgruppen über Stunden bis Tage kontinuierlich klonische Zuckungen aufweisen.

7.2.1.3. **Versivanfälle:** Kennzeichnend sind sekundenlange tonische Seitwärtsbewegungen von Kopf und Augen, Schulter und Arm werden mitunter einbezogen (»Fechterstellung«), das Bewußtsein bleibt meist klar. Die typische Ursache ist ein kontralateraler frontaler, seltener ein parietaler oder okzipitaler Herd, ausnahmsweise liegt die Hirnläsion aber auch ipsilateral.

7.2.1.4. **Halbseitenkrämpfe** (Hemi-Grand-mal): Fast nur im Kindesalter treten halbseitige tonisch-klonische

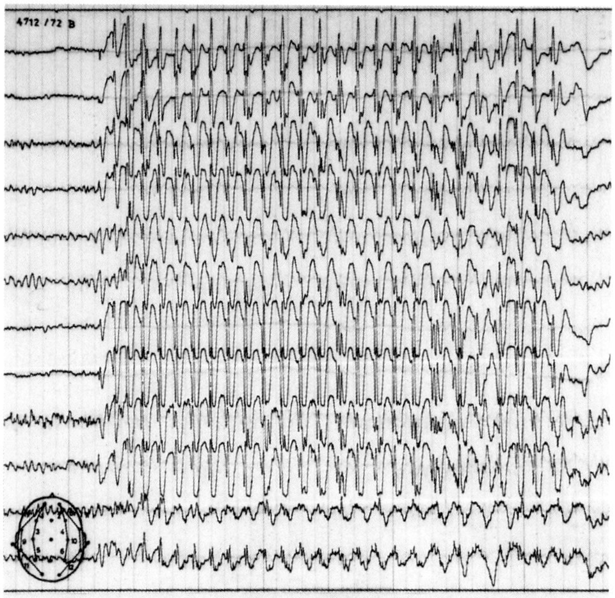

Abb. E-60: 32jährige Frau mit **Absencen.** Spike-wave-Serie (3 pro Sek.)

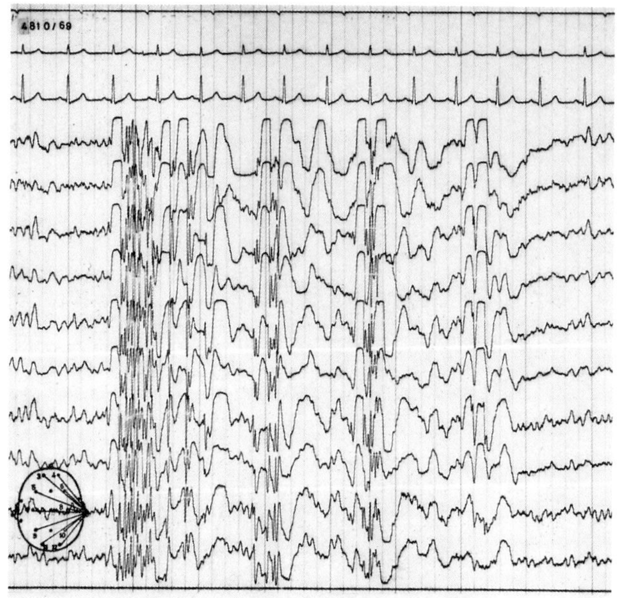

Abb. E-61: Myoklonisch-impulsive Anfälle. Polyspike-wave-Komplexe

Anfälle mit initial gestörtem Bewußtsein auf, die vielfach als Status in Erscheinung treten. Häufig besteht eine ipsilaterale Hemiparese aufgrund einer frühkindlichen Hirnschädigung.

7.2.1.5. **Benigne kindliche Epilepsie mit zentrotemporalem Fokus:** Die Rolandi-Epilepsie macht ca. 15% der kindlichen Anfälle aus und tritt im Alter von 3 bis 13 Jahren auf, bei Knaben doppelt so häufig. Die Iktus dauern Sekunden bis Minuten und sind in 75% an den Nachtschlaf gebunden. So werden sie oft nur zufällig entdeckt, zumal ihre Frequenz eher gering ist. Im Anfall werden halbseitige Parästhesien in Mundhöhle und Gesicht verspürt, die gleichseitigen Kloni von Gesichts- und Schlundmuskulatur gehen mit Hypersalivation und gelegentlichem Gurgeln einher. Die Kinder werden nicht bewußtlos, Adversivbewegungen sind möglich, postiktal werden passagere Sprachstörungen angetroffen. Halbseitige Ausbreitung der Anfälle oder Generalisierung sind selten. Neurologischer und psychischer Befund sind unauffällig, die Intelligenz ist nicht herabgesetzt. Das Leiden ist genetisch bedingt und wird autosomal dominant vererbt. In der Pubertät sistieren die Anfälle meist, daher ist die Prognose gut. Das EEG zeigt zentrotemporal (Rolando-Fokus) und besonders im Schlaf Sharp-waves und Spikes.

7.2.2. **Komplexe fokale (partielle) Anfälle** (psychomotorische Anfälle, Temporallappenepilepsie, Dämmerattacken): Diese breiten sich vom basalen und medialen Temporallappen aus und haben eine Dauer von ½ bis 2 Minuten. Der Patient wirkt absent, verträumt und dösig, verliert aber nicht völlig das Bewußtsein und bleibt bedingt reaktionsfähig. In 75% der Anfälle geht eine vegetative oder psychische Aura unangenehm-bedrohlicher Prägung voraus, die z. B. in epigastrischen Sensationen, Geruchs- und Geschmacksmißempfindungen besteht, Realität und Zeit sind gelegentlich verfremdet (dreamy state, déjà vu), auch szenische Halluzinationen mit ängstlicher Erregung kommen vor. Danach beobachtet man in variabler Verteilung orale Automatismen (Kauen, Schmatzen, Schlucken), Bewegungsschablonen (Nesteln), sprachliche Stereotypien und bei längeren Dämmerattacken auch komplexe Handlungsabläufe. Im Anfall ist das Gesicht meist verfärbt, die Pupillen sind erweitert, weitere mögliche Symptome sind Nausea, rasche Atmung, Tachykardie, Speichelfluß und Harndrang. Fakultativ können ferner fokale Kloni, Adversivbewegungen oder Tonusverlust mit Bewußtlosigkeit und Hinstürzen (temporale Ohnmacht) auftreten. Unter Abklingen der Symptome und vor der völligen Reorientierung geht der Patient noch ziellos umher und bleibt unsicher-verlegen.

Zwei Drittel der Patienten behalten trotz Therapie Anfälle, prognostisch ungünstig sind zusätzliche psychische Störungen und die Kombination mit Grand-mal-Anfällen. Im Intervall sieht man im EEG einseitig oder beidseits temporal paroxysmale Dysrhythmien mit hohen Theta- und Deltawellen, daneben auch steile Potentiale.

Generell werden bei Herdanfällen im EEG fokale Spikes und Deltawellen gefunden. Im Intervall können gleichfalls solche Störungen vorliegen, in anderen Fällen ist das EEG dann aber normal.

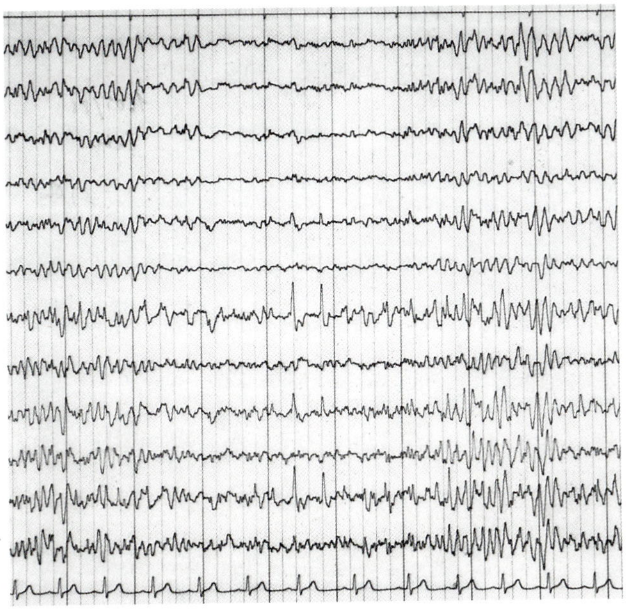

Abb. E-62: Optische Aura mit Spikes links okzipito-parieto-temporal. Anfälle mit Flimmerskotom und Schwindelgefühl

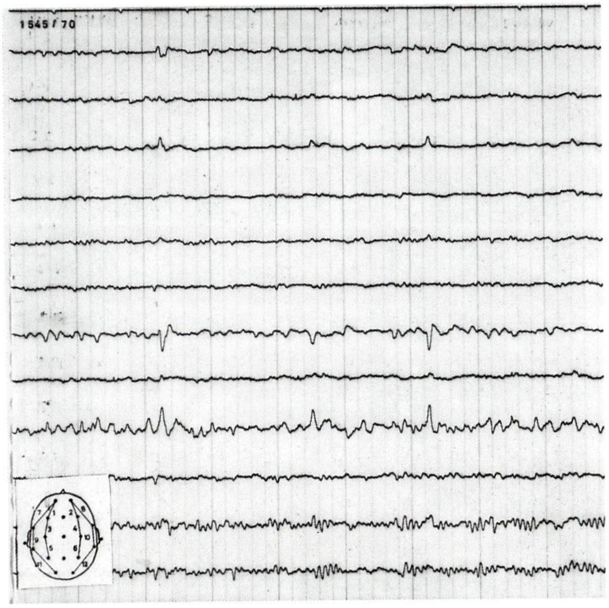

Abb. E-63: Komplexer fokaler Anfall mit links temporalen steilen Wellen

7.3. Generalisierte große Anfälle (Grand mal)

Vegetative Zeichen und Verstimmung sind manchmal Vorboten eines Anfalls. In 10% setzt dieser mit einer Aura ein, die zum Teil bewußt erlebt wird und sich durch abnorme sensible, sensorische oder vegetative Wahrnehmungen und auch psychische Störungen manifestiert. Die bis zu 30 Sekunden lange tonische Phase beginnt häufig mit einem Initialschrei oder Stöhnen, und dann stürzt der Patient bewußtlos zu Boden. Das Gesicht ist blaß und wird infolge Apnoe und Venenstauung zunehmend zyanotisch. Die Muskulatur ist nun extrem angespannt: Die Arme sind in unterschiedlicher Stellung verkrampft, die Beine meist überstreckt und Nacken- sowie Rückenmuskulatur in Opisthotonus. Durch die halbgeschlossenen Augenlider sind die weiten, lichtstarren Pupillen sichtbar; die Kornealreflexe sind nicht auslösbar, Kopf und Bulbi können eine Adversivstellung einnehmen. Der Krampf der Kaumuskulatur führt evtl. zu Bißwunden. Danach folgen Muskelvibrationen und Myoklonien, die in generalisierte, rhythmische klonische Muskelzuckungen übergehen, welche etwa eine Minute anhalten. Die Atmung kommt stoßartig in Gang, durch Hypersalivation tritt der Speichel schaumig hervor. Schweißausbruch, Tachykardie und hoher Blutdruck werden gleichfalls verzeichnet. In dem anschließenden, ca. zweiminütigen postkonvulsiven Koma ist die Muskulatur erschlafft, der Babinski-Reflex ist auslösbar und es kann eine Enuresis erfolgen. Aus dem postkonvulsiven Schlaf, der vielfach stundenlang dauert, erwacht der Patient zerschlagen. Für den Anfall besteht eine Amnesie.

Große epileptische Anfälle sind von vornherein (primär) generalisiert oder haben einen fokalen Beginn, sie verlaufen mitunter rudimentär und können vorwiegend tonisch oder klonisch ausgestaltet sein. Bei Fehlen klinischer Hinweise vermag das EEG hier zur Differenzierung beizutragen, wenn sich vor oder nach dem Krampfanfall herdförmige Veränderungen abgrenzen lassen. Mehrere aufeinanderfolgende Grand-mal-Anfälle werden als Serie bezeichnet; bleibt der Patient aber zwischenzeitlich bewußtlos, so liegt ein lebensbedrohlicher Status epilepticus vor. Stürze im Anfall können leichtere Verletzungen, auch Frakturen und sogar schwere Schädel-Hirn-Traumen hervorrufen. Ein weiteres Risiko stellt die Aspiration dar; Todesfälle durch Atem- und Herzstillstand sind Ausnahmen. Das EEG zeigt im Anfall während der tonischen Phase Spikes oder Sharp-waves und in der klonischen Phase dann Spike-waves oder Polyspike-waves, am Ende des Anfalls flacht die Kurve stark ab, postparoxysmal herrscht Deltaaktivität vor. Im anfallsfreien Intervall werden je nach Anfallstyp Spike-wave- und Polyspike-wave-Komplexe oder Herdbefunde registriert. Das EEG kann aber auch lediglich allgemeinverändert oder sogar normal ausfallen.

8. Migräne

Die Migräne tritt in Anfällen von wechselnder Dauer, Häufigkeit, Intensität und Symptomatik auf. In 50 bis 60% der Fälle besteht eine familiäre Belastung. Die meist halbseitigen Kopfschmerzen werden von Nausea und anderen Symptomen begleitet, welche eine Untergliederung in drei verschiedenen Hauptformen erlauben.

Prävalenz und Morbidität der Bevölkerung liegen zwischen 2 und 10%. Frauen sind viermal häufiger als Männer betroffen und erleben in über 50% den ersten Anfall zwischen der Menarche und dem 30. Lebensjahr. 60% dieser Frauen haben vorwiegend zur Zeit der Menstruation die Kopfschmerzen. Neben den Menses sind Streß und Relaxation, Nahrungsmittel (Alkohol, Schokolade), Wetterwechsel oder orale Kontrazeptiva als Auslöser bekannt. Migräne-Patienten gelten als leistungsorientiert und überdurchschnittlich intelligent.

8.1. Einfache Migräne

Bei dieser häufigsten Manifestationsform werden die Kranken oft schon morgens mit Beschwerden wach. Die Schmerzen erreichen langsam ihr Maximum und halten mit Intensitätsschwankungen einige Stunden, evtl. auch tagelang an. Die *Zephalgien* können im Nacken beginnen, nach vorn wandern und hemikraniell bis zur Orbita ziehen, sich umschriebener ausprägen und auch beidseits auftreten. Ihre Heftigkeit ist für mehr als 60% der Patienten kaum zu ertragen. Im Charakter sind die Schmerzen kontinuierlich drückend und pulsierend-hämmernd. Hinzu kommen Licht- und Lärmempfindlichkeit, Flimmersehen, Übelkeit und Erbrechen. Die Patienten sind abgeschlagen, reizbar und depressiv. Bei nur geringen Kopfschmerzen werden stärkere vegetative Beschwerden wie Schwindel, Nausea, Vomitus und Bauchschmerzen als *Migräne-äquivalente* bezeichnet.

Kinder zeigen eine andersartige Symptomatik, die Attacken sind kürzer. Häufiger wird über beidseitige Kopfschmerzen geklagt, im Vordergrund können Bauchschmerzen, Erbrechen und allgemeines Krankheitsgefühl stehen.

8.2. Klassische Migräne

Im *Prodromalstadium* oder in der ersten Phase, die sich über 20 Minuten bis 2 Stunden erstreckt, und vor der Kopfschmerzattacke werden passagere Herdsymptome beobachtet. Die psychischen Erscheinungen entsprechen aber denen der einfachen Migräne, psychotische Ausformungen kommen vor.

Als erste Variante der klassischen Migräne ist die **ophthalmische Migräne** zu erwähnen: Sie ist durch bilaterale visuelle Reizerscheinungen wie Flimmern, Herabsetzung der Sehkräfte, Wahrnehmen von zackigen bandförmigen Farbstrukturen *(Fortifikationsspektren)* und Skotome wechselnder Lokalisation und Ausdehnung gekennzeichnet. Prodromi mit vorübergehenden Augenmotilitätsstörungen, vorwiegend mit Okulomotoriusparesen, werden *ophthalmoplegische Migräne* genannt. Bei der *Migraine accompagnée* kommt es dagegen zu flüchtigen sensorischen, motorischen und aphasischen Ausfällen. Eine seltene Unterform ist die *erbliche hemiplegische Migräne.* Die bisher erwähnten Symptome weisen auf prächiasmatische Gefäßirritationen und Durchblutungsstörungen der A. cerebri media hin. Ist das Gebiet der A. cerebri posterior betroffen, so ist klinisch das Auftreten einer homonymen Hemianopsie zu erwarten. Die Migräne des Basilarisgebietes dokumentiert sich mit Verwirrtheit und Somnolenz, Schwindel, Tinnitus, beidseitigen Sehstörungen, Dysarthrie, Hirnnervenzeichen, Ataxie, beidseitigen Parästhesien und Lähmungen sowie »Drop attacks«.

Die häufigsten **Prodromi** bei der klassischen Migräne sind Parästhesien, gefolgt von Aphasie, sensomotorischen Ausfällen und homonymer Hemianopsie.

Erst in der **zweiten Phase** und nach Abklingen der visuellen Aura bzw. Prodromi setzen anhaltende Zephalgien ein, die denen bei der einfachen Migräne gleichen. Durchschnittlich dauert der Anfall einer klassischen Migräne 6 bis 8 Stunden. Wenn die passagere Begleitsymptomatik ganz überwiegt und die Kopfschmerzphase in den Hintergrund tritt, wird von Migräne sine Migräne oder *Migraine dissociée* gesprochen.

8.3. Komplizierte Migräne

Hier halten die Prodromi bzw. die visuelle Aura der klassischen Migräne länger an (z. T. über die gesamte Schmerzperiode); sie können den Anfall überdauern und sogar (selten) ein neurologisches Defizit hinterlassen. Insbesondere bei der hemiplegischen und der ophthalmologischen Migräne resultieren langwierige neurologische Ausfälle. Mit Hilfe der Computertomographie werden dann in Einzelfällen ischämische zerebrale Herde nachgewiesen. Allerdings ist die komplizierte Migräne seltener als die klassische Migräne.

Generell kann es im Verlauf bei einem Patienten durchaus zu einem Wechsel von Anfällen mit einfacher, klassischer und evtl. auch komplizierter Migräne kommen.

Differentialdiagnose: 90% aller Patienten mit Zephalgien leiden unter vasomotorischen und psychogenen Kopfschmerzen, die in ihrer Symptomatik fließende Übergänge aufweisen. Vor allem von diesen viel häufigeren Schmerzsyndromen und dem selteneren Cluster-Kopfschmerz muß die einfache Migräne differentialdiagnostisch abgegrenzt werden.

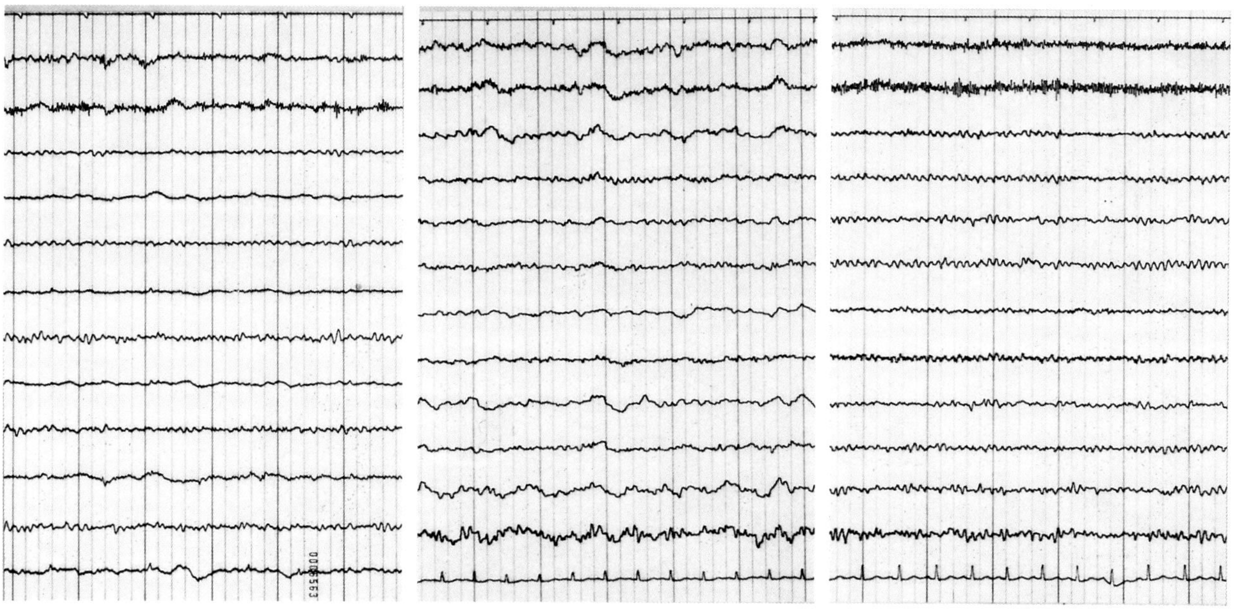

a) b) c)

Abb. E-64: EEG-Verlauf einer Migraine accompagnée. a) Befund 1979: rechtsseitiger Herd mit Theta- und Deltawellen, dabei Kopfschmerzen und passagere linksseitige Paresen. b) Befund 1988: Allgemeinveränderung und Deltaherd links im Migräneanfall (Flimmerskotom, Erbrechen, linksseitige Kopfschmerzen, rechtsseitige flüchtige sensible Störungen und Paresen). c) Befund 1988, drei Tage später: neurologischer Befund und EEG normalisiert

Als Zusatzdiagnostik bei **chronisch rezidivierenden Kopfschmerzen** sollten Schädel, Nasennebenhöhlen und Halswirbelsäule geröntgt werden, dem Screening dienen auch die Computertomographie des Kopfes oder die Kernspintomographie. Das Elektroenzephalogramm zeigt bei der Migräne im Intervall zu 30 bis 50% pathologische Befunde in Form von fokalen und generalisierten Dysrhythmien, Verlangsamung der Grundaktivität bis zur Allgemeinveränderung und Herdstörungen. Diese Befunde werden während Migräneanfällen noch häufiger registriert, sind aber insgesamt unspezifisch. Die Migräne besitzt keine Verwandtschaft oder ätiologische Verbindung mit der Epilepsie, demzufolge finden sich im EEG von Migräne-Patienten keine für Epilepsie typischen Wellen.

Ätiologie und Pathogenese: Die Ätiologie der Migräne ist nicht bekannt. Bei Disposition treten wahrscheinlich periodisch halbseitig vasomotorische Störungen auf, die fokal zerebrale Hypoxien verursachen, welche mit passageren neurologischen Herdzeichen einhergehen. Der vasomotorischen Diathese liegen vermutlich eine verstärkte Irritierbarkeit des vegetativen Nervensystems und eine Störung der Thrombozytenfunktion zugrunde, die zur Freisetzung von Serotonin und Prostaglandinen führen. Nach initialer Vasokonstriktion erfolgt schließlich die Vasodilatation, wobei wohl die perivaskulär angehäuften Prostaglandine und Serotonin in dieser Phase als Schmerzmediatoren wirksam sind.

9. Gefäßkrankheiten

9.1. Reversible Durchblutungsstörungen

Durchblutungsstörung

	lokalisiert	**generalisiert**
reversibel	TIA	Ohnmacht
	↓ Vorbote ↓	
irreversibel	Territorialinfarkt	**akut:** apallisches Syndrom
		chronisch: Multiinfarkt-Syndrom

Pathogenese der Hypoxie/Anoxie

1. **Hypoxämische Anoxie:** zu geringe Sauerstoffkonzentration im Blut bei intaktem Kreislauf (z. B. Atemlähmung)
2. **Anämie – Anoxie:** verminderter Sauerstofftransport im Blut (z. B. Eisenmangelanämie)
3. **Ischämische Anoxie:** verminderte Durchblutung (z. B. Schock, Gefäßverschluß)
4. **Diffusionsanoxie:** verlängerte Diffusionswege (z. B. Tumoren)
5. **Zytotoxische Anoxie:** intrazelluläre Blockade der Sauerstoffverwertung (z. B. Blausäurevergiftung)
6. **Nutritive Anoxie:** fehlende Verwertung durch Substratmangel (z. B. Hypoglykämie).

Lokalisierte, **voll reversible Durchblutungsstörungen** sind **transitorische ischämische Attacken (TIA).** Es kommt dabei zu neurologischen Ausfällen, die innerhalb eines Tages völlig verschwunden sind. Diese transitorischen ischämischen Attacken können Vorboten eines späteren Hirninfarkts sein.

Prolongierte ischämische Attacken haben z. T. kein bleibendes neurologisches Defizit, hinterlassen aber evtl. neurologische Ausfälle; ihr Resultat kann erst nach Tagen bis Wochen beurteilt werden.

Die infolge eines ischämischen Insults zunehmenden neurologischen Störungen werden als »progressive stroke« bezeichnet. Sein Endergebnis ist der Hirninfarkt (»completed stroke«) mit persistierenden neurologischen Schäden.

Entscheidende Faktoren für eine reversible oder irreversible zerebrale Ischämie ist die Arteriosklerose an den zuführenden Halsgefäßen oder am basalen Gefäßkranz. Hier führen aber erst hochgradige Einengungen zu merkbarer Minderdurchblutung.

Der Zustand der Gefäße, deren primäre Anlage, aber auch sekundäre arteriosklerotische Veränderungen sind von Bedeutung für vikariierende Versorgungen bei Durchblutungsstörungen. So kann über Anastomosen (basaler Gefäßkranz, extra-/intrakranielle Anastomosen, leptomeningeale Anastomosen) bei Verschluß eines Gefäßes ein Großteil des Gefäßgebietes oder das ganze durch andere Gefäße mitversorgt werden.

Das Gehirn ist besonders empfindlich gegen Sauerstoffmangel; nach 10 Minuten nimmt man einen irreversiblen Ganglienzelltod an. Im Hirn steht auch Glucose nur in geringer Menge als Stoffwechselsubstrat zur Verfügung.

An Ganglienzellen findet man nach Sauerstoffmangel eine sog. ischämische Zellschädigung *(ischemic cell change, ICC).* Die Ganglienzellen blähen sich kurzfristig auf, reißen dann offenbar an der Membran ein und schrumpfen. Die geschrumpften Ganglienzellen werden nach Wochen resorbiert.

Wesentlich für die neurologische Prognose ist bei den ischämischen Hirndurchblutungsstörungen, wieviel Hirngewebe morphologisch-irreversibel geschädigt und wieviel an Hirnsubstanz lediglich reversibel-funktionsgestört ist. In diesen Fällen ist die Positronenemissionstomographie, die die Glucoseutilisation regional mißt, von prädiktivem Wert. Bei einem Kreislaufstillstand, der mehr als 10 Minuten beträgt, ist ein Hirntod zu erwarten.

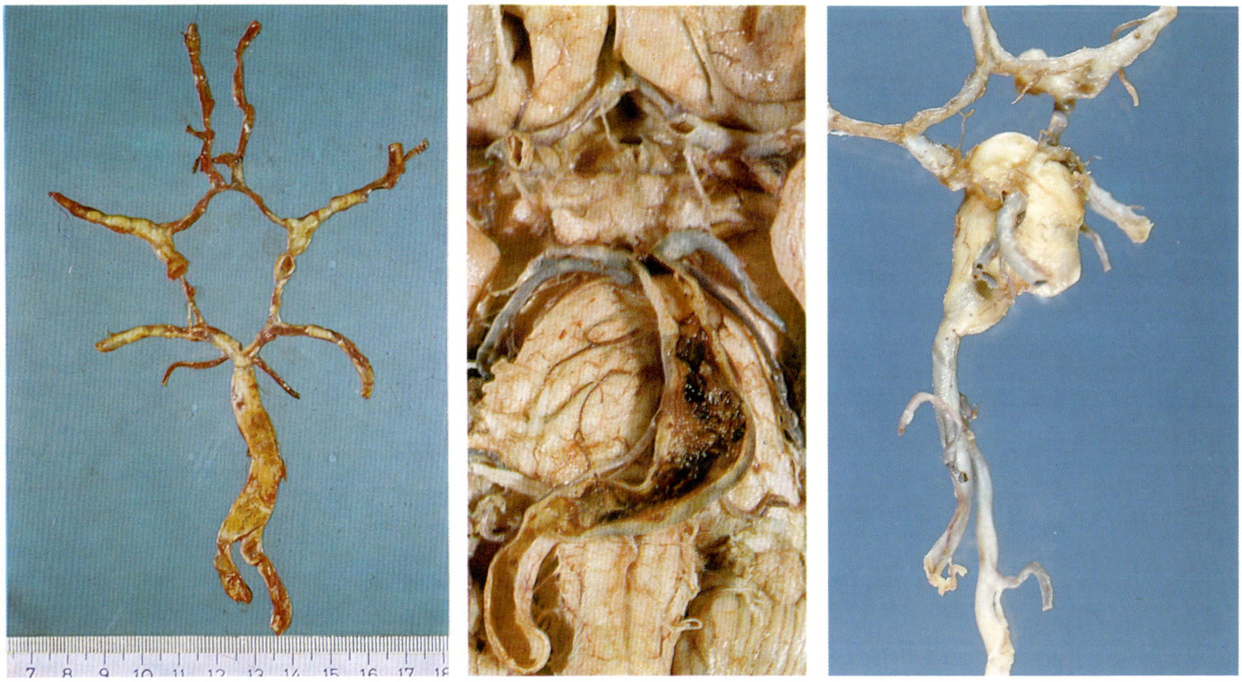

a) b) c)

Abb. E-65: Circulus arteriosus (Willis). a) Arteriosklerose des basalen Gefäßkranzes. b) Ältere Thrombose der A. basilaris. c) Arteriosklerotisches Aneurysma

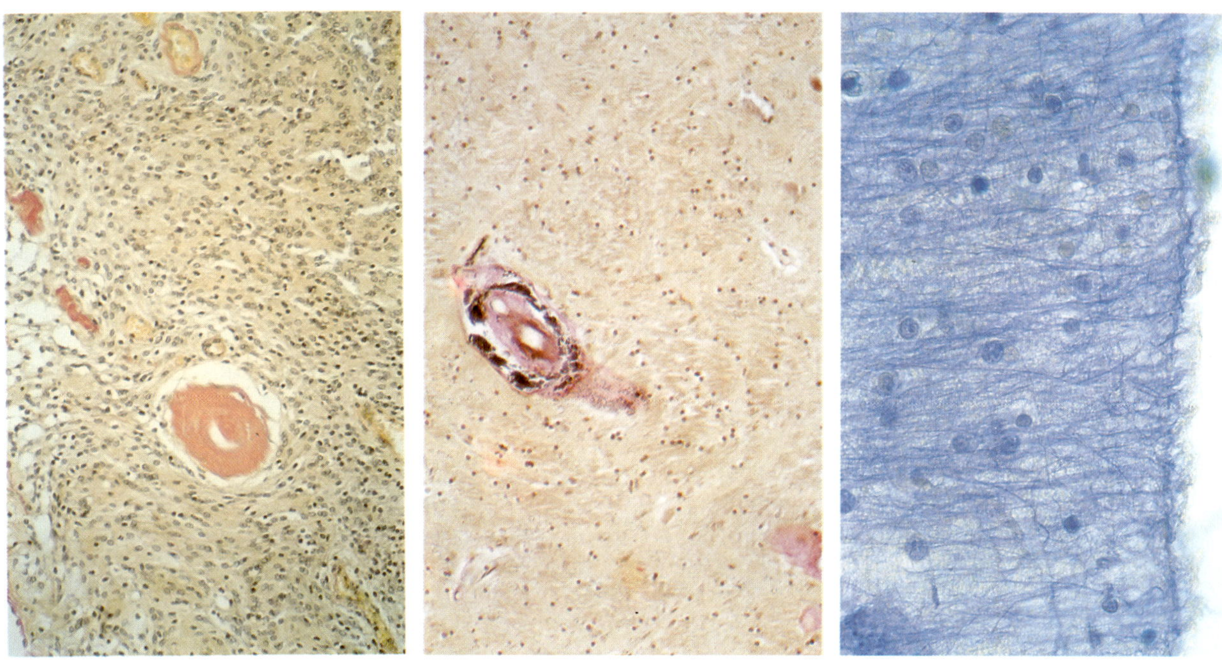

a) b) c)

Abb. E-66: Durchblutungsstörungen. a) Hyalinose einer Arteriole. v.-Gieson-Fbg. b) Eisen-Kalk-Inkrustationen in der Gefäßwand im Pallidum. HE-Fbg. c) Gliose der Molekularschicht der Rinde nach Durchblutungsstörung. Kanzler-Fbg.

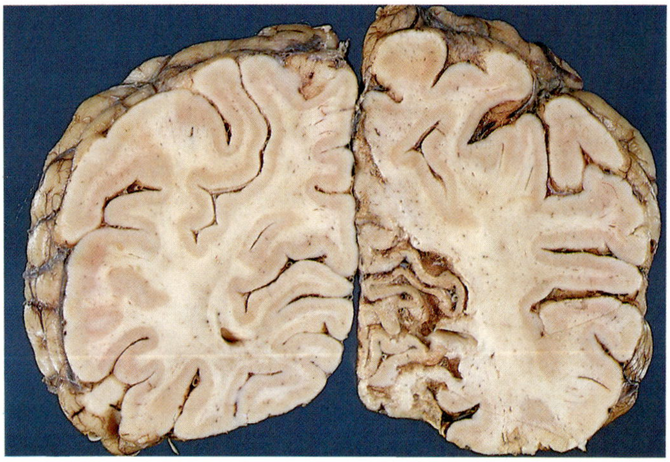

Abb. E-67: Posteriorinfarkt im Stadium III mit eingeschlossener Rinde und zystisch veränderter weißer Substanz

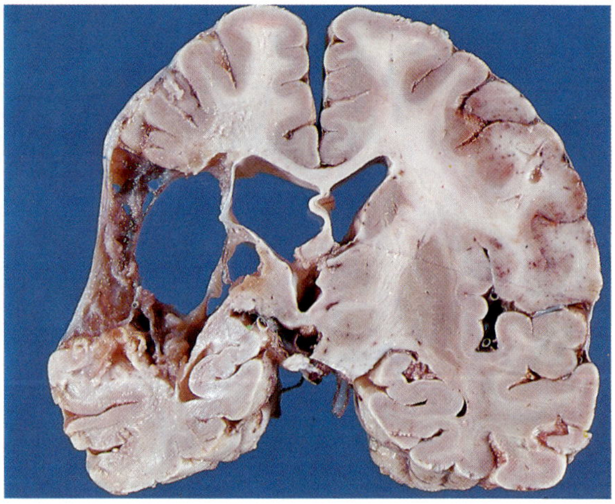

Abb. E-68: Zystisch abgebauter Mediainfarkt im Stadium III

9.2. Territorialinfarkte und Syndrome

9.2.1. Die **Territorialinfarkte** liegen am häufigsten im Karotis-Media-Stromgebiet.

- **Mediatotalinfarkt.** Ein dreiecksförmiger Bezirk des Großhirns einschließlich der Stammganglien und der Inselrinde ist betroffen.

Klinisch findet man eine brachiofazial betonte Hemiparese auf der Gegenseite: Dazu gehört eine zentrale Fazialislähmung, eine armbetonte Hemiparese, die generell spastisch ist, meist eine Aphasie, wenn die Durchblutungsstörung auf der linken Seite gelegen ist, sowie eine Deviation conjugée, d. h. Blickwendung in Richtung Herd. Zu einem kompletten Mediainfarkt gehört auch eine kontralaterale Hemihypästhesie.

- **Anteriorinfarkt.** Die Arteria cerebri anterior versorgt frontobasale Anteile sowie die Gegend an der Mantelkante bis weit in die Parietalregion. Der Infarkt der gesamten A. cerebri anterior führt ebenfalls zur Hemiparese, die jedoch eher beinbetont ist.
- **Infarkt der Arteria cerebri posterior.** Einseitige Verschlüsse der hinteren Hirnarterie, die variabel entweder aus dem Karotisstromgebiet oder aus dem vertebrobasilären Stromgebiet ihre Hauptblutzufuhr erhalten kann, führen zum Okzipitallappeninfarkt unter Einschluß der Kalkarinarinde. Bei Ausfall der gesamten Kalkarinarinde einer Seite entsteht eine homonyme Hemianopsie nach der Gegenseite.
- Extrakranielle und intrakranielle **Karotisverschlüsse** vor dem Circulus arteriosus (Willis) führen zu außerordentlich variabler Symptomatik. Ein Karotisverschluß kann symptomfrei überstanden werden. In anderen Fällen kommt es zum Infarkt einer gesamten Großhirnhemisphäre, der evtl. schnell zu massivem Hirndruck und Tod (maligner Infarkt) führt.
- **Durchblutungsstörungen im Bereich des Basilarisstammes,** am häufigsten als Basilaristhrombosen, führen zu einem schweren Krankheitsbild mit Bewußtseinstrübung, Tetraplegien, Koma und meist letalem Ausgang. Es können allerdings auch kleinere von der A. basilaris abgehenden Äste, die Aa. perforantes und circumferentes, kleinere Territorialinfarkte verursachen, die dann zu leichteren Hirnstammsyndromen führen. Bekannt sind Paramedianinfarkte mit kontralateralen Hemiparesen, Dysarthrien und Blicklähmungen zur Herdseite.
- **Durchblutungsstörungen im Bereich der Kleinhirnarterien,** besonders der A. cerebellaris posterior inferior, können je nach Ausdehnung zu Kleinhirnzeichen, Ataxie, Hemiataxie, Nystagmus, Artikulationsstörungen und Intentionstremor führen.
- **Durchblutungsstörungen im Bereich einer Vertebralisarterie** betreffen sehr oft ein Gebiet, in dem die A. cerebellaris posterior inferior entspringt, aber auch ein kleiner Ast zur Medulla oblongata. Ist dieser letztere Ast allein betroffen, dann findet man das häufigste der gekreuzten Hirnstammsyndrome, das Wallenberg-Syndrom. Es wird als dorsolaterales Oblongatasyndrom bezeichnet und verursacht ipsilateral einen Trigeminusausfall, ein Horner-Syndrom, Stimmbandparese, Gaumensegel- und Rachenhinterwandparese sowie Hemiataxie, kontralateral dagegen eine dissoziierte Sensibilitätsstörung. Weitere gekreuzte Hirnstammsyndrome können in verschiedenen Höhen vorkommen und betreffen meist kleine Bezirke des Mittelhirns, der Brücke und der Medulla oblongata.

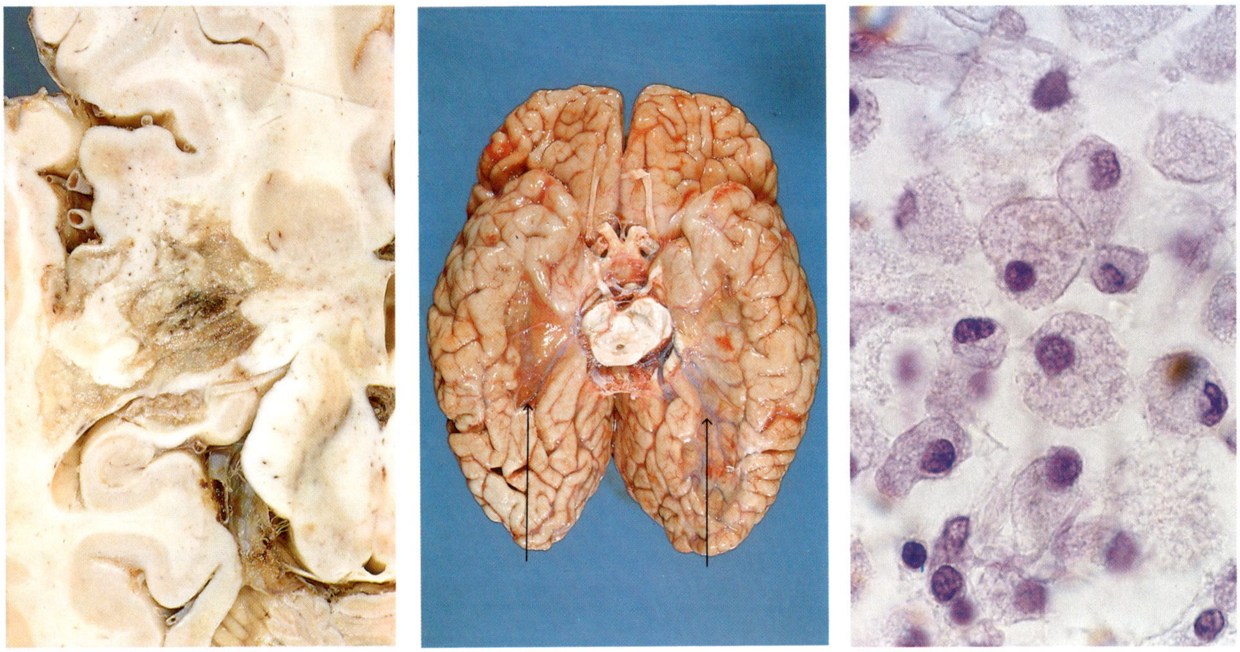

a) b) c)

Abb. E-69: Infarkt. a) Infarkt im Stadium III mit landkartenartiger zystischer Umwandlung. b) Doppelseitiger Posteriorinfarkt (↑). c) Abräum- oder Fettkörnchenzellen. HE-Fbg.

9.2.2. **Teilinfarkte** spielen vor allem dann eine Rolle, wenn das Gefäß sich in mehrere funktionell wichtige Unteräste aufteilt. Dies gilt besonders für die A. cerebri media, die mit mehreren großen Ästen Teile der Hemisphäre versorgt. Beim Ausfall eines Astes kann es z. B. zu einer ausgestanzten motorischen Aphasie kommen, die als durchblutungsbedingt erkannt werden muß.

9.2.3. **Anastomosenabhängige Infarkte:** Für die Gestalt und Ausdehnung anastomosenabhängiger Infarkte sind vor allem die Kollateralen, die über leptomeningeale Anastomosen versorgen, entscheidend. Ein Infarkt kann aufgrund ausreichender Kollateralversorgung lediglich das Endausbreitungsgebiet einer Arterie betreffen (Minimalinfarkt), auf ein zentrales dreiecksförmiges Gebiet beschränkt bleiben (Zentralinfarkt) oder aber nahe dem verschlossenen Gefäß liegen (stumpfnaher Infarkt).

9.2.4. **Grenzlinieninfarkte und lokale Folgen generalisierter Blutdrucksenkungen.** »Letzte Wiese«-Infarkte, die Grenzgebiete einer Gefäßversorgung betreffen oder in der Mitte zwischen angrenzenden Versorgungsgebieten zweier Territorien als »Grenzlinieninfarkte« liegen. Sie werden als Folgen einer generalisierten Blutdrucksenkung angesehen, bei der die zuletzt irrigierten Versorgungsgebiete infarziert werden. Dieses Konzept der »letzten Wiese« ist umstritten, obwohl Grenzlinieninfarkte sowohl pathologisch-anatomisch als auch in bildgebenden Verfahren nicht selten gesehen werden.

Pathologisch-anatomisch ist der Hirninfarkt das Musterbeispiel einer Kolliquationsnekrose, bei der es zu Einschmelzung, Abtransport und schließlich als Folge zur Entstehung einer Pseudozyste kommt.

Diese Kolliquationsnekrose hat drei Stadien:
I. Das **Stadium der Nekrosebildung.** Makroskopisch ist nur wenig zu erkennen: Die Rindenmarkgrenze kann verschwommen sein, das Gewebe auf der Schnittfläche glasig prominent erscheinen aufgrund der beginnenden Schrankenstörung. Histologisch findet man erste ischämische Zellveränderungen.

II. Das **Stadium der Resorption.** Am Rande der Nekrose kommt es zu Gefäßproliferation und Einsprossen von Mikrogliazellen, die sich bald durch Fettresorption in *Fettkörnchenzellen* umwandeln. Durch die periphere Kapillarproliferation entsteht eine *Demarkationslinie.* Makroskopisch ist ein Infarkt im Stadium II weich, brüchig und teils schon zystisch umgewandelt.

III. Im **Stadium der Pseudozyste** beobachtet man makroskopisch einen unregelmäßig gestalteten, mit milchiger Flüssigkeit gefüllten Hohlraum *(Kalkmilchzyste).* Histologisch findet man im Rand noch die Folgen der Gefäßproliferation, vermehrte Kapillaren sowie geschwollene Astrozyten. Der Zystenrand selbst ist gliös vernarbt.

9.3. Massenblutung

Im Hirn unterscheidet man pathologisch-anatomisch typische und atypische Massenblutungen.

9.3.1. **Typische Massenblutungen** sind pathologisch-anatomisch nach ihrem Sitz definiert und pathogenetisch fast ausschließlich Folgen einer Hypertonie. Sie kommen im Putamen-Claustrum-Gebiet, im Thalamus, in der Brücke und im Kleinhirn vor. Die **Großhirnhemisphärenblutung** (Putamen-Claustrum-Blutung, Capsula-interna-Blutung, Stammganglienblutung) macht etwa 80% aller typischen hypertonen Massenblutungen aus.

Pathogenese: Ursache einer hypertonen Massenblutung mit dieser typischen Lokalisation ist praktisch immer der länger bestehende **Bluthochdruck.** Er führt an den mittel- und kleinkalibrigen Arterien zu einer Hyalinose und Fibrose. Diese Arterien sind – entwicklungsgeschichtlich bedingt – in besonderen Übergangsabschnitten der Stammganglien, des Thalamus, der Kleinhirnhemisphären und des Hirnstamms angeordnet. Diese **Gefäßhyalinose und Fibrose** führen zu:

- Stenosen der Gefäßlumina und damit zu lokalen rezidivierenden Durchblutungsstörungen und
- vermehrter Starre und Brüchigkeit der genannten Gefäße und dadurch zu Ruptur und Blutung.

Eine wichtige Rolle in der Pathogenese der Blutung wird dem **Status cribrosus** zugemessen. Beim Status cribrosus handelt es sich um kleine Hohlräume, angeordnet um Gefäße, die auch zur Hyalinofibrose neigen.

Pathologie: Makroskopisch sieht man kleinere oder die gesamte Hemisphäre ausfüllende Blutungen und Hirndruckzeichen. Wird die Blutung überstanden und resorbiert, so findet man nach einigen Monaten eine schlitzförmige Pseudozyste, die nur noch einen geringen Teil des Gebietes der ehemaligen Blutung einnimmt.

9.3.1.1. **Putamen-Claustrum-Blutung:** Diese plötzlich einsetzende Blutung führt rasch zu einer kontralateralen Hemiparese, die das Bild des Mediaschlaganfalles kopiert.

Zu 80% sind solche brachiofazial betonten Hemiparesen durch Mediainfarkte, zu 20% durch hypertone Putamen-Claustrum-Blutungen ausgelöst.

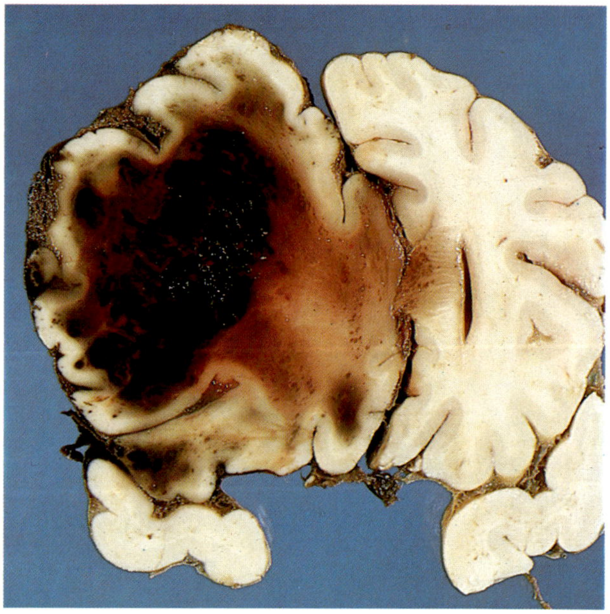

Abb. E-70: Hypertone Putamen-Claustrum-Massenblutung in der linken Großhirnhemisphäre mit Verdrängung der rechten Hemisphäre

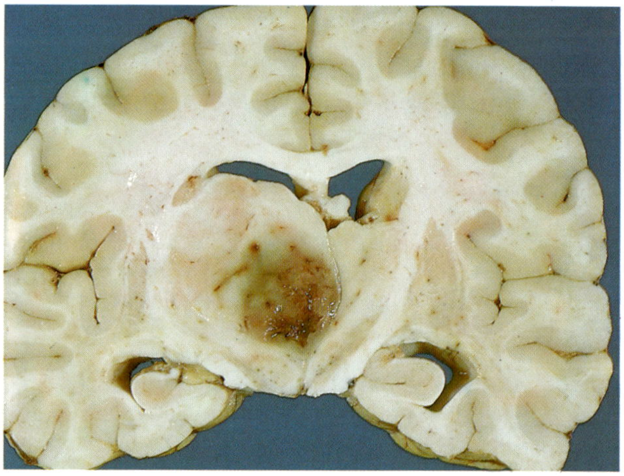

Abb. E-71: Hypertone Massenblutung im linken Thalamus mit Massenverschiebung

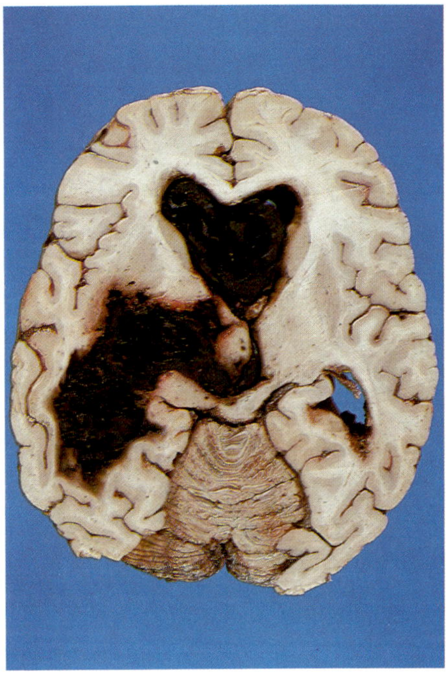

Abb. E-72: **Hypertone Massenblutung** im Putamen-Claustrum-Gebiet mit Ventrikeltamponade

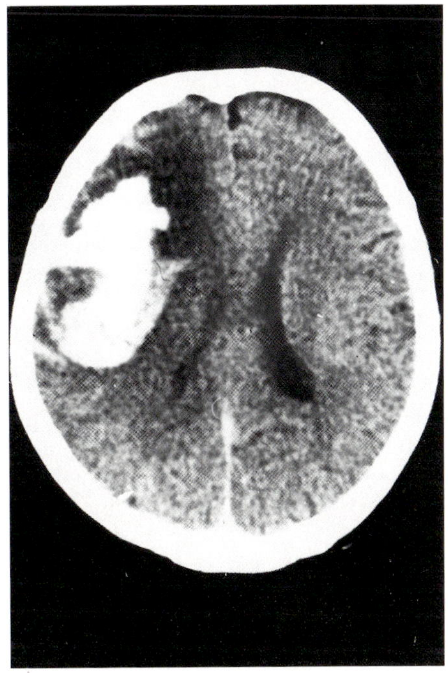

Abb. E-73: **Hypertone Massenblutung** im Putamen-Claustrum-Gebiet mit Durchbruch nach außen (CT)

Klinik: Die meisten Massenblutungen wirken raumfordernd und brechen ins Ventrikelsystem ein. Dadurch wird der Liquor blutig. Das Computertomogramm erlaubt die Unterscheidung eines hypodensen Infarkts von einer hyperdensen Massenblutung.

9.3.1.2. Bei der **Thalamusblutung** kommt es zu sensiblen Reiz- und Ausfallserscheinungen, besonders zu Lagesinnstörungen. Pathologisch-anatomisch unterscheidet sich die Thalamusblutung nicht von anderen Blutungen. Differentialdiagnostisch muß ein Thalamusinfarkt erwogen werden.

9.3.1.3. **Kleinhirnblutung:** Im Bereich einer Kleinhirnhemisphäre kann es ebenfalls zu einer hypertonen Massenblutung kommen. Die klinischen Zeichen sind Nystagmus, Ataxie, Intentionstremor, Sprachstörungen. Je nach Ausdehnung kann die Blutung rasch raumfordernd wirken und Liquorabflußstörungen verursachen.

9.3.1.4. Bei der **primären Ponsblutung** findet man meist eine voluminöse, die Brücke auftreibende und durchsetzende, umschriebene Blutung. Diese führt schnell zu Koma, spastischer Tetraparese, Streckkrämpfen, vegetativen Störungen und Tod.

9.3.2. **Atypische Massenblutungen** unterscheiden sich durch ihre Lokalisation und Ätiologie von den typischen hypertonen Massenblutungen. Sie sind in der Regel Lappenblutungen und befinden sich im Bereich der weißen Substanz des Marks. Sie kommen zustande:

- Bei generalisierten **hämorrhagischen Diathesen.**
- Intrazerebral gelegene **Angiome** können zu atypischen Massenblutungen führen. Echte arteriovenöse Angiome sind meist entweder in den Meningen oder zwischen Meningen und Hirn gelegen und führen zu kombinierten Subarachnoidal- und Hirnblutungen.
- Eine wichtige Gruppe atypischer Massenblutungen stellen die **traumatischen Markblutungen** dar. Sie sind Ausdruck eines substantiellen Schädel-Hirn-Traumas und Teilsymptom der klinisch definierten Contusio cerebri.

Pathologisch-anatomisch findet man bei diesen Massenblutungen alle Abräumstadien, die auch bei den Infarkten vorkommen. Im Unterschied zu den anämischen Infarkten beobachtet man Pigmentmakrophagen, die mittels der Berliner-Blau-Färbung als **Siderophagen** im Randgebiet der Blutung oder in den verbleibenden Pseudozysten identifiziert werden können.

9.4. Spontane Subarachnoidalblutung – Purpura cerebri

9.4.1. Spontane Subarachnoidalblutungen werden durch Ruptur von Aneurysmen am basalen Gefäßkranz oder an größeren, im Subarachnoidalraum verlaufenden Arterien verursacht. Die Aneurysmen der Hirnbasisarterien gelten als angeboren, man nimmt eine kongenitale Bindegewebsschwäche an. Unter den Belastungen mit erhöhtem Blutdruck findet man dann eine zunehmende Aussackung und Ausdünnung der Wand, bis es zur Ruptur kommt.

Pathologie: 30% der Aneurysmen sind in der A. communicans anterior lokalisiert. Ebenfalls häufig liegen sie an der intrakraniellen Karotis, an der A. communicans posterior und an der A. cerebri media. Auch an der Teilungsstelle der A. basilaris in die beiden hinteren Hirnarterien findet man sie. Die Aneurysmen unterscheiden sich in ihrer Form: Es gibt breitbasig aufsitzende sowie gestielte Aneurysmen, aber auch einfache Gefäßerweiterungen. Histologisch läßt sich am Aneurysma eine Unregelmäßigkeit des Wandbaus nachweisen. Muskularis und Adventitia sind verdünnt, die Elastika ist aufgesplittert, teils fehlend. Bei sorgfältiger Suche und sinnvoller Schnittführung läßt sich oft die Rupturstelle nachweisen.

Klinik: Aus vollem Wohlbefinden heraus kommt es zu heftigen Kopfschmerzen und Erbrechen, in schwereren Fällen bald zu Somnolenz und Koma. Je nach Lage des Aneurysmas und der Blutung finden sich fakultativ neurologische Herdzeichen. Da die Blutung subarachnoidal gelegen ist, ist der lumbal entnommene Liquor blutig. Wegweisend können Blutungen am Augenhintergrund sein.

Etwa 30% der betroffenen Patienten sterben bei der ersten Blutung. Wenn diese überstanden wird, kommt es relativ häufig zu einer Zweit- bzw. Drittblutung. Die Hälfte der Überlebenden stirbt innerhalb einiger Jahre an Rezidivblutungen. Um diese Risiken zu vermeiden, muß frühzeitig eine zerebrale Angiographie durchgeführt werden, damit das dargestellte Aneurysma früh operiert werden kann. Eine Blutungsquelle läßt sich jedoch nicht immer auffinden. Eine erhebliche Komplikation der spontanen Subarachnoidalblutungen stellt ein arterieller Gefäßspasmus dar. Größere Aneurysmen können im Verlauf spontan thrombosieren, bleiben stumm, d. h., sie rupturieren nicht. Klinische Hinweise auf Aneurysmen sind gelegentlich Kopfschmerzen, neurologische Herdzeichen nach leichten Subarachnoidalblutungen und auch eine Migraine accompagnée.

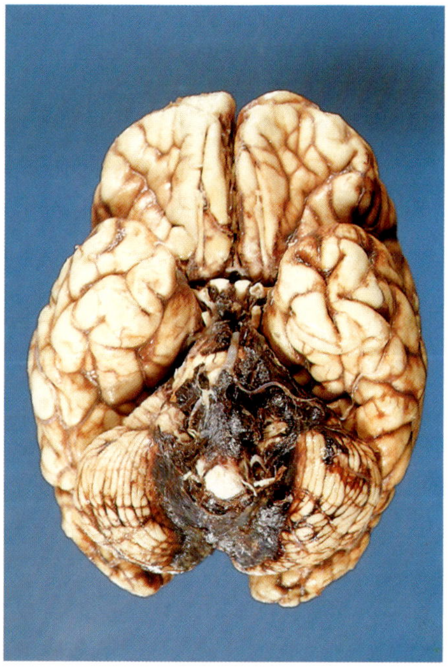

Abb. E-74: Subarachnoidalblutung. Lokalisierte Blutung in der linken hinteren Schädelgrube nach Ruptur eines Basilaris-Aneurysmas

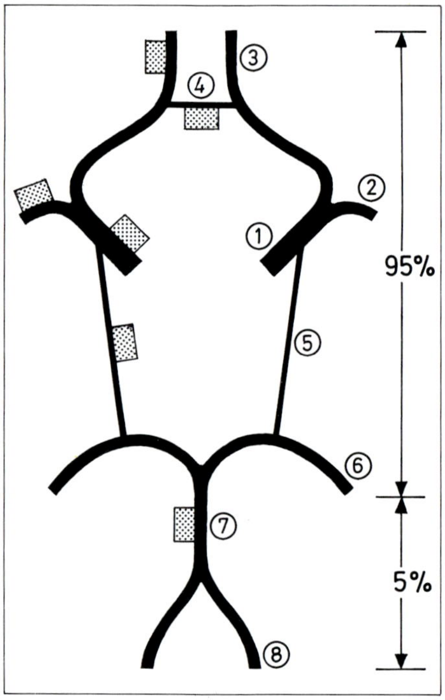

Abb. E-75: Lokalisation und Häufigkeit der **sackförmigen Aneurysmen. 1:** A. carotis interna (15%), **2:** A. cerebri media (20%), **3:** A. cerebri anterior (5%), **4:** A. communicans anterior (30%), **5:** A. communicans posterior (30%), **6:** A. cerebri posterior, **7:** A. basilaris, **8:** A. vertebralis (6, 7 und 8 = 5%)

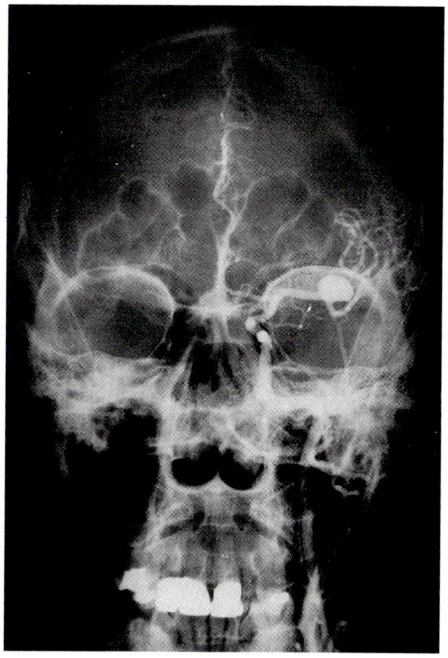

Abb. E-76: Karotisangiogramm mit sackförmigem **Aneurysma** an der A. cerebri media links

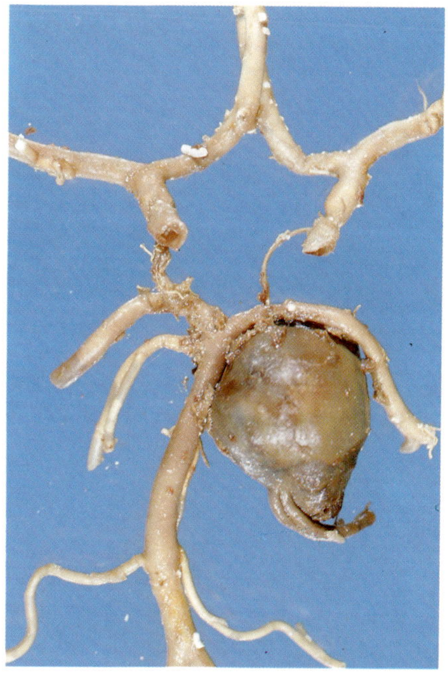

Abb. E-77: Aneurysma an der A. cerebellaris superior

Fakultative klinische Symptome:

- Bei **Aneurysmen der A. communicans anterior** findet man häufiger eine diskrete Halbseitensymptomatik, Blutungen in das Vorderhorn und Bewußtseinsstörung.
- Intrakranielle **Aneurysmen an der A. cerebri media** können Hemiparesen, Aphasie und auch epileptische Anfälle verursachen.
- **Aneurysmen an der A. basilaris** können bulbäre Symptome und Kleinhirnzeichen mit sich bringen.
- **Karotisaneurysmen im intrakraniellen Abschnitt,** aber auch alle anderen Aneurysmen führen aufgrund einer Ummauerung gern zu Hirnnervenausfällen, besonders Augenmuskelparesen.

9.4.2. Unter **Purpura cerebri** versteht man eine Durchsetzung des gesamten Hirns mit flohstichartigen Blutungen. Ursachen sind

- hämorrhagische Diathese bei Leukämien, Agranulozytose oder durch Medikamente,
- akute hämorrhagische Enzephalitis (Hurst),
- Fettembolie.

Die Purpura cerebri führt zu einem starken Hirnödem und Hirndruck.

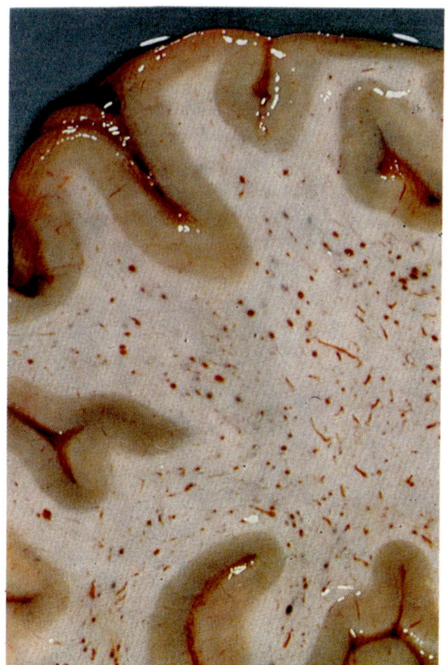

Abb. E-78: Purpura cerebri. Multiple flohstichartige Blutungen im Mark

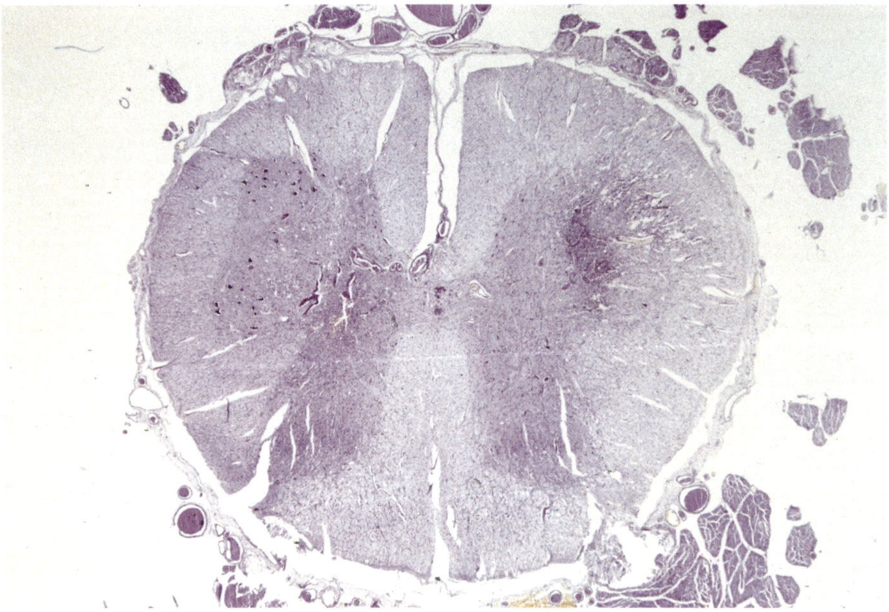

Abb. E-79: Durchblutungsstörungen im Rückenmark. Entzündliches Infiltrat im rechten Vorderhorn. Kresyl-Violett-Fbg.

9.5. Durchblutungsstörungen des Rückenmarks

Akute und rezidivierende Durchblutungsstörungen im Rückenmark entstehen unter ähnlichen Bedingungen wie im Hirn. Entscheidend ist die Gefäßversorgung der einzelnen Rückenmarksabschnitte. Die lokale Arteriosklerose spielt gegenüber anderen Faktoren eine untergeordnete Rolle. Dazu gehören Prozesse im Thorakalraum, Herzinsuffizienz, Arteriosklerose der Aorta und Aortenaneurysma. Auch ein Kreislaufschock kann zu Minderperfusion des Rückenmarks führen.

Ferner können Traumen, Tumoren und Entzündungen die Rückenmarksgefäße mechanisch komprimieren; letztere können auch toxisch schädigen. Die Durchblutungsstörungen rufen Querschnittssyndrome hervor und daneben longitudinale Stiftnekrosen, welche die Symptome einer Syringomyelie kopieren können.

Topisch unterscheidet man

- eine Minderdurchblutung in den ventralen zwei Dritteln als Folge eines Verschlusses der A. spinalis anterior;
- eine zentrale stiftförmige Schädigung in der Nähe des Zentralkanals. Ischämische Nekrosen im Hinterhorn und in den Hintersträngen entsprechen dem Versorgungsgebiet der Aa. spinales posteriores.

9.5.1. Intermittierende spinale Ischämie: Darunter versteht man klinisch wiederholte, rückbildungsfähige ischämische Symptome, die eventuell Paraparesen, Pyramidenzeichen, Hypästhesien an den Beinen und Blasenstörungen verursachen. Solche intermittierenden Durchblutungsstörungen treten nicht selten bei Herzinsuffizienz auf.

Ihre Symptome verstärken sich bei Belastung (Gehen) und bessern sich in Ruhe wieder: somit besteht eine Claudicatio intermittens des Rückenmarks. Im Intervall liegen keine Beschwerden und Ausfallserscheinungen vor. Parallel dazu sind die Fußpulse oft nicht tastbar oder es treten an anderen Organen Durchblutungsstörungen auf.

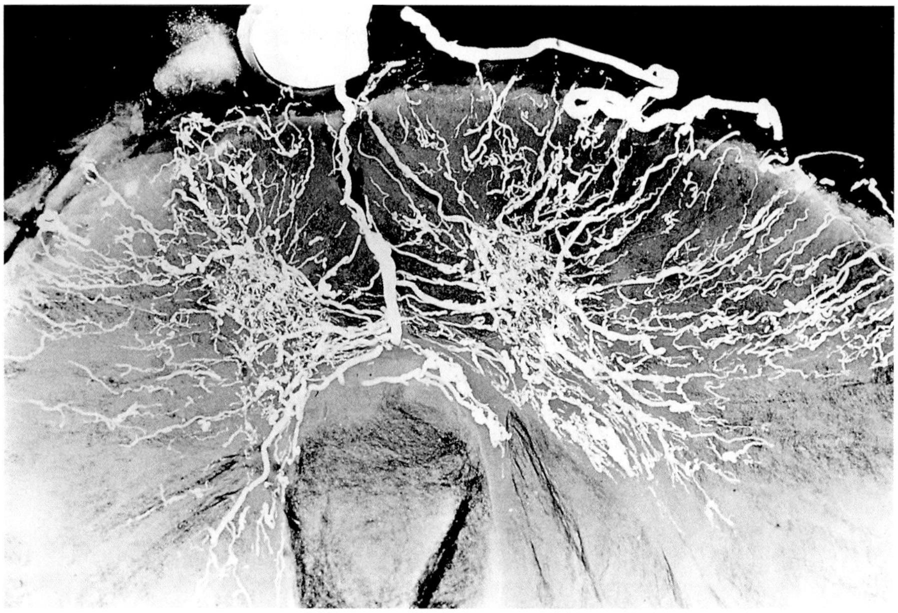

Abb. E-80: Postmortales Rückenmarksangiogramm mit gestauter Sulci-commissural-Arterie. Stiftförmige Nekrose

9.5.2. Spinalis-anterior-Syndrom: Durchblutungsstörungen, die aufgrund einer Minderversorgung im Bereich der A. spinalis anterior auftreten, gehen anfänglich mit Schmerzen und radikulären Parästhesien einher. Innerhalb von Stunden entwickelt sich eine schlaffe Lähmung der Beine und des Rumpfes, Pyramidenbahnzeichen sind aber vorhanden.

Da die Seitenstränge betroffen sind, die Hinterstränge aber verschont bleiben, findet man eine dissoziierte Sensibilitätsstörung, die auf beiden Seiten in der Höhe oft um ein Segment differiert. Eine Blasenlähmung besteht immer.

9.5.3. Traumatische Myelomalazie: Bei Schleudertraumen, Frakturen und Luxationen der Halswirbelsäule kann es zur zentralen Rückenmarksschädigung kommen. Man findet dann eine zentrale Stiftnekrose, die aber auch Folge eines Grenzlinieninfarkts sein kann.

9.5.4. Hämatomyelie: Diese Blutung in die Rückenmarkssubstanz kommt bei kleinen Aneurysmen, bei Gerinnungsstörungen und auch bei Wirbelsäulentraumen vor. Je nach Ausdehnung der Blutung variiert die Symptomatologie: Sie kann mehr einem Spinalis-anterior-Syndrom ähneln oder den Folgen einer zentralen Stiftnekrose. Eine dissoziierte Empfindungslähmung besteht oft, da die vorderen Kommissurenfasern zerstört sind.

9.5.5. Progressive vaskuläre Myelopathie: Diese Krankheit tritt in höherem Lebensalter auf. Langsam progredient entwickelt sich eine Bewegungsstörung der Beine. Pathologisch-anatomisch findet man einen Parenchymschwund. Die Diagnose kann intravital nur selten gestellt werden.

10. Entzündungen

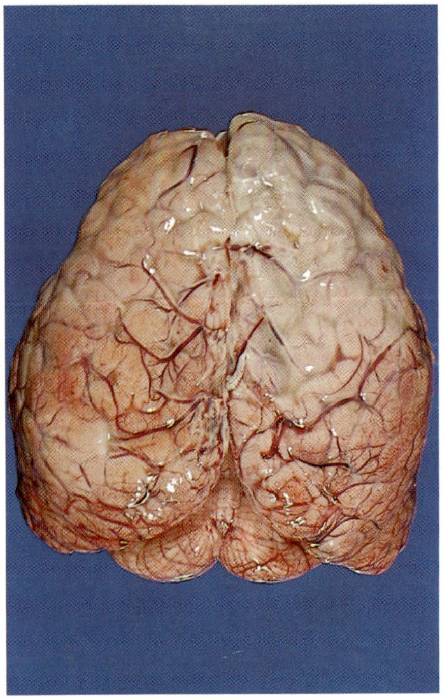

Abb. E-81: Bakterielle Meningitis. Eitrige frontalbetonte Haubenmeningitis

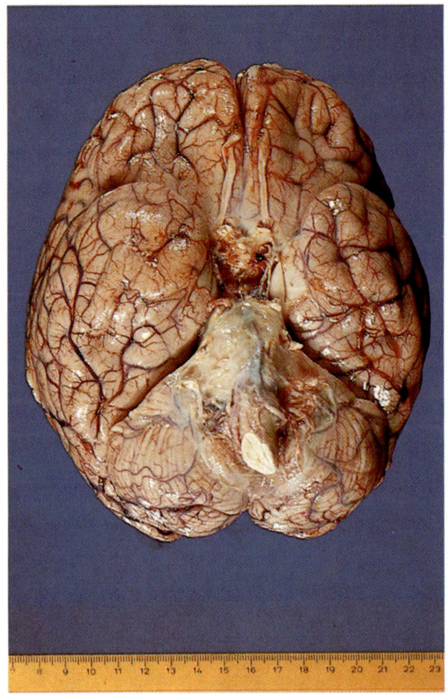

Abb. E-82: Bakterielle Meningitis. Basal betonte otogene Meningitis

10.1. Bakterielle Entzündungen

10.1.1. Eine eitrige Meningitis kann entstehen:

- **Hämatogen**, so besonders die Meningokokkenmeningitis.
- **Fortgeleitet** infolge einer Entzündung benachbarter Strukturen.
- **Direkt** durch eine offene Schädel-Hirn-Verletzung.

10.1.1.1. Die bekannteste **hämatogene Meningitis** ist die epidemische, bei Kindern und auch Erwachsenen auftretende Meningokokkenmeningitis. Der Erreger ist der *Meningococcus* oder *Neisseria meningitidis*. Diese Erkrankung führte früher oft zum Tod oder zu Defektheilungen.

Pathologisch-anatomisch liegt ein dichtes eitriges Infiltrat im Subarachnoidalraum vor, das über der Konvexität stärker ausgeprägt ist (Haubenmeningitis).

Klinisch folgt dem katarrhalischen Stadium von 3 bis 5 Tagen eine zweite Krankheitsphase mit Fieber, Nackensteife, Eintrübung, Hirnnervenausfällen und Hirndruck. Im Liquor findet man eine erhebliche Pleozytose mit überwiegend segmentkernigen Leukozyten, teilweise eitrig trüben Liquor.

Meningokokkeninfektionen verlaufen gelegentlich foudroyant und führen dann – ohne wesentliche meningeale Beteiligung – über eine Sepsis mit Nebennierenblutungen schnell zum Tode **(Waterhouse-Friderichsen-Syndrom)**.

10.1.1.2. Die **fortgeleitete bakterielle (eitrige) Meningitis** bevorzugt im Gegensatz zur hämatogenen die Hirnbasis. Je nach Entstehung – otogen oder rhinogen – sind der Kleinhirnbrückenwinkel und die Zisternen um den Hirnstamm oder der frontobasale Subarachnoidalraum befallen.

10.1.1.3. Eine **direkte Meningitis** kommt durch ein offenes Schädel-Hirn-Trauma zustande. Offene Schädel-Hirn-Traumen haben verschiedene Komplikationen, darunter eine **frühe Meningitis**, die direkt nach Einbringen von Keimen durch Splitter o. ä. entsteht.

Zusätzlich führen offene Schädel-Hirn-Traumen zu permanenten Eröffnungen des Liquorraums (Liquorfisteln) mit Liquorrhö, evtl. durch Nase oder Ohr. Dadurch kann es zu einer **spätauftretenden Meningitis** kommen.

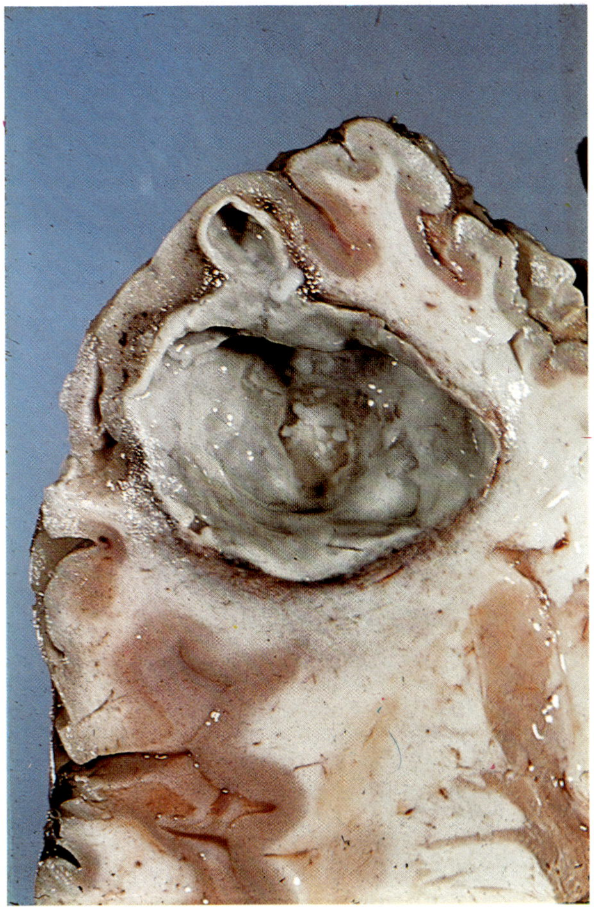

Abb. E-83: Alter Hirnabszeß. Nach Entleerung des Inhalts deutliche verdickte Abszeßmembran erkennbar.

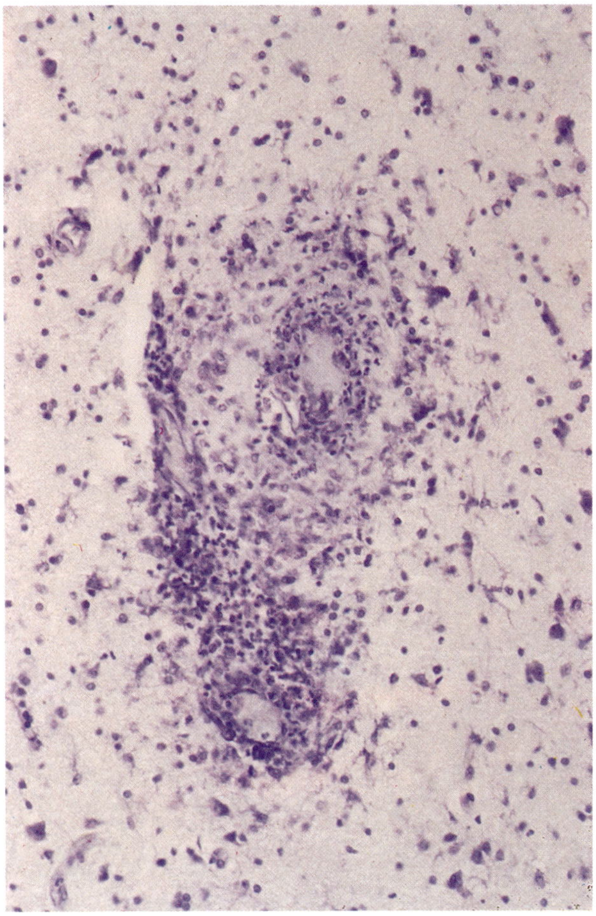

Abb. E-84: Embolisch-metastatische Herdenzephalitis (Septikopyämie). Perivaskulär angeordnete Eiterzellen. Kresyl-Violett-Fbg.

10.1.2. Hirnabszesse sind umschriebene, eitrige Entzündungen im Hirnparenchym, die den Abszessen in anderen Körperregionen entsprechen. Neben bakterieller Genese kann ein Abszeß auch durch Pilze und Parasiten hervorgerufen werden.

Pathologisch-anatomisch erkennt man einen eitergefüllten Hohlraum und je nach Alter des Prozesses eine mehr oder weniger bindegewebig verfestigte Abszeßwand. Histologisch findet man eine Nekrosezone mit Fibrin und Eiterzellen, daran schließt sich peripher Granulationsgewebe an, das aus Fibroblasten, Fibrozyten, Makrophagen, Histiozyten und proliferierten Kapillaren besteht. Die äußere Zone ist bei älteren Abszessen eine bindegewebige Kapsel.

Klinisch bestehen die Symptome einer entzündlichen Erkrankung und einer Raumforderung. Die entzündliche Erkrankung macht sich durch Fieber, Leukozytose und eine eventuell begleitende Meningitis bemerkbar. Die Raumforderung tritt durch lokale und Fernzeichen in Erscheinung: generalisierte Hirndruckzeichen und neurologische Herdausfälle.

Diagnostisch sind CT und MRT entscheidend. Oft lassen sich die Abszesse aufgrund ihrer gleichmäßigen runden Form diagnostizieren.

10.1.3. Bei der **embolischen metastatischen Herdenzephalitis** handelt es sich um eine Ansammlung kleinster, perivaskulär angeordneter Abscheidungsabszesse. Sie treten bei generalisierter Sepsis auf, z. B. bei bakteriellen Endokarditiden.

Pathologisch-anatomisch erkennt man mit bloßem Auge die Hirnschwellung, histologisch die perivaskulären segmentkernigen Infiltratzellen und das Hirnödem.

Klinisch wird das Bild meist durch die septische Grundkrankheit beherrscht. Die »Mikroabszesse« führen bald zu einem starken Ödem, so daß generalisierte Hirndruckzeichen das weitere Bild bestimmen: Es kommt zu Eintrübung bis zum Koma.

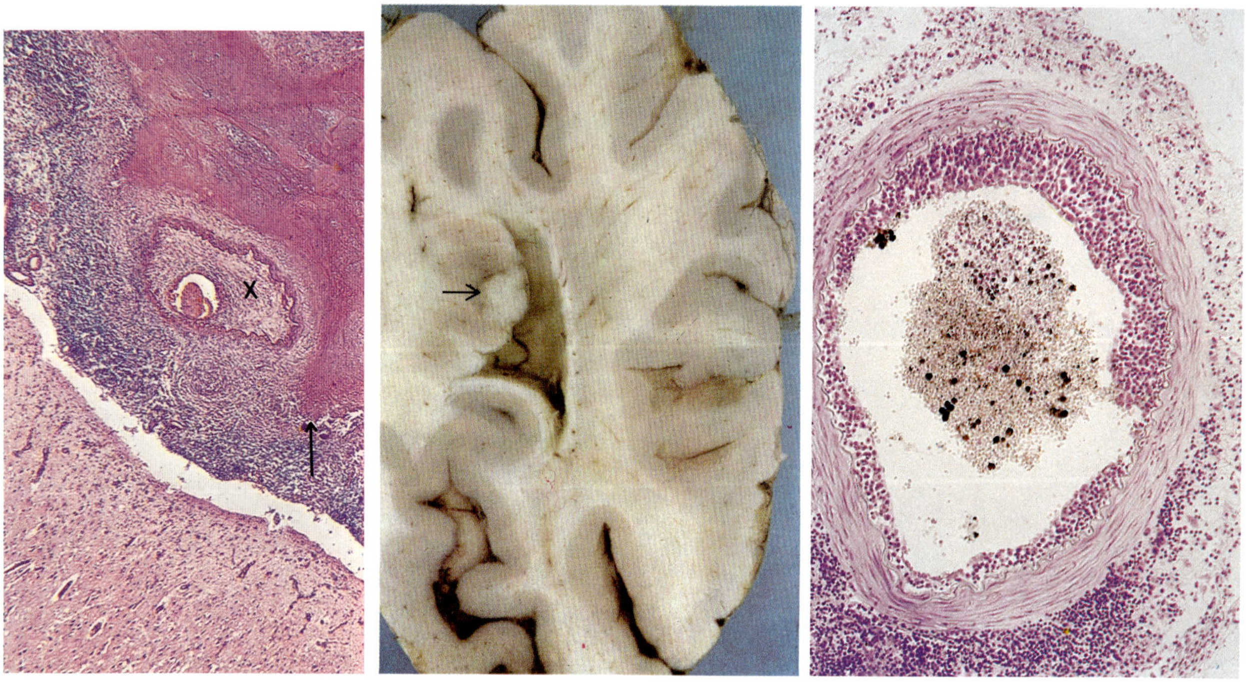

a) b) c)

Abb. E-85: Tuberkulose. a) Meningitis tuberculosa mit Gefäßbeteiligung (x) und ausgedehnten käsigen Nekrosen (↑). b) Isoliertes paraventrikuläres Tuberkulom (→). c) Tuberkulös bedingte Intimaproliferation einer mittelgroßen Arterie. HE-Fbg.

10.2. Spezifische bakterielle Entzündungen

Bei den granulomatösen Meningoenzephalitiden (Tuberkulose, Lues, einige Pilzerkrankungen) stehen basal liegende, nur langsam sich ausbreitende, exsudative Infiltrate pathologisch-anatomisch im Vordergrund. Diese und die ausgesprochen toxische Wirkung der Entzündung auf Gefäße und Nerven rufen zusätzlich zu den meningitischen Symptomen Durchblutungsstörungen und Hirnnervenausfälle hervor.

10.2.1. Tuberkulose: Die **Meningitis tuberculosa** entsteht entweder im Rahmen der Generalisation oder als Organtuberkulose, bei beiden Mechanismen können **Tuberkulome** auftreten.

Pathologisch-anatomisch sieht man schmutzig-eitriges, zähes Exsudat an der Hirnbasis, daneben auch verkäsende Nekrosezonen. Zytologisch findet man die charakteristischen Epitheloidzellen und Langhans-Riesenzellen. Das Exsudat wird, soweit möglich, bindegewebig organisiert, so daß eine dichte fibröse Pseudomembran entsteht, die die örtlichen Strukturen komprimiert und zu den genannten Hirnnervenausfällen und Durchblutungsstörungen führt.

Klinisch findet man die Zeichen der Meningitis, jedoch hat die Erkrankung einen langwierigen schubförmigen Verlauf; auch noch unter Therapie können Exazerbationen auftreten. Frühzeitig werden neurologische Herdsymptome und psychische Symptome manifest. Die Pleozytose im Liquor zeigt wechselnd ein lymphozytäres und ein mehr segmentkerniges Zellbild. Granulomatös nekrotisierende Veränderungen an den Gefäßen verursachen zusätzlich Durchblutungsstörungen.

Selten sind raumfordernd wachsende, im Subarachnoidalraum gelegene Granulome **(Tuberkulome)**, die sich von den Tuberkulomen in anderen Lokalisationen nicht unterscheiden.

Die Meningitis tuberculosa hinterläßt häufiger Defekte: Liquorabflußstörungen mit Hydrozephalus, Ummauerung der Hirnnerven mit Blind- oder Taubheit, bleibende Durchblutungsstörungen (kleine Infarkte) u. a.

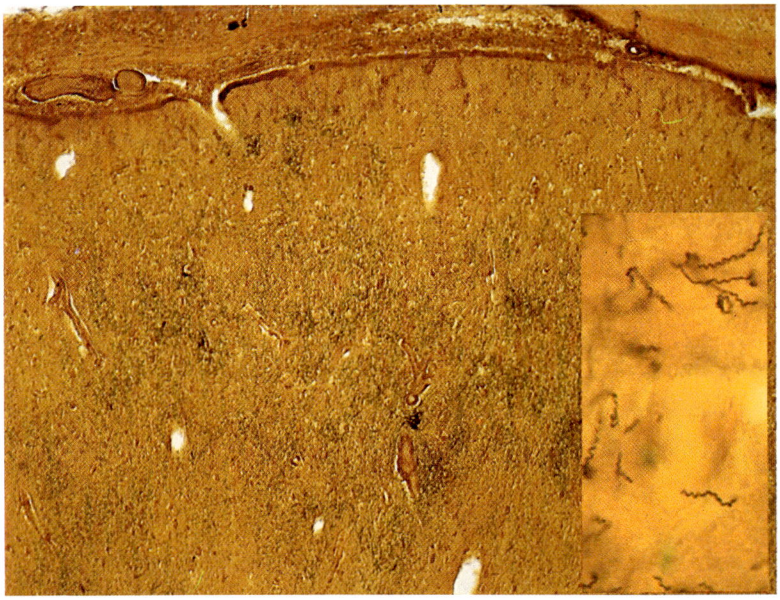

Abb. E-86: Lues. Konnatale Meningoencephalitis luica mit diffuser Durchsetzung des gesamten Großhirns und der Meningen. Inset: Spirochäten mit der typischen Ondulierung. Levaditi-Fbg.

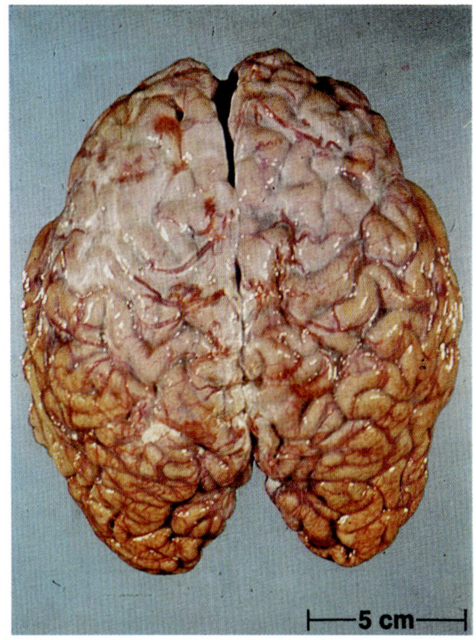

Abb. E-87: Progressive Paralyse. Hirnrindenatrophie mit fibröser Trübung der bedeckenden Meningen

10.2.2. Lues: In verschiedenen Stadien der Lues kann es zu intrakraniellen Störungen kommen.

10.2.2.1. Schon zum Zeitpunkt der Generalisation kann eine flüchtige **luische Frühmeningitis** eintreten. Es folgt darauf ein symptomfreies Intervall, in dem eine *Lues latens seropositiva* oder eine *Lues latens liquorpositiva* besteht.

10.2.2.2. Bei der Organmanifestation ist der Subarachnoidalraum (neben der Aorta) häufig betroffen. Es entsteht die **luische granulomatöse Spätmeningitis**, die wie die Meningitis tuberculosa einen schleichenden Verlauf nimmt; es sind meningitische, vaskuläre und gummöse Verlaufsformen bekannt.

Bei der *meningitischen Form* stehen weniger die entzündlichen Zeichen als vielmehr Hirnnervenausfälle und Herdsymptome im Vordergrund, die *vaskuläre Form* imitiert das Bild chronisch rezidivierender Insulte, und das seltene *Gumma* schließlich ist raumfordernd.

10.2.2.3. Dagegen manifestiert sich das **quartäre Stadium**, die ektodermale Lues cerebrospinalis, in zwei Krankheitsbildern:

- Die **progressive Paralyse** ist eine chronische Enzephalitis mit charakteristischer Proliferation der Mikroglia, die generalisiert das Großhirn befällt. Klinisch überwiegen psychopathologische Störungen, im Frühstadium treten floride exogene Psychosen auf, die später in der Demenz enden, seltener sind neurologische Ausfälle.
- Bei der **Tabes dorsalis** handelt es sich dagegen um eine »pseudosystematrophische« Degeneration der sensiblen Hinterstränge mit Markscheidenverlust. Klinisch korrelieren damit sensible Reiz- und Ausfallserscheinungen, die in Parästhesien und starken »lanzinierenden« Schmerzen bestehen, die in tabischen Krisen gipfeln. Daneben beobachtet man eine sensible Ataxie.

10.3. Virale Entzündungen

10.3.1. Enzephalitis: Bei den Enzephalitiden handelt es sich um eine heterogene Gruppe von Entzündungen des Hirnparenchyms, die fast ausschließlich durch Viren ausgelöst werden. Dabei entstehen – je nach Virusart – Erkrankungen ganz unterschiedlichen Schweregrades. Eine große Anzahl von Viren ist neuropathogen. Sie gelangen hämatogen oder durch Aszension über die Nerven zum Gehirn.

Ätiologisch werden die Enzephalitiden nach ihren Erregern und der Häufigkeit der Erkrankung eingeteilt. Pathologisch-anatomisch hat man versucht, eine **Polioenzephalitis** (oder Poliomyelitis) von einer **Leukenzephalitis** und einer **Panenzephalitis** zu unterscheiden.

Gut definierte Sonderbilder sind die akute nekrotisierende Enzephalitis vom Herpes-simplex-Typ und die akute hämorrhagische Enzephalitis (Hurst). Neben perivaskulären Infiltraten sind Gliaknötchen und Einschlußkörper das pathologisch-anatomische Substrat des Virusbefalls.

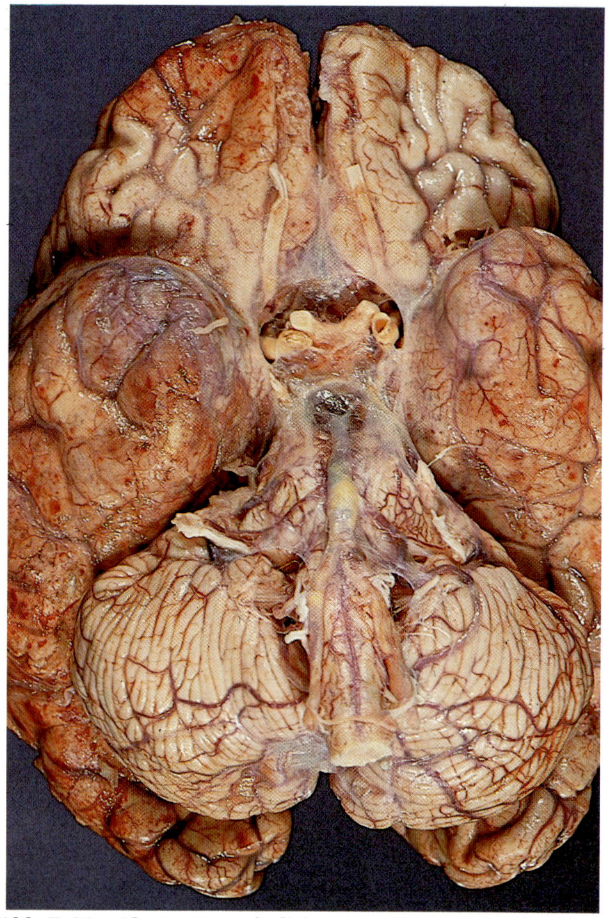

Abb. E-88: Akute Enzephalitis vom Herpes-simplex-Typ. Hyperämie und Ödem im Polbereich beider Temporallappen sowie rechts frontal

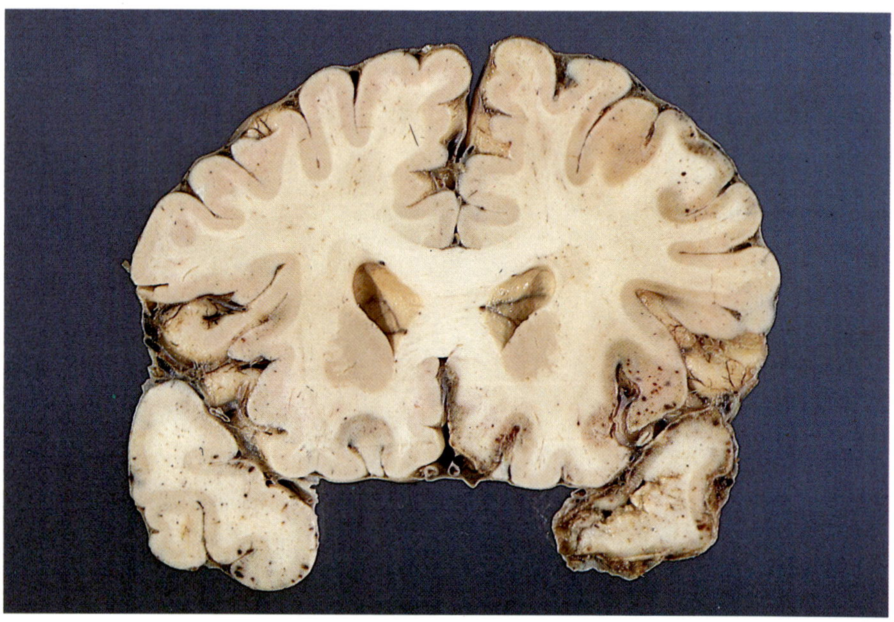

Abb. E-89: Akute Enzephalitis vom Herpes-simplex-Typ. Punktförmige, temporal betonte hämorrhagische Nekrosen

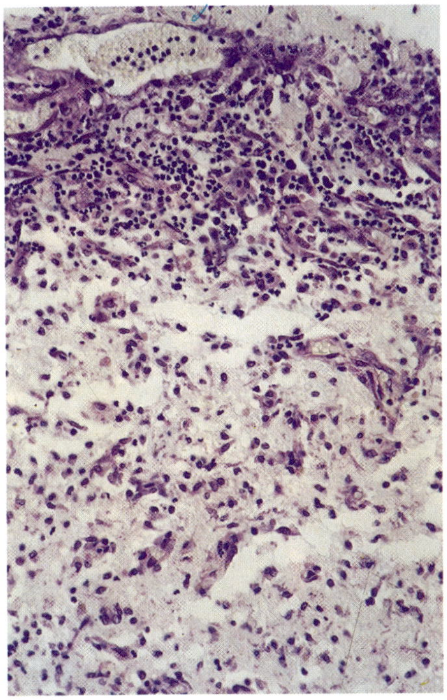

Abb. E-90: Enzephalitis vom Herpes-simplex-Typ. Nekrosen in der Resorptionsphase mit Kapillarproliferation, Astrogliose und Begleitmeningitis. Kresyl-Violett-Fbg.

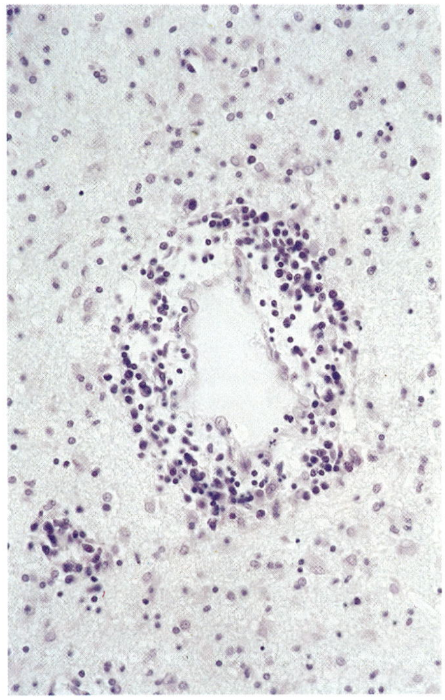

Abb. E-91: Virusenzephalitis mit perivaskulärer lymphozytärer Infiltration. Kresyl-Violett-Fbg.

Ätiologische Einteilung der Virusinfektionen:

- **Enzephalomyelitiden durch Enteroviren,** z. B. die Poliomyelitis anterior und Coxsackie-Enzephalitiden.
- **ARBO-Viren.** Diese heterogene Virusgruppe hat gemeinsam, daß sie durch blutsaugende Insekten übertragen wird: Zeckenenzephalitiden, Encephalitis japonica, Saint-Louis-Enzephalitis.
- **Rabies** (Lyssa): Die Infektion erfolgt am häufigsten durch Tierbisse oder durch Berührung mit dem Speichel tollwutkranker Tiere. Rabies ist ein eindrucksvolles, zum Tod führendes Krankheitsbild mit psychischer Erregung, Pharyngealspasmen, Krämpfen und oft auch aufsteigenden Lähmungen. Bekannt ist die Hydrophobie. Histologisch handelt es sich um eine fleckförmige Polioenzephalitis.
- **Masernvirusenzephalitiden:** Nach Masern und auch Rötelninfektion kann es zu einer Einschlußkörperenzephalitis vom akuten Typ kommen.
- **Herpes-simplex-Enzephalitis** (akute nekrotisierende Enzephalitis vom Herpes-simplex-Typ): Diese Erkrankung ist die häufigste, meist schwer verlaufende Enzephalitis in Mitteleuropa.

Pathologisch-anatomisch besteht bei der Herpesenzephalitis im fortgeschrittenen Stadium makroskopisch ein typisches Verteilungsmuster. Man findet nekrotische Bezirke, die sich vorwiegend in der grauen Substanz der temporalen und mediobasalen frontalen Anteile ausbreiten. Histologisch sieht man nekrotisierende hämorrhagische Veränderungen.

Klinisch zeigt das Krankheitsbild neurologische und psychische Ausfälle. An allgemeinen Symptomen können Übelkeit, Erbrechen, Kopfschmerzen und Fieber vorhanden sein. Eine meningeale Beteiligung führt zu Nackensteife. Psychisch findet man ein akutes psychoorganisches Syndrom mit Bewußtseinstrübung bis zum Koma, neurologisch kommen Aphasien, Hemiparesen, generalisierte Krampfanfälle u. a. vor.

Fast immer sind die Meningen einbezogen, so daß eine Meningoenzephalitis vorliegt. An den Gefäßen treten Ringblutungen auf. Unbehandelt (Therapie mit Aciclovir) führt die Erkrankung meist innerhalb von 3 bis 4 Wochen zum Tod. Falls sie überstanden wird, bleiben häufig Defekte zurück, auch Spättodesfälle sind nicht selten.

Zu den Herpes-Enzephalitiden gehören auch die Herpes-zoster-Enzephalitis und die Zytomegalie.

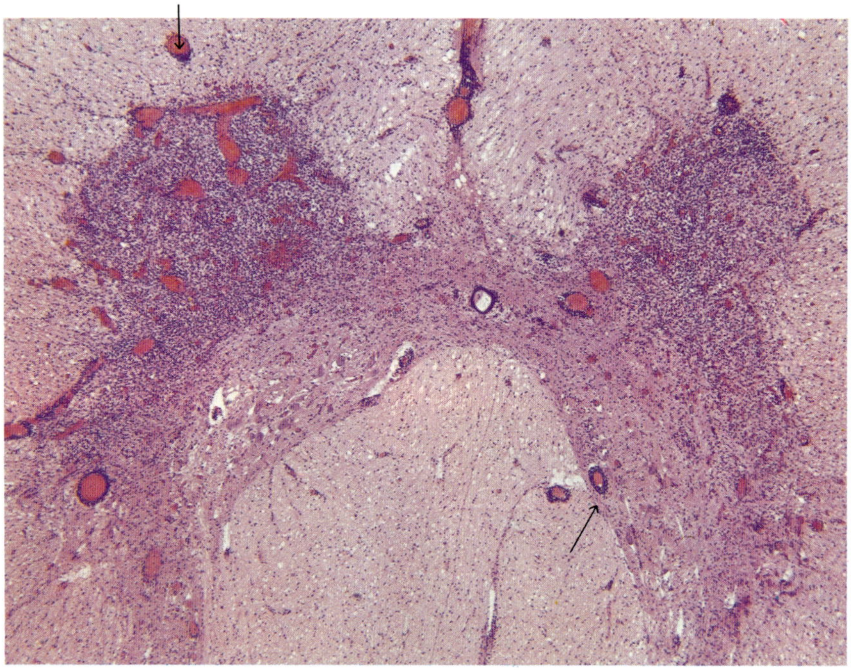

Abb. E-92: **Akute Poliomyelitis** mit ausgeprägter Hyperämie (kleine Pfeile) und dichter, auf die Vorderhörner beschränkter entzündlicher Infiltration. HE-Fbg.

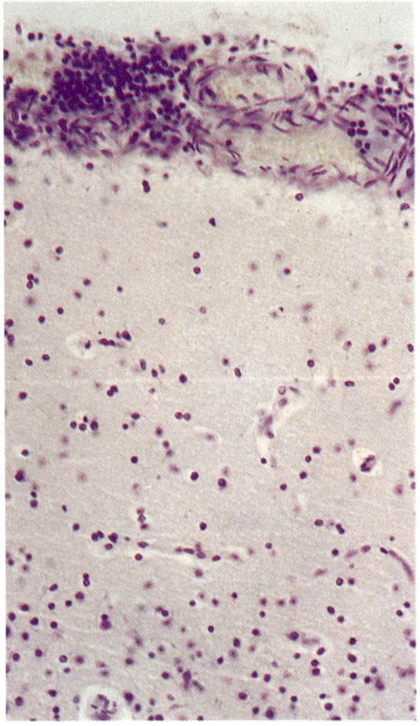

Abb. E-93: **Lymphozytäre Meningitis.** Dichte lymphozytäre Infiltrate der Leptomeninx. Kresyl-Violett-Fbg.

10.3.2. Die **Poliomyelitis acuta anterior** ist eine Erkrankung, die durch das Poliovirus, das zu den Enteroviren gehört (s. S. 135), als Schmutz- und Schmierinfektion übertragen wird.

Pathologisch-anatomisch findet man im akuten Stadium um die motorischen Vorderhornzellen maximal erweiterte, gestaute Gefäße mit dichten lymphozytären perivaskulären Infiltraten. Die neurologischen Ausfälle entstehen durch den Untergang von Nervenzellen, die man in allen Stadien der Nekrobiose antreffen kann. Um die Nervenzellen herum ordnen sich Mikrogliazellen an, die wohl an der Resorption der Ganglienzellsomata beteiligt sind (Neuronophagie). Schließlich werden die motorischen Vorderhörner und benachbarte Strukturen gliös abgebaut.

Klinisch findet man einen zweizeitigen Verlauf. Im ersten Stadium gibt es katarrhalische Allgemeinsymptome mit Fieber und Abgeschlagenheit. Nach einem freien Intervall von wenigen Tagen tritt dann der zweite Krankheitsschub mit hohem Fieber ein. Schlagartig kommt es zu schlaffen Lähmungen. Die Erkrankung hinterläßt häufig Paresen, evtl. sogar eine Atemlähmung.

10.3.3. **Lymphozytäre Meningitiden** sind im allgemeinen virusbedingt und kommen als Begleitmeningitiden bei Virusenzephalitiden oder eigenständig vor. Ein von Nagetieren übertragenes Virus verursacht die **lymphozytäre Choriomeningitis**.

Pathologisch-anatomisch liegt ein Rundzellinfiltrat im Subarachnoidalraum vor, das viel geringer ausgeprägt ist als bei bakterieller Meningitis.

Klinik: Im allgemeinen verläuft die lymphozytäre Virusmeningitis, wenn sie nicht Begleiterscheinung einer Enzephalitis ist, mild mit Kopfschmerzen, geringer Nackensteife und geringer Pleozytose. Die Zellen im Liquor sind meist Lymphozyten, gelegentlich auch einige Plasmazellen. Die Anzahl kann auf 100 bis mehrere hundert Zellen pro Mikroliter ansteigen.

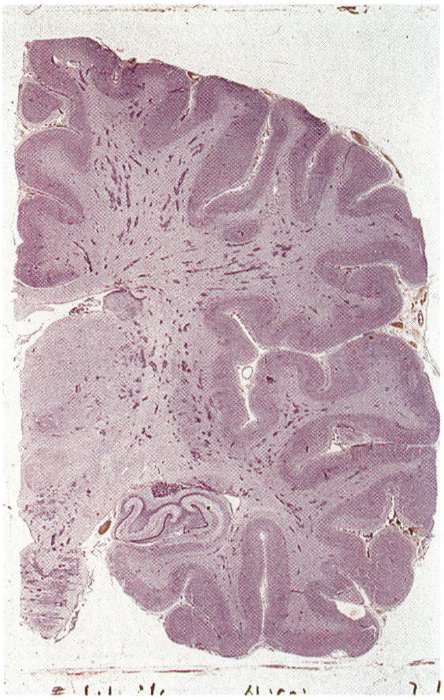

Abb. E-94: **Perivenöse Enzephalomyelitis.** Multiple punktförmige Markblutungen in einer Hirnhemisphäre. Kresyl-Violett-Fbg.

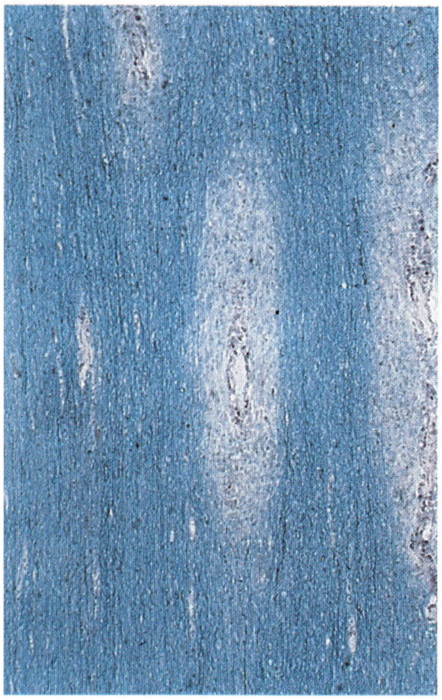

Abb. E-95: **Perivenöse postvakzinale Enzephalomyelitis.** Perivenöse, längsgerichtete Nekrosen der Markscheiden und Achsenzylinder. Klüver-Barrera-Fbg.

10.4. Allergische Entzündungen

Es handelt sich um eine ätiologisch unterschiedliche, pathologisch-anatomisch aber einheitliche Gruppe von Erkrankungen, die im Anschluß an Viruskrankheiten und Schutzimpfungen auftritt. Bei den Viruskrankheiten sind es vor allem Pocken, Windpocken, Röteln und Masern, aber auch Grippe und Mumps, während sie insbesondere bei Pockenschutzimpfung, aber auch bei anderen Impfungen als Komplikationen gefürchtet sind.

Die perivenöse Enzephalitis beginnt mit plötzlichem Temperaturanstieg und Bewußtseinstrübung, es folgen Krampfanfälle, Hirnnervenausfälle, Hemi- und Paraparesen. Man findet eine lymphozytäre Pleozytose von wenigen hundert Zellen. Die Krankheit kann milde verlaufen, kann aber auch in wenigen Tagen zum Tode führen, und hinterläßt oft neurologische Defizite.

10.4.1. Perivenöse postvakzinale oder parainfektiöse Enzephalitis: Bei Pockenschutzimpfung wird eine Komplikationsrate von 0,06 bis 0,25% angegeben. Die Lyssa- und Gelbfieberschutzimpfungen haben offenbar ein noch höheres Risiko. Die Stellung der perivenösen postvakzinalen und parainfektiösen Enzephalitis als entzündliche Erkrankung oder Entmarkungserkrankung ist umstritten. Eher wird eine allergische Genese angenommen.

Pathologisch-anatomisch findet man perivenöse lymphoplasmazytäre Ansammlungen, die von einer Mikrogliawucherung überlagert sind. Diese zellulären Infiltrate verschwinden im Krankheitsverlauf rasch und hinterlassen perivenöse Entmarkungsbezirke, die Ähnlichkeit mit den Plaques bei multipler Sklerose aufweisen. Die perivenösen Entmarkungen sind hier aber länglich, während die Enzephalomyelitis disseminata zu runden Entmarkungen führt.

10.4.2. Akute hämorrhagische Leukenzephalitis (Hurst). Diese ist durch eine Purpura cerebri gekennzeichnet. Nach Fieberanstieg geraten die Patienten rasch in ein Koma, das nach Tagen bis Wochen tödlich endet. Akut hämorrhagisch können aber auch Enzephalitiden vom Herpes-simplex-Typ und Enzephalitiden nach Grippeepidemien verlaufen.

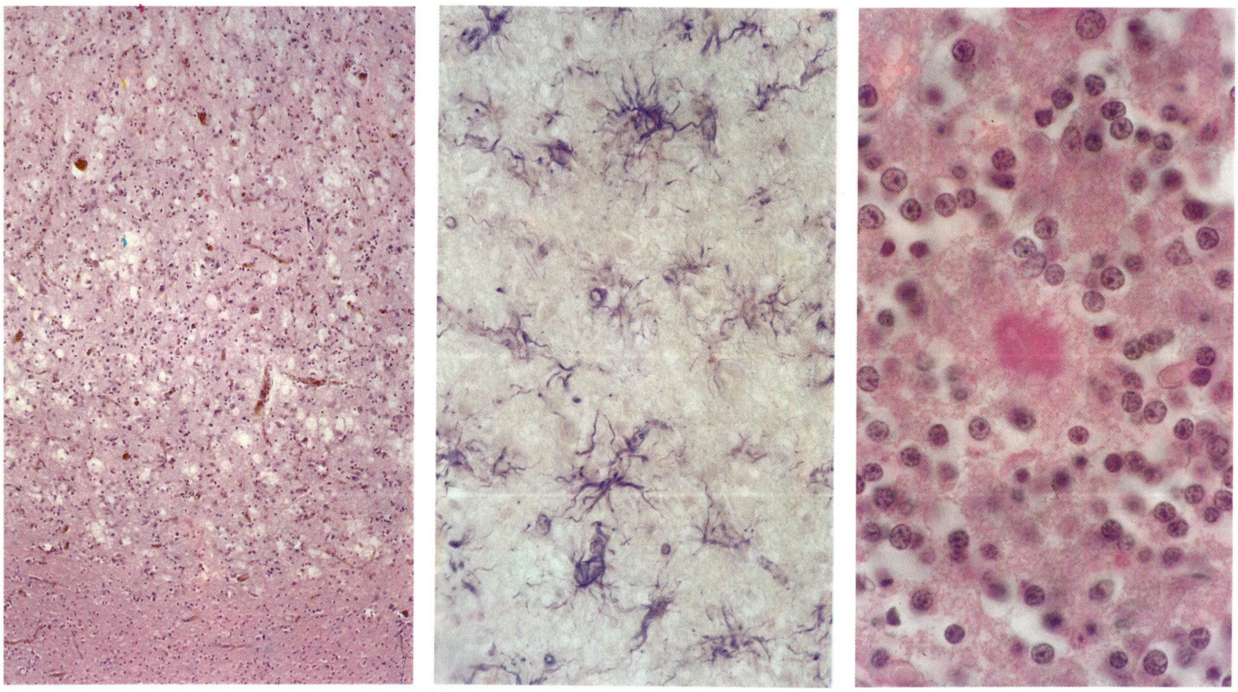

a) b) c)

Abb. E-96: Slow-Virus-Infektion. a) Creutzfeldt-Jakob-Krankheit mit Status spongiosus in der Hirnrinde. HE-Fbg. b) CJK mit Rindenfasergliose. Kanzler-Fbg. c) Amyloid-Plaque bei Kuru. PAS-Fbg.

10.5. Slow-Virus-Infektionen

Bei den Slow-Virus-Infektionen handelt es sich um eine Erkrankungsgruppe, die 1949 in der Veterinärpathologie bekannt wurde. Diese Erkrankungsgruppe hat folgende Eigenschaften:

- Sie wird durch ein Agens übertragen, das weder ein Bakterium noch sonst ein größeres Lebewesen und kein bekanntes Virus ist.
- Erkrankungen dieser Gruppe besitzen eine besonders lange Inkubationszeit.
- Sie verlaufen chronisch progredient innerhalb von Wochen bis Monaten zum Tod.
- Pathologisch-anatomisch fehlen Entzündungszeichen, oder sie sind abortiv.
- Das zentrale Nervensystem ist hauptsächlicher Manifestationsort dieser Erkrankungen.

Einige neurologische Krankheiten mit unbekannter Ätiologie sind epidemiologisch, klinisch oder pathologisch-anatomisch den nachgewiesenen Slow-Virus-Erkrankungen ähnlich. Bei ihnen (Multiple Sklerose, Systematrophien u.a.) wurde eine Slow-Virus-Infektion vermutet, bis jetzt aber in keinem Fall nachgewiesen.

Veterinärpathologie	**Humanpathologie**	
	Nachgewiesen	Vermutet
1. Spongiöse Enzephalopathien (»degenerative« Erkrankungen)		
Scrapie Übertragbare Enzephalopathie der Nerze (TMN)	Kuru Creutzfeldt-Jakob-Krankheit	Morbus Parkinson Morbus Alzheimer
2. Enzephalitiden – Entmarkungskrankheiten		
Visna	Subakute sklerosierende Panenzephalitis Progressive multifokale Leukenzephalopathie	Encephalomyelitis disseminata

10.5.1. Spongiöse Enzephalopathien

10.5.1.1. **Kuru:** Die Erkrankung, die bei den Fore auf Neuguinea endemisch war, wurde 1957 als degenerative Erkrankung des zentralen Nervensystems beschrieben. Sie wurde durch Übertragungsversuch als Slow-Virus-Infektion identifiziert. Ein ritueller Kannibalismus, bei dem das Hirn verstorbener Männer von Frauen und Kindern verzehrt wurde, spielt bei der Übertragung die entscheidende Rolle.

Pathologisch-anatomisch findet man einen Status spongiosus im Bereich des Graus, Ganglienzellausfälle, Astro- und Mikrogliaproliferation und PAS-positive zellfreie Plaques, sog. Kuru-Plaques. **Klinisch** ist der Verlauf durch verschiedene neurologische Symptome gekennzeichnet, besonders durch eine progrediente Ataxie.

10.5.1.2. **Creutzfeldt-Jakob-Krankheit** (CJK): Diese seltene Krankheit wurde seit ihrer Beschreibung 1921 als besondere Verlaufsform der Demenz angesehen. Durch Übertragungsversuche auf Schimpansen konnte die Slow-Virus-Natur dieser Erkrankung gesichert werden.

Pathologisch-anatomisch sieht man mit bloßem Auge eine geringe Hirnatrophie. Histologisch findet man einen Status spongiosus im Bereich der Hirnrinde. Die zweite histologische Komponente besteht in Nervenzellausfall, die dritte in einer Astrogliose. Die bei Kuru häufig anzutreffenden PAS-positiven Plaques kommen bei CJK ebenfalls vor, sind aber selten.

Klinik: Die Erkrankung beginnt im höheren Erwachsenenalter und verläuft schnell progredient. Es kommt zu einem raschen psychischen Abbau und zerebralen und spinalen Ausfällen mit Ataxien, Myoklonien und relativ typischen elektroenzephalographischen Veränderungen. Im Endstadium liegt meist eine Dezerebration vor.

10.5.2. Slow-Virus-Entmarkungsenzephalitiden

10.5.2.1. Die **subakute sklerosierende Panenzephalitis** (SSPE) ist eine Masernspätenzephalitis, bei der jedoch keine ausgereiften Masernviren nachgewiesen werden können. Entsprechend der Epidemiologie von Masern tritt die Erkrankung bei Kindern im Schulalter auf.

Pathologie: Bei dieser Erkrankung findet man entzündliche Veränderungen mit perivasalen lymphoplasmazytären Infiltraten in der weißen und grauen Substanz.

Klinik: Bei typischen Verläufen kommt es zunächst zum Nachlassen des Interesses und der Schulleistungen der Kinder. Es treten Erregungszustände und Desorientiertheit mit Übergang in Somnolenz und Koma auf. Die neurologische Symptomatik besteht aus Kopfschmerzen, Schwindel, Sehstörungen und Herdzeichen, besonders Hyperkinesen, Gangstörungen und Krampfanfälle sind häufig. Die EEG-Veränderungen sind charakteristisch.

10.5.2.2. **Progressive multifokale Leukenzephalopathie (PML).** Bei dieser Erkrankung steht die Entmarkung im Vordergrund, obwohl im akuten Stadium auch entzündliche Erscheinungen gefunden werden. Sie wurde häufig bei konsumierenden Erkrankungen, besonders bei myelo- und lymphoproliferativen Leiden oder im Zusammenhang mit Neoplasien, Sarkoidose und Tuberkulose gesehen. Heute tritt sie vor allem bei erworbener Immundefizienz auf.

Pathologie: Zahlreich sind oft schon makroskopisch erkennbare Demyelinisierungsbezirke im Markweiß, die über das gesamte Mark verteilt sind. Im Unterschied zur multiplen Sklerose sind bei der PML die Entmarkungsbezirke unscharf begrenzt und konfluierend.

Das **klinische Bild** bei PML ist variabel und setzt sich wie bei vielen multifokalen Erkrankungen aus neurologischen Herdsymptomen und psychischen Erscheinungen zusammen.

10.6. AIDS

(Acquired immune deficiency syndrome)

Der Befall des Nervensystems bei HIV (Human Immunodeficiency Virus)-Infektionen kann auf zwei Wegen geschehen:

- Die allgemeine Immunschwäche begünstigt opportunistische Infektionen.
- Ein direkter Virusbefall des ZNS kann eine Enzephalitis verursachen.

Bei den opportunistischen Infektionen sind vor allem Toxoplasmose, Zytomegalie, aber auch Tuberkulose und Mykosen zu nennen. Seltener ist bei AIDS die progressive multifokale Leukenzephalopathie, verursacht durch Papova-Viren.

Ein direkter HIV-Befall des Gehirns wird als Ursache des sog. **AIDS-Dementia-Komplexes** angesehen. Pathologisch-anatomisch gilt das Auftreten von Riesenzellen als Hinweis auf eine primäre HIV-Infektion des Nervensystems. Klinisch handelt es sich dabei um ein progredientes organisches Abbausyndrom mit Merk-, Gedächtnis- und Konzentrationsstörungen.

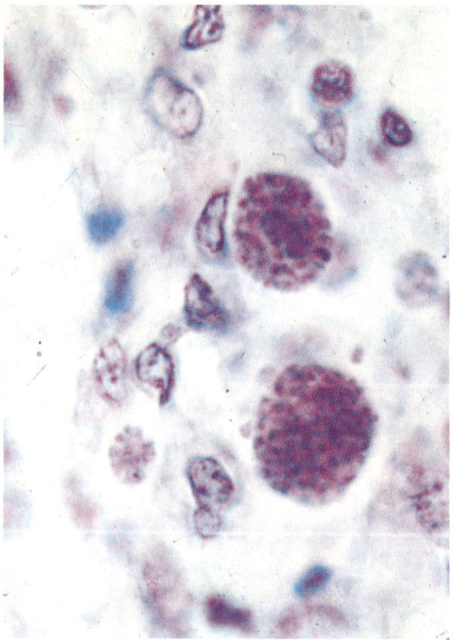

Abb. E-97: **Toxoplasmose.** Zwei mit Pseudozysten beladene Zellen. PAS-Fbg.

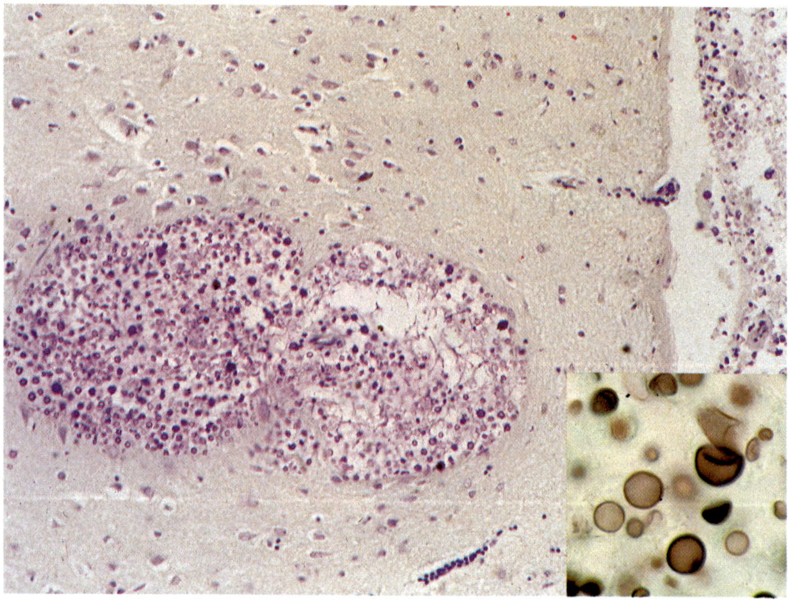

Abb. E-98: **Kryptokokkose** mit pseudozystischer Umwandlung des Hirngewebes und Infiltration der weichen Hirnhäute. Kresyl-Violett-Fbg. Inset: *Cryptococcus neoformans.* Grocott-Fbg.

10.7. Parasitosen und Mykosen

10.7.1. Die meisten **parasitär bedingten Erkrankungen** des Nervensystems kommen in Mitteleuropa nur sporadisch vor, so z. B. die Schistosomiasis oder die Histoplasmose. Auch die Amöbenenzephalitis ist auf tropische Gebiete beschränkt.

10.7.1.1. Bei der **Zystizerkose** kommt es meist zu einem multiplen Befall des Hirns. Die Zysten sind abgekapselt und weisen eine entzündliche Reaktion auf.

10.7.1.2. Bei der **Trichinose** ist der Erreger nicht immer nachweisbar. Das klinisch vielgestaltige Krankheitsbild entspricht pathologisch-anatomisch einer nicht eitrigen Knötchenenzephalitis.

10.7.1.3. Von etwas größerer Bedeutung, besonders jetzt im Zusammenhang mit AIDS, ist die durch *Toxoplasma gondii* hervorgerufene **Toxoplasmose.** Man unterscheidet eine konnatale und eine Erwachsenen-Toxoplasmose.

Die Ausprägung der Hirnveränderung bei der **konnatalen Toxoplasmose** ist vom Infektionszeitpunkt abhängig. In schweren Fällen findet man eine fetale Entzündung mit ausgedehnter Nekrosebildung. Eine erworbene Erwachsenentoxoplasmose verläuft unter verschiedenen klinischen Bildern, bei AIDS häufig als umschriebene Enzephalitis.

10.7.2. Mykosen des zentralen Nervensystems sind insgesamt selten, weisen jedoch sowohl klinisch als auch pathologisch-anatomisch erhebliche Variationen ihrer Erscheinungsbilder auf. Man unterscheidet:

- **Obligat pathogene Pilze**
- **Opportunistisch pathogene Pilze,** bei denen eine konsumierende Erkrankung den Saprophyten zum Krankheitserreger werden läßt. Pilzerkrankungen werden beim erworbenen Immundefizienzsyndrom häufiger diagnostiziert.

10.7.2.1. **Kryptokokkosen:** Der Erreger dieses Krankheitsbildes *(Cryptococcus neoformans)* ist 1 bis 5 μm groß und rundlich. Die Infektion (in 50% der Fälle liegt eine Beteiligung des ZNS vor) führt zu Meningitis und Granulomen.

Pathologie: Makroskopisch findet man das Hirn von vielen kleinen Herdchen übersät. In den Meningen findet man Granulome, im Hirn selbst Zysten, in denen mit Spezialfärbungen reichlich Kryptokokken nachgewiesen werden können. Tritt in den Meningen nur ein Einzelgranulom auf, kann dieses als **Torulom** raumfordernd wirken.

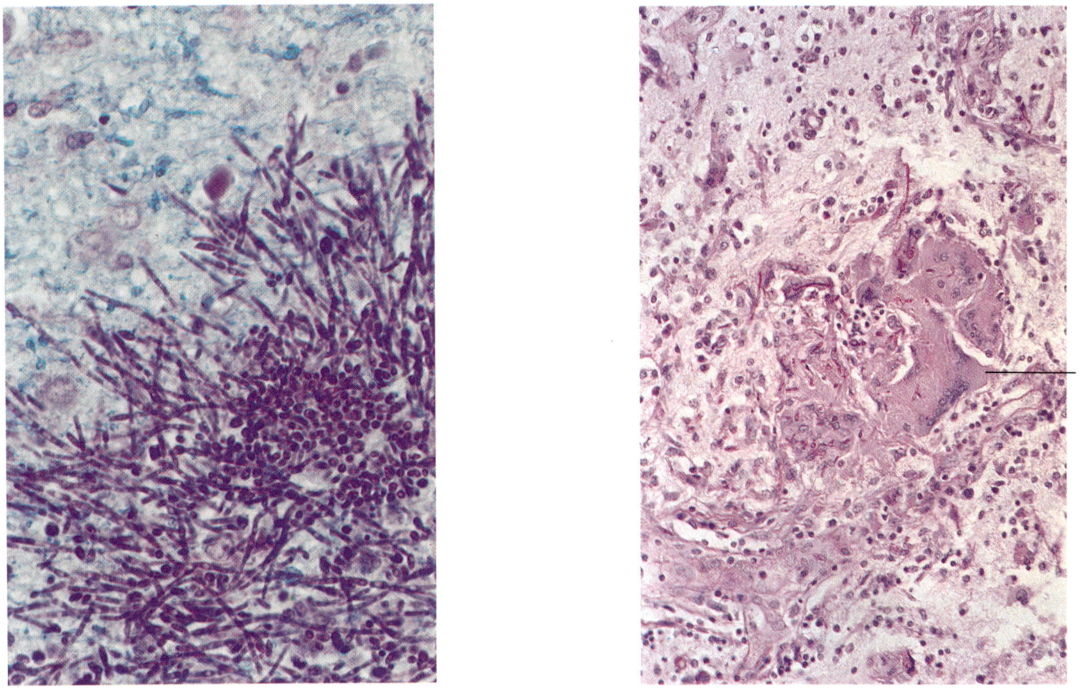

a) b)

Abb. E-99: Candidosis. a) Hefen und Hyphen. PAS-Fbg. b) Candidagranulom. Mehrkernige Riesenzellen vom Fremdkörpertypus mit phagozytierten Hyphen (–). PAS-Fbg.

10.7.2.2. **Candidosis** (Moniliasis, Soor): *Candida albicans* kommt als menschlicher Saprophyt auf Haut und Schleimhäuten vor. Häufig werden Neugeborene befallen. Typisch ist die generalisierte Candidosis bei konsumierenden Erkrankungen und allgemeiner Abwehrschwäche.

Im Hirn entstehen multiple Abszeß- und Granulombildungen, die weiche Hirnhaut zeigt eine Meningitis. In den Herden liegen oft Pilzbestandteile mit Pseudomyzel. Beherrschen die granulomatösen Entzündungsherde das Bild, so findet man Epitheloid- und Riesenzellen, letztere meist vom Fremdkörpertyp.

10.7.2.3. **Aspergillose:** Verschiedene Aspergillusarten kommen als pathogene Erreger bei Menschen in Betracht. Der *Aspergillus flavus* bildet lange charakteristische Hyphen. Eine Aspergillusinfektion droht überwiegend bei herabgesetzter Immunabwehr. Pathologisch-anatomisch sind kleine Abszesse oder Granulome nachzuweisen.

Weitere Pilzerkrankungen im Zentralnervensystem sind Mukormykose, Histoplasmose und Kokzidioidomykose sowie die Nordamerikanische Blastomykose.

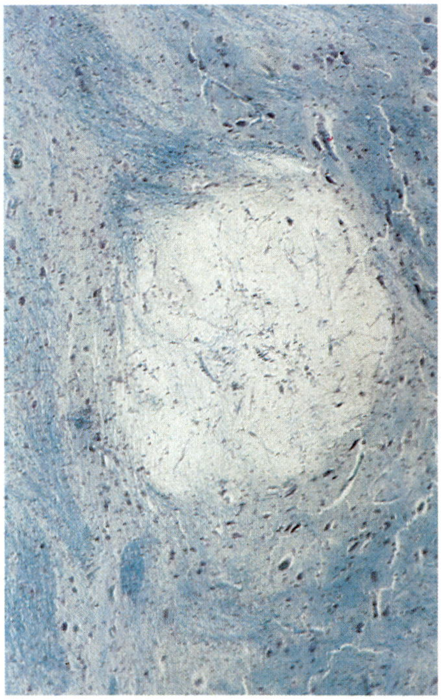

Abb. E-100: Umschriebene kugelförmige Entmarkung bei Aspergillose. Klüver-Barrera-Fbg.

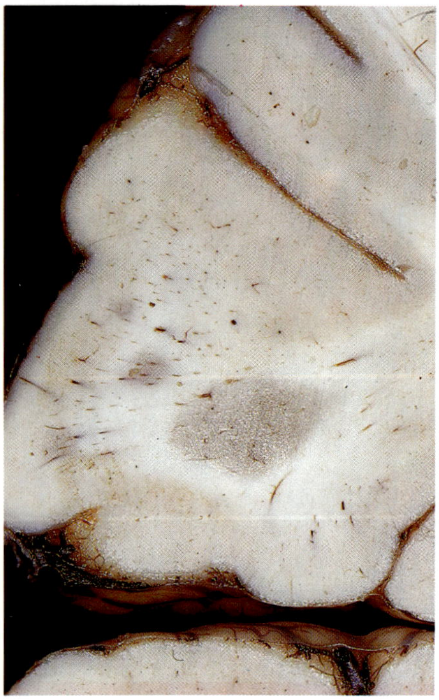

Abb. E-101: Multiple Sklerose. Grauweiße Entmarkungsherde in der weißen Substanz des Großhirns

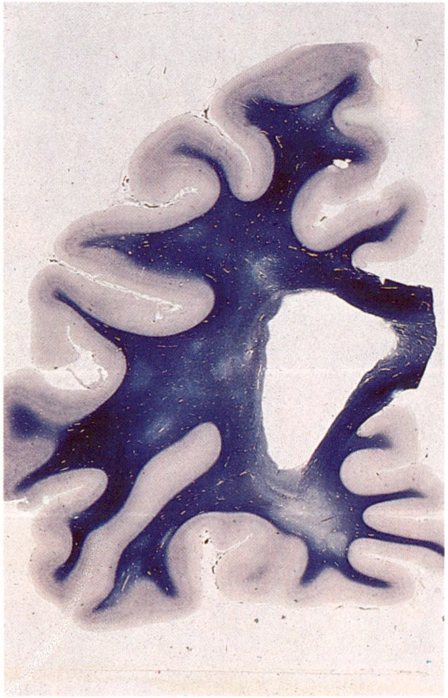

Abb. E-102: Multiple Sklerose. Mehrere, z. T. unvollständige Entmarkungsherde (sog. Schattenplaques). Heidenhain-Wölcke-Fbg.

10.8. Entmarkungskrankheiten

Bei den Entmarkungserkrankungen gehen selektiv die Markscheiden zugrunde. Zu diesem Formenkreis zählt die **Encephalomyelitis disseminata** oder **multiple Sklerose** (MS).

In Mitteleuropa liegt die Häufigkeit bei 3 bis 7 Kranken pro 10000 Einwohner. Es handelt sich um die häufigste rein neurologische Erkrankung in unseren Breiten. Ihre Prävalenz nimmt bei der weißen Rasse auf der nördlichen Halbkugel von Süden nach Norden zu. Unabhängig davon gibt es in jedem Land Regionen, in denen die Erkrankung besonders häufig ist. In Einwandererländern wird das Erkrankungsrisiko des Stammlandes mitgebracht, wenn der Proband nach dem 15. Lebensjahr einwandert. Bei im Lande Geborenen besteht das Erkrankungsrisiko des jeweiligen Breitengrades. Die MS setzt meist zwischen dem 20. und 40. Lebensjahr ein, vor dem 10. Lebensjahr kommt sie nicht vor, nach dem 55. Lebensjahr beginnt sie nur selten. Frauen sind häufiger befallen als Männer.

Pathologisch-anatomisch kennzeichnend sind scharf begrenzte Entmarkungsherde, die vorwiegend perivenös und periventrikulär lokalisiert sind.

Am häufigsten ist der schubweise Verlauf mit Exazerbationen und Remissionen, wobei meist neurologische Störungen bestehenbleiben und das Ausmaß der Defekte zunimmt. Seltener ist die *chronisch progrediente Verlaufsform.*

Das klinische Bild bei der MS ist vielfältig. Augenmuskellähmungen mit Doppelbildern sind häufig, verschwinden meist relativ schnell und kommen, wie andere Augensymptome, gern als Erstsymptom vor.

Ein charakteristisches Frühsymptom ist auch die Sehnervenneuritis, die einseitig oder doppelseitig vorhanden sein kann. Sie führt zu Visusverschlechterung. Am Augenhintergrund findet man eine geschwollene Papille. Bei mangelnder Rückbildung tritt eine Optikusatrophie auf.

Noch häufiger ist die **retrobulbäre Optikusneuritis,** bei der nur das zentrale papillomakuläre Bündel erkrankt. Das scharfe zentrale Sehen wird behindert, das Lesen erschwert. Im akuten Zustand findet man keine Veränderungen am Augenhintergrund, später kommt es zu einer temporalen Abblassung der Papille und der angrenzenden Retina, weil dort die Fasern des papillomakulären Bündels gelegen sind. Die Retrobulbärneuritis gilt in 30% der Fälle als Vorpostensyndrom der MS. Neurologische Symptome der MS, die während eines oder mehrerer Schübe auftreten können, sind weiter:

Sensibilitätsstörungen. Dazu gehören Mißempfindungen mit Taubheit, Kribbelparästhesien und Hypästhesien. Besonders die Tiefensensibilität ist gestört, so daß sich eine sensible Ataxie einstellt.

Zentrale Paresen gehören ebenfalls zu den häufigeren Symptomen der MS. Meist liegen spastische Paraparesen der Beine vor, bei Beteiligung der Arme auch Tetraparesen, seltener sind Hemiparesen. Recht häufig ist die Feinmotorik beeinträchtigt.

Die *Reflexe* sind gesteigert und z.T. klonisch. In der Regel sind Pyramidenzeichen auslösbar. Die Bauchhautreflexe fehlen in etwa 70%. Unter den vegetativen Störungen steht die Blasenlähmung mit etwa 20% oben an.

Häufig sind *Kleinhirnzeichen:* Nystagmus, Dysarthrie, Ataxie und zielgerichteter Tremor (Intentionstremor).

Mögliche Kombinationen sind die Charcot-Trias mit skandierender Sprache, Intentionstremor und Nystagmus sowie die typischere Marburg-Trias mit temporaler Abblassung, Fehlen der Bauchhautreflexe und Spastik.

Die Diagnose wird klinisch und aufgrund des Verlaufs gestellt. Der Liquor weist in einem Teil der Fälle eine lymphozytäre Pleozytose auf. Von höherer diagnostischer Wertigkeit sind eine Erhöhung des IgG und oligoklonale Banden im Liquor, ein pathologischer Ausfall der evozierten Potentiale und der Nachweis von Herden mit Hilfe der Kernspintomographie.

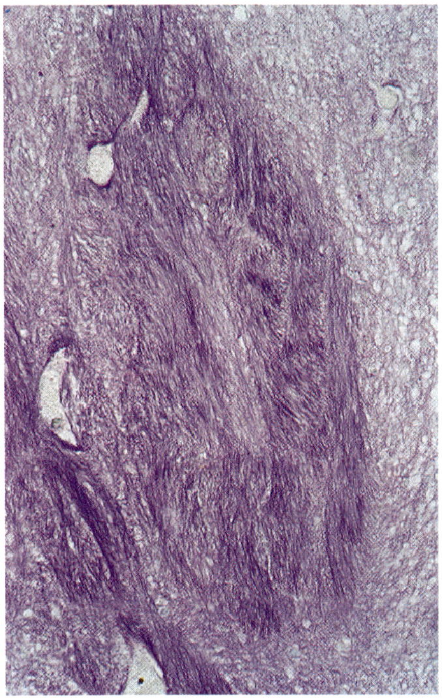

Abb. E-103: Multiple Sklerose. Isomorphe Gliose als Endzustand eines MS-Plaques. Kanzler-Fbg.

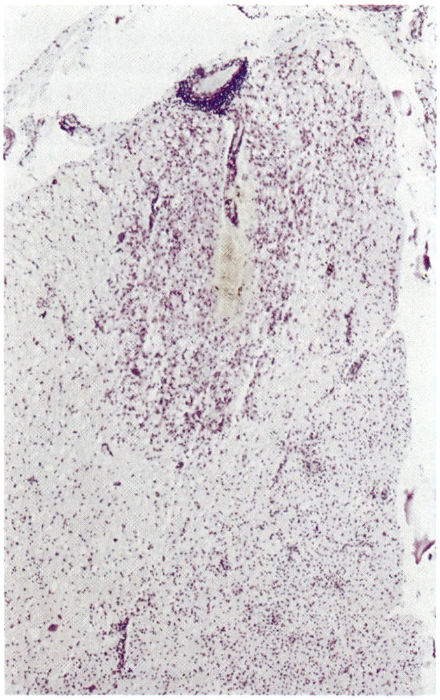

Abb. E-104: Multiple Sklerose. Frischer, in Abräumung befindlicher MS-Herd. Kresyl-Violett-Fbg.

11. Exogene Intoxikationen

11.1. Polyneuropathien

Polyneuropathien lassen sich auf wenige pathologisch-anatomische Läsionen zurückführen, ätiologisch ist aber eine Vielzahl von Faktoren zu bedenken, besonders toxische Erkrankungen und Stoffwechselstörungen.

Histopathologisch unterscheidet man im wesentlichen zwei Schädigungen:
- Primäre (segmentale) Markscheidenschädigung
- Axonale Degeneration.

Bei den **primären Markscheidenschäden** kommt es zu fleckförmig-segmentalen Entmarkungen, so daß die (saltatorische) schnelle Nervenleitung bald beeinträchtigt wird. Beispiele dafür liefern die metachromatische Leukodystrophie und die familiäre Amyloidose. Aber vielfach liegt auch bei diabetischer und toxischer Polyneuropathie ein primärer Markscheidenzerfall vor. Dagegen sind **axonale Schäden** eher diffus angeordnet. Bei fortgeschrittenen Polyneuropathien sind aber regelmäßig beide Strukturen betroffen. Die meisten toxischen Polyneuropathien neigen allerdings zu primär axonalen Schädigungen.

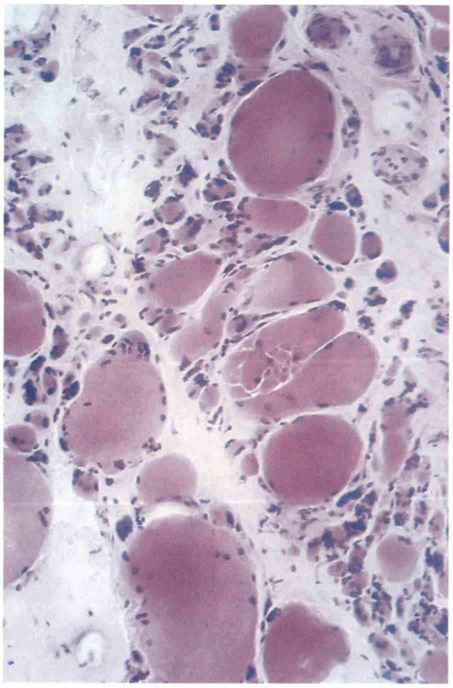

Abb. E-105: Chronische Polyneuropathie. Weitgehende Zerstörung der Muskelfasern. HE-Fbg.

Das gemeinsame **klinische Syndrom der peripheren Polyneuropathie** besteht in peripheren schlaffen Lähmungen sowie sensiblen Reiz- und Ausfallserscheinungen. Muskelatrophien vervollständigen das klinische Bild.

Die Lähmungen sind häufig symmetrisch, können aber auch asymmetrisch verteilt sein; meist gehen ihnen Reflexabschwächungen und Reflexausfälle voraus. Der Lähmungstyp läßt nur bedingt auf die Ursache schließen: So wird z. B. ein beidseits erloschener Achillessehnenreflex an eine Alkoholpolyneuropathie denken lassen. Dagegen kommen bei Diabetikern unsystematisch verteilte Lähmungen vor (Multiplextyp).

Charakteristisch für Polyneuropathien sind sensible Reizerscheinungen: Parästhesien und Schmerzen. Die *Sensibilitätsstörungen* zeigen als häufigstes Muster einen symmetrisch distal betonten Befall (strumpf-, handschuhförmig), dabei sind vor allem die Oberflächenqualitäten abgeschwächt oder erloschen, bei einigen Formen aber auch die Tiefenqualitäten. Stehen Reflexanomalie und Hypästhesie ganz im Vordergrund, so handelt es sich um eine sensible Polyneuropathie, wie sie bei Diabetes mellitus häufig ist.

Diagnostisch werden die Elektromyographie und die Elektroneurographie eingesetzt. Letztere mißt die Nervenleitgeschwindigkeit, die bei Polyneuropathien meist verzögert ist. Dabei führen segmentale Entmarkungen zu stärkerer Beeinträchtigung der Nervenleitgeschwindigkeit als primär axonale Schädigungen.

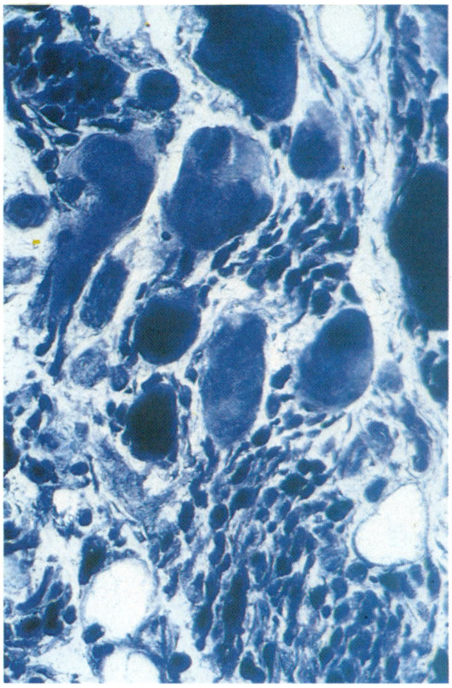

Abb. E-106: Chronische Polyneuropathie. Felderförmige Atrophie und Fettzellvakatwucherung. Toluidin-Blau-Fbg.

Systematik der Polyneuropathien nach ätiologischen Gesichtspunkten:

11.1.1. Alkoholpolyneuropathie s. S. 146

11.1.2. Diabetische Polyneuropathie: Etwa 30% aller Polyneuropathien kommen bei Diabetes mellitus vor. Bei genauerer Untersuchung von Diabetikern findet man sogar in den meisten Fällen diskrete Zeichen der Polyneuropathie. Dabei können auch Hirnnervensymptome auftreten. Eine isolierte Ophthalmoplegie etwa muß differentialdiagnostisch an Diabetes denken lassen. Die Polyneuropathie kann dem Diabetes zeitlich auch vorausgehen.

11.1.3. Die **entzündlichen Polyneuritiden** werden als Autoimmunkrankheit aufgefaßt. Bei den akuten Formen können Wurzeln, Rückenmark und Hirnnerven einbezogen sein. Im Liquor ist das Eiweiß mittelgradig bis stark erhöht bei normaler oder leicht gesteigerter Zellzahl. Neben der akuten Form gibt es auch eine chronische, zum Teil rezidivierende idiopathische Neuritis.

Die Kombination von Polyneuroradikulitis und Eiweißerhöhung im Liquor wird als **Guillain-Barré-Syndrom** bezeichnet.

11.1.4. Diphterische Polyneuropathie: Es handelt sich um eine periphere Polyneuropathie, die im Verlauf der Diphterie vorkommt und gefürchtet ist. Heute wird sie nur noch sporadisch beobachtet. Betroffen sind vor allem die unteren Hirnnerven, so daß die Gefahr einer Schlucklähmung besteht.

11.1.5. Metallvergiftung: Polyneuropathien kommen bei chronischer Blei- und Thalliumvergiftung vor, aber auch bei Zufuhr von Arsen. Bekanntlich besitzen diese Polyneuropathien vor allem forensisches Interesse.

11.1.6. Polyneuropathie bei Porphyrie: Bei der akuten intermittierenden Porphyrie, einem autosomal dominant vererbten Leiden, findet man in der Hälfte der Fälle polyneuropathische Symptome infolge der Entmarkung. Neben uncharakteristischen psychischen Erscheinungen ist die Polyneuropathie ein Frühsymptom der akuten intermittierenden Porphyrie und kann zur Diagnose führen.

11.1.7. Polyneuropathie bei rheumatoiden Erkrankungen und Vaskulitiden: Polyneuropathien treten wie Myositiden bei vielen Krankheiten des rheumatischen Formenkreises auf. Häufiger scheinen sie bei Panarteriitis nodosa zu sein. Diagnostisch wegweisend ist das Bild des multiplen Organbefalls. Die Muskelbiopsie besitzt hier keine sehr hohe diagnostische Treffsicherheit.

Auch echte entzündliche Neuritiden mit entzündlichen Infiltraten führen zu peripheren Nervenschädigungen. Dies ist der Mechanismus der Hirnnervenausfälle und Wurzelschädigungen bei Meningitiden, besonders bei chronisch verlaufenden granulomatösen Meningitiden (Tuberkulose, Lues).

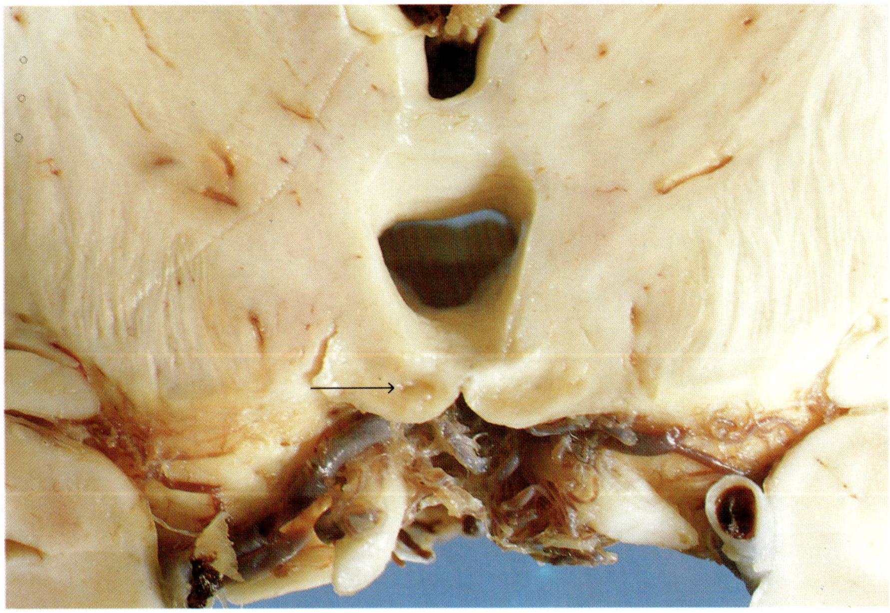

Abb. E-107: Polioencephalopathia haemorrhagica superior Wernicke. Atrophie. Erweichung und Zystenbildung im Bereich der Corpora mamillaria (→)

11.2. Alkoholfolgeerkrankungen

Alkoholschäden können ganz verschiedene Organe betreffen. Neben chronischen Vergiftungserscheinungen in den Stoffwechselzentren – Leber, Pankreas – findet man in der Neuropsychiatrie somatische Veränderungen (Enzephalopathien, Neuropathien, Myopathien), funktionelle Psychosen (Delir, Alkoholhalluzinose) und organische Psychosen (Korsakow-Psychose).

11.2.1. Schon bei der akuten Intoxikation, dem **Alkoholrausch,** findet man eine Kombination psychischer Phänomene (Enthemmung, Exzitation, Eintrübung) mit neurologischen Symptomen: Kleinhirnzeichen, Ataxie, Artikulationsstörungen, Intentionstremor, Nystagmus stehen im Vordergrund. Dazu kommen aber auch Reizung und Ausfälle der Hirnnerven (Schluckauf, Doppeltsehen) und vegetative Zeichen.

11.2.2. Pathologische Räusche sind quantitativ überschießende oder qualitativ außergewöhnliche exogene akute »Alkoholpsychosen«. Meist fallen die betroffenen Menschen durch eine Aggressionshaltung auf, die als »persönlichkeitsfremd« empfunden wird.

11.2.3. Alkoholdelirien werden gewöhnlich nach monatelangem bis jahrelangem Trinken durch plötzlichen Entzug ausgelöst, z. B. bei schweren Erkrankungen, Unfällen oder Operationen. Prodromalerscheinungen (vegetative Zeichen, halluzinatorische Episoden) sind häufig. Das eigentliche Delir zeigt Desorientiertheit, psychomotorische Unruhe, Verkennungen, Halluzinationen und vegetative Störungen (Schwitzen, Tachykardie u. a.). Delirierende Patienten sind besonders suggestibel, die Halluzinationen sind meist optisch (kleine Tiere).

Die Patienten kommen aufgrund ihrer tagelang anhaltenden psychomotorischen Unruhe nicht zum Schlafen. Wenn das Delir nicht abklingt oder durch Sedierung unterbrochen wird, geraten sie in einen bedrohlichen Erschöpfungszustand.

11.2.4. Eine **Alkoholhalluzinose** entspricht einer Halluzination bei sonst ungetrübtem Wachbewußtsein. Dabei besteht oft eine ängstlich gespannte Stimmung.

11.2.5. Alkoholbedingte Ernährungsstörungen: Vitamin-B_1-Mangel

- **Alkoholische Polyneuropathie:** Sie ist eine der häufigsten Polyneuropathien: Ihr liegen axonale Schäden und (segmentale) Entmarkungen zugrunde. Wie bei Beriberi kommt eine kombinierte Kardiomyopathie vor, so daß ein Vitamin-B_1-Mangel als Ursache der alkoholischen Polyneuropathie anzunehmen ist.
- Die **Polioencephalopathia haemorrhagica superior** (Wernicke) kommt bei Mangelernährung mit Avitaminose B_1 vor, und zwar meist bei chronischem Alkoholismus. Die Erkrankung setzt akut ein.

Pathologie: Histologisch zeigen sich im zentralen Höhlengrau um den dritten Ventrikel und in den Corpora mamillaria eine Kapillarproliferation mit Blutungen und eine Gliaproliferation. Makroskopisch sind die

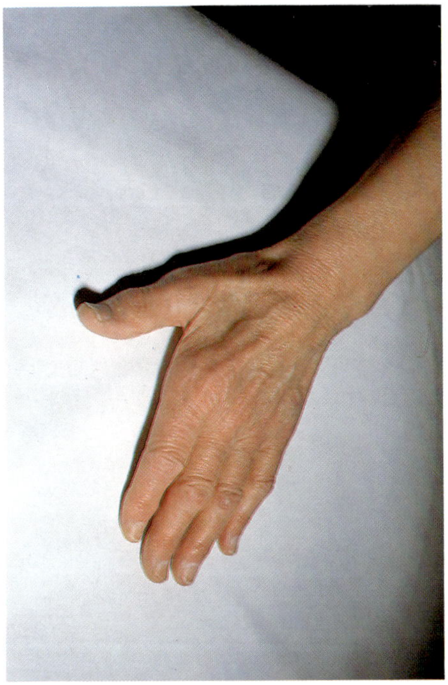

Abb. E-108: Chronische Polyneuropathie. Atrophie der kleinen Handmuskeln

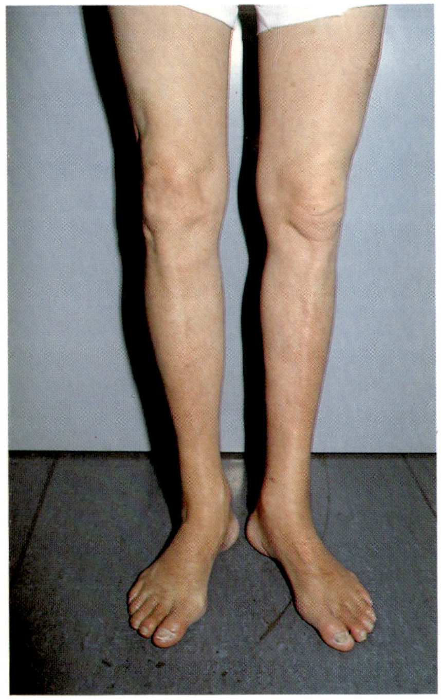

Abb. E-109. Chronische Polyneuropathie. Atrophie der Muskulatur des linken Unterschenkels

Corpora mamillaria dann verkleinert und auf der Schnittfläche gelb verfärbt. Die Läsionen bei der Wernicke-Enzephalopathie sind symmetrisch ausgebildet.

Klinik: Neurologisch findet man Verwirrtheit, Pupillenstörungen, Augenmuskel- und Blickparesen, weiter Nystagmus und häufig eine internukleäre Ophthalmoplegie. Ataktische Störungen wie bei der Kleinhirnspätatrophie können vorhanden sein. Delir und Korsakow-Syndrom können die Symptomatik überlagern und bleibende Folge sein.

- **Alkoholbedingte Korsakow-Psychose:** Korsakow-Psychosen und Polioencephalopathia haemorrhagica superior werden oft als eine Erkrankung aufgefaßt. Es gibt beide Krankheiten aber auch unabhängig voneinander, so daß die Korsakow-Psychose definiert wird als Psychose mit
  - Desorientiertheit
  - Minutengedächtnis
  - Konfabulation.

Achsensymptom ist die Störung der Merkfähigkeit, so daß der Kranke sich wiederholt, nicht »lernt« und die Gedächtnislücken mit Assoziationen und Konfabulationen ausfüllt.

11.2.6. Hirnatrophien

- **Kleinhirnatrophie:** Die sogenannte lokalisierte Kleinhirnatrophie (Atrophie cérébelleuse tardive à prédominance corticale) kommt nach chronischem Alkoholabusus, aber auch als paraneoplastisches Syndrom vor.
- **Großhirnrindenatrophie:** Durch Alkoholismus wird ferner eine Hirnwindungsatrophie verursacht, deren psychopathologisches Korrelat Wesensänderung und Demenz sind.

12. Metabolische Erkrankungen

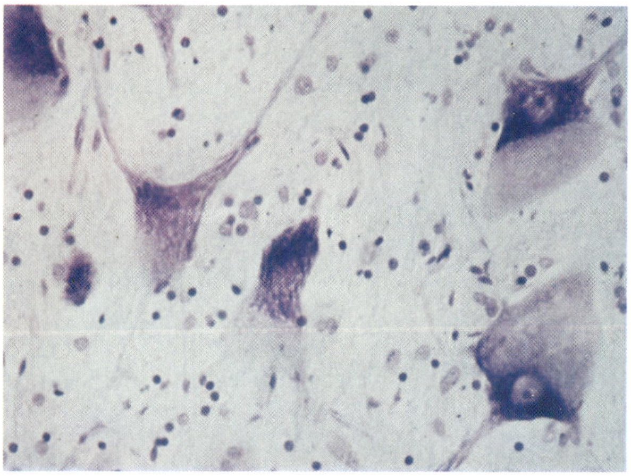

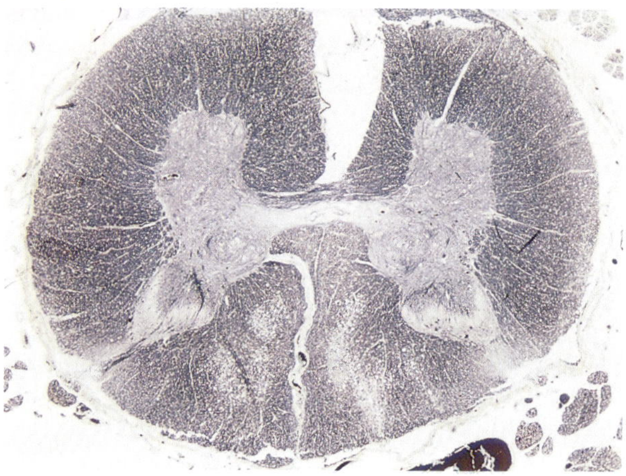

a)

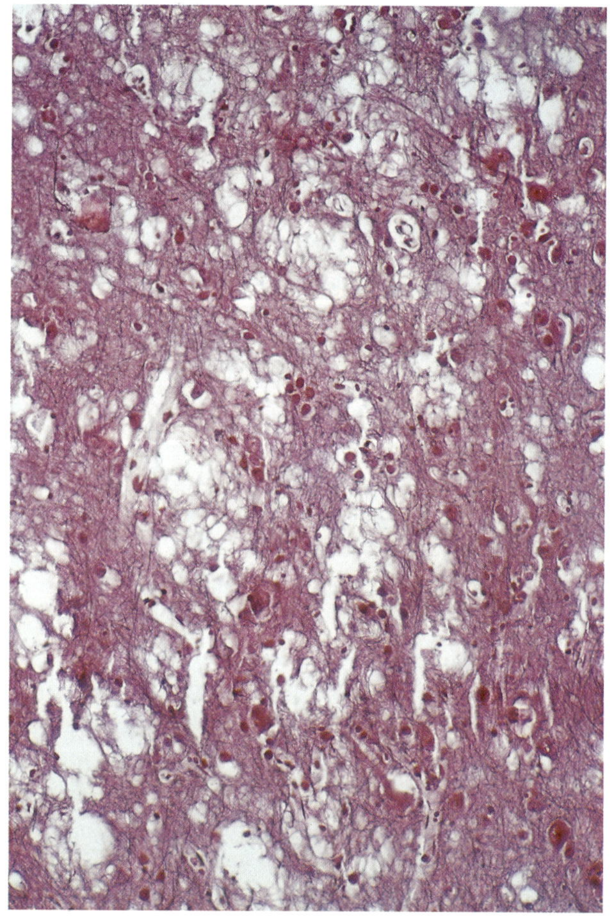

b)

Abb. E-110: Mukopolysaccharidose mit durch Speicherung geschwollenen Ganglienzellen. Kresyl-Violett-Fbg.

Abb. E-111 a: Funikuläre Myelose. Rückenmarksquerschnitt. Fleckförmige Entmarkung in den Hintersträngen. Heidenhain-Wölcke-Fbg.

Abb. E-111 b: Funikuläre Myelose. Auflockerung und Zystenbildung. HE-Fbg.

Metabolische Erkrankungen werden durch angeborene, häufig genetisch determinierte Enzymdefekte *(inborn errors of metabolism)* und erworbene Störungen des intermediären Stoffwechsels induziert. Pathologische Stoffwechselprodukte können Funktionsstörungen verursachen. Häufig werden sie auch in Körperorganen, u. a. in Muskel, peripherem Nerv und zentralem Nervensystem gespeichert. Erworbene Störungen des Intermediärstoffwechsels kommen aufgrund von Substratmangel zustande oder durch exogen induzierte Enzymmängel: Musterbeispiele der letzten Gruppe sind die Avitaminosen. Für Substratmangel sind hauptsächlich eine fehlende oder ungenügende Resorption im Magen-Darm-Trakt und eine ungenügende Bearbeitung in der Leber verantwortlich. Es handelt sich prinzipiell um Erkrankungen des gesamten Organismus, bei den meisten metabolischen Störungen steht aber die Funktionsstörung eines Organs oder Systems im Vordergrund (bei vielen Fettstoffwechselstörungen das Hirn, bei Zuckerstoffwechselstörungen die Skelettmuskulatur). Meist ist die Leber mit betroffen.

12.1. Störungen des Fettstoffwechsels

12.1.1. Leukodystrophien s. S. 78
12.1.2. Poliodystrophien s. S. 76
12.1.3. Generalisierte Lipidosen s. S. 76

12.2. Mukopolysaccharidosen

(Glykosaminoglykanerkrankungen)

Typ	Name	Defektes Enzym
MPS-1	Hurler	Alpha-L-Iduronidase
MPS-2	Hunter	Sulfoiduronidat-sulfatase
MPS-3	Sanfilippo	Sulfamidase
MPS-4	Morquio	Beta-Galaktosidase
MPS-6	Maroteaux-Lamy	Arylsulfatase B
MPS-7	Ohne Eponym	Beta-Glukuronidase

Mukopolysaccharidosen führen zu Symptomen durch Anreicherung von Glykosaminoglykan vor allem in den Zellen des Nervensystems und im Bindegewebe. Dadurch kommt es u. a. zu Knochendeformitäten, die der Mustererkrankung (Hunter) den Namen *Gargoylismus* oder *Dysostosis multiplex* eingetragen haben. Die Mukopolysaccharidosen sind erblich.

Pathologie: Makroskopisch findet man meist eine normale Anlage des Hirns, allerdings können die Hirnhäute verdickt sein. Perivaskulär lassen sich histologisch Bindegewebsverdickungen nachweisen, oder Hohlräume, die infolge der Wasserlöslichkeit der eingelagerten Mukopolysaccharide bei der histologischen Aufarbeitung als Artefakt entstehen.

Klinisch resultiert psychische Retardierung, die bei einigen Unterformen (Hunter, Sanfilippo) ausgeprägter ist.

Ähnliche klinische Symptome wie die Mukopolysaccharidosen rufen die selteneren Mukolipidosen und die Mannitose hervor. Bei Erkrankungen aus diesem Formenkreis, besonders bei der *Fabry-Erkrankung,* bestehen auch Teleangiektasien *(Angiokeratoma corporis diffusa).* Dagegen weist die Fabersche Erkrankung (Fabersche Lipogranulomatose), die in frühester Kindheit auftritt, psychische Entwicklungsverzögerungen auf. Die *Wolman-Krankheit* (Fehlen der sauren Lipase) ist gekennzeichnet durch Durchfälle und Erbrechen im Säuglingsalter. Zugrunde liegt eine Speicherung von Lipiden in viszeralen Organen.

12.3. Störungen des Zuckerstoffwechsels

Bei diesen Erkrankungen kommt es vor allem zu Funktionsstörungen in der Muskulatur (s. S. 155). Lediglich beim Typ II (Pompe) gibt es zentrale Speicherung und somit zentrale neurologische Symptome.

12.4. Störungen des Aminosäurestoffwechsels und Proteinmangelerkrankungen

Die unbehandelte Phenylketonurie, die Ahornsirup-Krankheit, die Tyrosinämie u. a. seltene Enzymopathien des Aminosäurestoffwechsels erzeugen zerebrale Symptome. Überwiegend besteht hier eine spongiöse Enzephalopathie.

Auch die Zöliakie kann verwaschene neurologische Symptome zur Folge haben.

12.5. Avitaminosen (s. a. S. 146)

Die funikuläre Spinalerkrankung (funikuläre Myelose) geht mit einer progredienten Destruktion der Hinterstränge, seltener der Kleinhirnseiten- und Pyramidenseitenstränge einher und äußert sich neurologisch in Mißempfindungen, fortschreitender Spastik und spinaler Ataxie. Sie ist häufig eine Komplikation der perniziösen Anämie, wird aber auch bei anderen Vitamin-B_{12}-Resorptionsstörungen angetroffen.

Man findet multiple, anfänglich unscharf begrenzte Entmarkungsherde in den betroffenen langen Bahnen; histologisch besteht eine Spongiosierung. Später führt die Gliose zu einer Vernarbung.

12.6. Störungen des Leberstoffwechsels

Von den Leberkrankheiten verursacht hauptsächlich die seltene und erbliche hepatolentikuläre Degeneration (Morbus Wilson) neurologische Symptome. Pathologisch-anatomisch sind Veränderungen der Stammganglien mit Status spongiosus, Schrumpfung und Kupferspeicherung typisch. An den Augen verursachen Pigmentablagerungen die grüngelb-braunen Kayser-Fleischer-Kornealringe. Es besteht eine multilobuläre Leberzirrhose. Weitere Symptome sind psychische Alteration, Psychosen, extrapyramidale und zerebelläre Bewegungsstörungen und Tremor; letzterer kann sich bis zu einem »Flügelschlagen« der Arme *(flapping tremor)* steigern.

13. Paraneoplasien

Als »Paraneoplasien« werden Syndrome bezeichnet, die bei Tumoren vorkommen, ohne daß eine direkte Tumorwirkung dafür verantwortlich gemacht werden kann. Es wurden toxische Wirkungen, langsame Viren und Autoaggressionsmechanismen diskutiert. In der letzten Zeit hat sich herausgestellt, daß vor allem Hormone, Gewebshormone und/oder Transmitter für verschiedene paraneoplastische Syndrome verantwortlich sind. Dementsprechend sind vor allem Haut, das Nervensystem einschließlich der peripheren Nerven und der Muskulatur sowie endokrine Organe betroffen. Paraneoplastische Syndrome sind klinisch deshalb bedeutsam, weil sie ein dem Tumor vorauseilendes Frühsymptom darstellen können; ihre Kenntnis veranlaßt dann eine intensive Tumorsuche und möglicherweise eine frühzeitige Therapie. Eine Übersicht der wichtigsten neurologischen Paraneoplasien mit den zeitlichen Beziehungen zwischen Tumor und Paraneoplasie geht aus der folgenden Tabelle hervor:

Neurologische Paraneoplasien	Zeitpunkt der Diagnose	Häufigste Tumoren
Progressive multifokale Leukenzephalopathie	später als	Lympho- und myeloproliferative Systemerkrankungen
Limbische Enzephalitis	eher als	Bronchuskarzinom
Kleinhirnrinden-degeneration	eher als später als	Bronchus-, Ovarialkarzinom Morbus Hodgkin Mammakarzinom
Subakute spinozerebelläre Degeneration	eher als	Bronchuskarzinom
Amyotrophische Lateralsklerose (ALS)	eher/gleichzeitig später als	Bronchuskarzinom Mammakarzinom
Subakute nekrotisierende Myelopathie	eher als	Bronchuskarzinom
Sensorische Neuropathie	eher als	Bronchuskarzinom
Sensomotorische Neuropathie	eher als später als	Plasmozytom, Bronchus-Ca Bronchus-Ca, M. Hodgkin

Zu den **neurologischen Formen des paraneoplastischen Syndroms** zählen:

13.1. Progressive multifokale Leukenzephalopathie s. S. 139

13.2. Zerebelläre Degeneration: Die paraneoplastische zerebelläre Degeneration entspricht im Verlauf und in ihrem pathologisch-anatomischen Befund der toxischen Kleinhirnspätatrophie, die unter den Alkoholfolgeerkrankungen dargestellt ist (*Atrophie cérébelleuse tardive à prédominance corticale;* S. 147).

13.3. Polioenzephalopathie und Myelitis: Es handelt sich um Enzephalitiden und Myelitiden mit ganz unterschiedlichen Lokalisationen:

- **Limbische Enzephalitis** mit Merkfähigkeitsstörungen, Verhaltensstörungen, Demenz, aber auch produktiv psychotischen Symptomen.
- **Bulbäre Enzephalitis** mit Hirnnervenausfällen und Blickparesen.
- Aufsteigende **Querschnittsmyelitis.** Bei raschem Verlauf kommt es zu einem Guillain-Barré-Syndrom-ähnlichen Bild; bei der weniger schweren Form treten Muskelatrophien auf.
- **Symptomatische amyotrophe Lateralsklerose:** Diese paraneoplastische Form der ALS, die milder verlaufen soll als die ALS sonst, ist als Krankheitseinheit umstritten.

13.4. Polyneuropathien: Bei sensiblen Polyneuropathien muß auch an maligne Tumoren gedacht werden, obwohl andere Ursachen für Polyneuropathien häufiger sind (s. S. 144–146). Man findet sensible Reiz- und Ausfallserscheinungen und als motorische Zeichen meist Reflexabschwächung. Pathologisch-anatomisch handelt es sich überwiegend um eine Polyneuropathie mit segmentalem Markscheidenzerfall. Indes werden auch axonale Schäden und Veränderungen an den weiterführenden Bahnen des sensiblen Systems angetroffen.

13.5. Myositis: Sowohl Myositiden als auch Dermatomyositiden können paraneoplastisch ausgelöst sein. Unterschiede zu den eigentlichen Erkrankungen bestehen nicht.

13.6. Myasthenie: Eine symptomatische myasthenische Erkrankung ist eine häufige Komplikation der sogenannten kleinzelligen Bronchialkarzinome. Diese Erkrankung *(Lambert-Eaton-Syndrom)* ist bei der Myasthenie besprochen (s. S. 157).

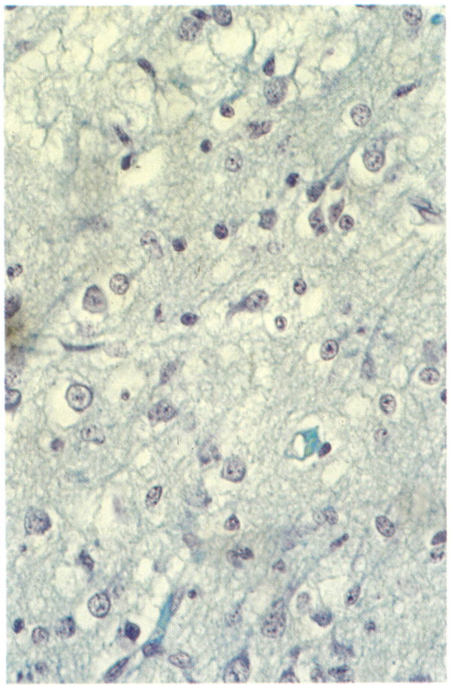

Abb. E-112: Progressive multifokale Leukenzephalopathie. Auflockerung und Lückenfeldbildung. Klüver-Barrera-Fbg.

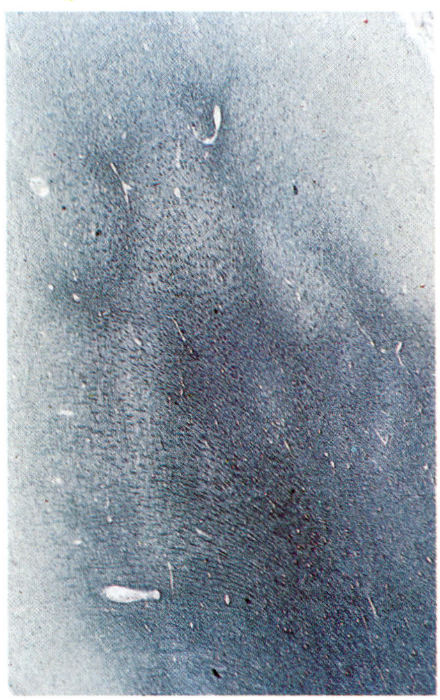

Abb. E-113: Progressive multifokale Leukenzephalopathie. Wolkige Entmarkungsherde in der weißen Substanz. Heidenhain-Wölcke-Fbg.

14. Muskelerkrankungen

Die progressiven Muskeldystrophien umfassen eine Gruppe von Muskelkrankheiten, die auf einer fehlerhaften genetischen Ausstattung und auf einer devianten Proteinexpression der Muskulatur beruhen. Die Mustererkrankung dieser Gruppe ist die rezessiv-X-chromosomal vererbte progressive Muskeldystrophie vom Typ Duchenne. Die übrigen, selteneren Formen werden unterschiedlich benannt und klassifiziert.

Die Diagnostik der Muskelerkrankungen erfolgt mittels Elektromyographie (EMG), die aber nur grobe Hinweise geben kann, und durch die Muskelbiopsie. Befundet wird in der Regel der Gefrierschnitt, bei dem die Muskelfaser erhalten bleibt, so daß ihre Länge und ihr Durchmesser ausgemessen werden können. So lassen sich auch enzymhistochemische Untersuchungen durchführen (s. S. 71), die eine Differenzierung der verschiedenen Muskelfasertypen erlauben.

Histopathologisch sind Anomalien von Faseraufbau, Kernen und Struktur zu beurteilen. Im Gefrierschnitt lassen sich auch Speichersubstanzen bzw. Enzymdefekte nachweisen. Daneben sind die Gefäße und mögliche zellige Infiltrate zu untersuchen.

Morphologisch unterscheidet man

- das **myopathische Gewebssyndrom,** bei dem disseminierte Degenerationen, pathologische Kaliberschwankungen sowie zentral gelagerte Kerne vorkommen. Bei fortgeschrittenen Prozessen werden große Anteile des Muskelgewebes durch Fett- und Bindegewebe ersetzt.
- das **myositische Gewebssyndrom,** bei dem ein entzündliches Infiltrat das intermyseale Bindegewebe durchsetzt. Gleichzeitig können Regenerationsvorgänge, eine perifaszikuläre Atrophie sowie mesenchymale und lipomatöse Vakatwucherungen vorkommen.
- das **neurogene Gewebssyndrom** mit felderförmig gruppierten Muskelfaseratrophien.

In fortgeschrittenen Stadien ist eine sichere Abgrenzung der drei Gewebssyndrome nicht mehr möglich.

14.1. Progressive Muskeldystrophie Duchenne

Die Erkrankung betrifft, da X-chromosomal vererbt, nur Knaben. Sie beginnt im 3. bis 7. Lebensjahr und verschlechtert sich bis zur Bewegungsunfähigkeit.

Das Leiden ergreift zunächst Becken- und Schultergürtel; die Bewegungen werden plump, der Gang watschelnd. Lumbale Hyperlordose und Gnomenwaden, eine muskuläre und durch Fetteinlagerung bedingte Hypertrophie der Unterschenkelmuskulatur und Herzbeteiligung bei Duchenne-Atrophie sind die Regel. Intelligenzminderung liegt in etwa 40% vor.

Die progressive Muskeldystrophie Duchenne führt zu starkem Anstieg der im Serum nachweisbaren Muskelenzyme, besonders der Kreatinphosphokinase. Im EMG sind die Potentialdauer verkürzt und die Amplitude erniedrigt. In der Muskelbiopsie zeigt sich das Vollbild des myopathischen Gewebssyndroms: pathologische Kalibervariationen der Muskelfasern, Faserspaltung, zentrale Kerne, Herde von Einzelfasernekrosen. Es ist kein Fasertyp bevorzugt, jedoch gelingt eine klare Fasertypenbestimmung oft nicht.

14.2. Muskeldystrophie Becker-Kiener

Diese gutartige, rezessiv-X-chromosomal erbliche Muskelerkrankung unterscheidet sich von der Duchenne-Form durch späteren Beginn und langsameren Verlauf.

14.3. Weitere Formen

mit anderen lokalisatorischen Schwerpunkten sind die *fazioskapulohumerale Muskeldystrophie,* die *okuläre und okulopharyngeale Form* und die *Myopathia distalis hereditaria tarda (Welander).*

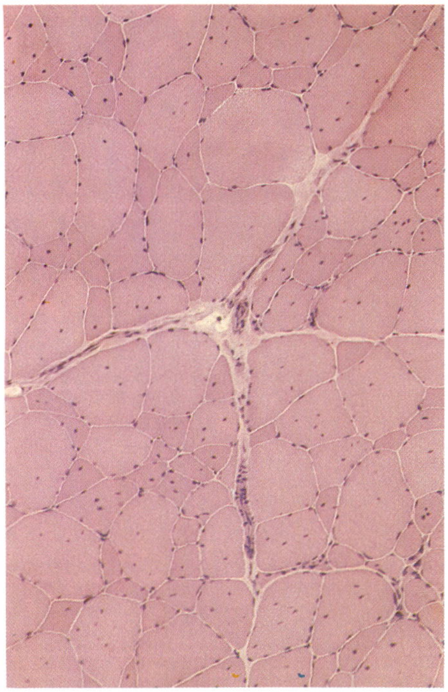

Abb. E-114; Myotone Dystrophie. Reichlich mittelständige Kerne in den Muskelfasern. HE-Fbg.

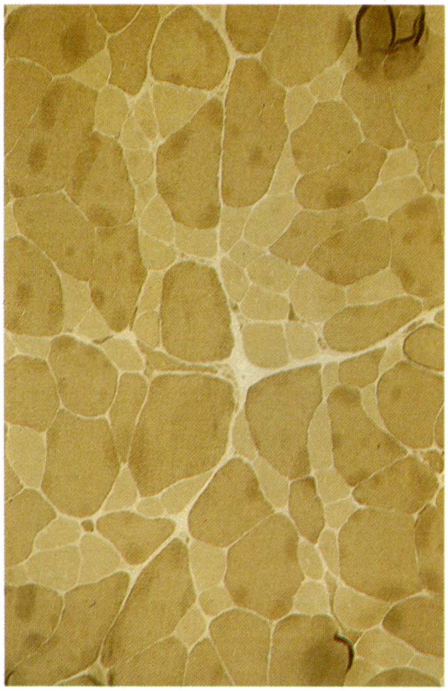

Abb. E-115: Myotone Dystrophie. Bevorzugt befallen sind die Fasern vom Typ I (helle Fasern). ATPase-Reaktion bei pH 9,4.

14.4. Myotone Dystrophie

Es handelt sich um eine Myopathie mit »myotoner Reaktion«, d.h. die Willkürinnervation oder elektrische und mechanische Reize länger überdauernde Kontraktion. Myotone Reaktionen gibt es auch bei anderen Muskelerkrankungen.

14.4.1. Myotone Dystrophie *(Dystrophia myotonica Curschmann-Steinert):* An der Muskulatur manifestieren sich bei dieser Krankheit Atrophie, Muskelschwäche und eine myotone Reaktion. Zusätzlich findet man endokrine und metabolische Anomalien. Die Krankheit wird autosomal dominant vererbt. Sie beginnt in jugendlichem Alter und schreitet langsam fort, so daß die meisten Patienten um das 50. Lebensjahr sterben.

Das EMG zeigt eine Kombination myopathischer Muster mit Zeichen der myotonen Reaktion, die in einem An- und Abschwellen der Amplitude (akustisch: Sturzkampfbombergeräusch) bestehen. Im Biopsat findet man ein myopathisches Gewebssyndrom; dabei sind Ringbinden relativ häufig.

14.4.2. Die Myotonia congenita *(Thomsen)* ist eine erbliche kongenitale Muskelerkrankung, die schon bei der Geburt vorhanden ist; die Atrophien sind gering. Bioptisch findet man eine Muskelfaserhypertrophie und Binnenkerne. Differentialdiagnostisch sind Paramyotonia congenita *(Eulenburg)* und Neuromyotonie zu berücksichtigen.

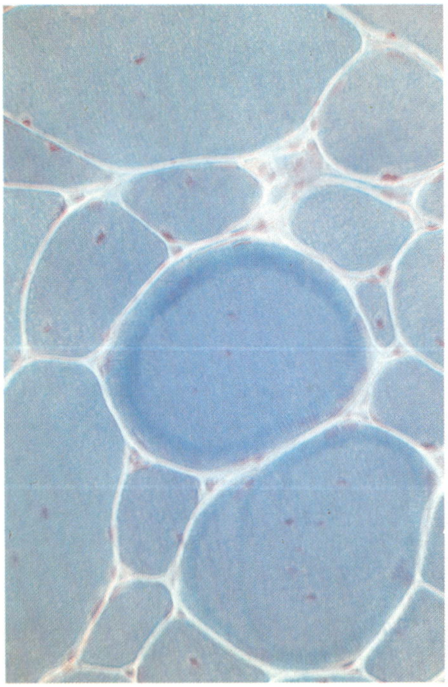

Abb. E-116: Myotone Dystrophie. Ringbinde mit verstärkter Anfärbbarkeit der Peripherie und Aufhellung im Zentrum. Trichrom-Fbg.

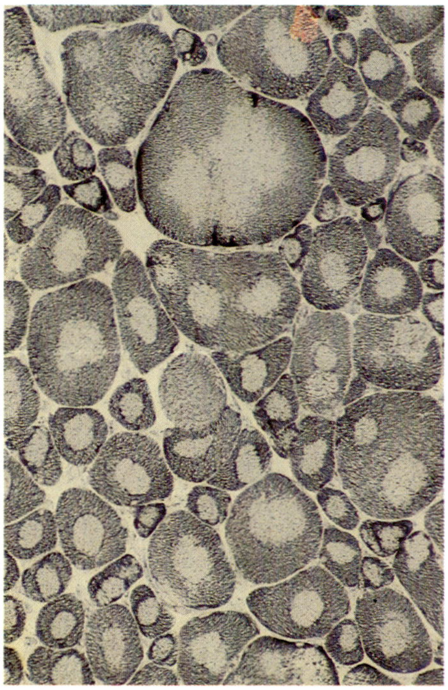

Abb. E-117: Central-Core-Erkrankung. In zentralen Faserbereichen fehlen die Mitochondrien. NADH-Reaktion.

14.5. Kongenitale Myopathien mit Strukturanomalien

Aus dem früher gebräuchlichen diagnostischen Sammeltopf Myatonia congenita (Oppenheim) konnten Gruppen mit elektronenmikroskopisch oder histochemisch faßbaren Strukturanomalien ausgesondert werden. Sie manifestieren sich meist als hypotones Syndrom zum Zeitpunkt der Geburt *(floppy infants)* oder in früher Kindheit.

14.5.1. Central-Core-Erkrankung *(Zentralfibrillenerkrankung):* Kongenitale, genetisch fixierte Myopathie, bei der in der Muskelfaser zentral die Myofibrillen verändert sind und die Mitochondrien fehlen.

14.5.2. Nemalinmyopathie *(rod body myopathy):* Myopathie, bei der in den Muskelfasern histologisch Stäbchen (rods) nachgewiesen werden können. Sie sind als pathologische Bildungen von Myofilamentkomponenten anzusehen.

14.5.3. Myotubuläre Myopathien *(Zentronukleäre Myopathien):* Gemeinsames Merkmal ist das Auftreten zentral liegender Kerne, in deren Nachbarschaft die Myofibrillen fehlen.

14.5.4. Mitochondriale Myopathien: In den Muskelfasern liegen vermehrt strukturell abnorme Mitochondrien; in der Trichromfärbung sind viele Muskelfasern als »ragged red fibers« verändert. Die progressive Ophthalmoplegia externa, auch Ophthalmoplegie plus (zusätzliche Symptome an Herz und ZNS) oder Kearns-Sayre-Syndrom, bei der eine Ptose das Leitsymptom ist, wird heute ausschließlich als mitochondriale Myopathie angesehen.

14.6. Störungen des Intermediärstoffwechsels am Nervensystem

Sie betreffen zentrale Strukturen und Muskulatur mit unterschiedlicher Schwerpunktverteilung.

14.6.1. Glykogenosen: Sieben Typen werden unterschieden:

Typ	Enzymdefekt	Bezeichnung	Muskel	ZNS
I	Glucose-VI-Phosphatase	von Gierke	–	–
II	Saure Maltase	Pompe	++	+
III	Amylo-1,6-glucosidase	Cori	(+)	–
IV	Amylo-1,4-1,6-transglucosidase	Andersen	(+)	–
V	Muskelphosphorylase	McArdle	+	–
VI	Leberphosphorylase	Hers	–	–
VII	Phosphofructokinase	Tarui	+	–

Bei **Glykogenose Typ II** (Pompe: Saure-Maltase-Mangel) findet man eine *massive* Glykogenspeicherung in den Muskelfasern. Eine milde (muskuläre) Form verläuft gutartig, eine schwere generalisierte (zusätzlich Befall von Leber, Herz, Niere und ZNS) führt mit ausgeprägter Hypotonie meist im ersten Lebensjahr zum Tod.

Die **Glykogenose Typ V** (McArdle: Muskelphosphorylasemangel) und **Typ VII** (Tarui: Phosphofruktokinasemangel) haben bei Muskelbelastung folgende Symptome: Krämpfe, Schmerzen, Schwäche und Myoglobinurie. Die Muskeln sind makroskopisch normal, Enzymdefekt und Speicherung können histochemisch nachgewiesen werden.

14.6.2. Fettstoffwechselstörungen: Seltene Erkrankungen dieser Gruppe sind:
- Carnitinmangel
- Carnitin-Palmitin-Transferase-Mangel.

Klinisch bestehen Muskelschwäche und Myalgien, so daß die Erkrankungen differentialdiagnostisch gegen die Myositiden abzugrenzen sind.

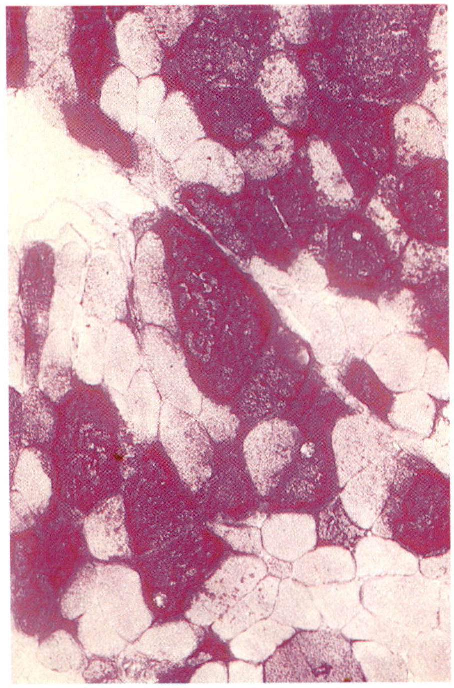

Abb. E-118: Glykogenose Typ II (Pompe). PAS-Färbung mit Darstellung des Glykogens.

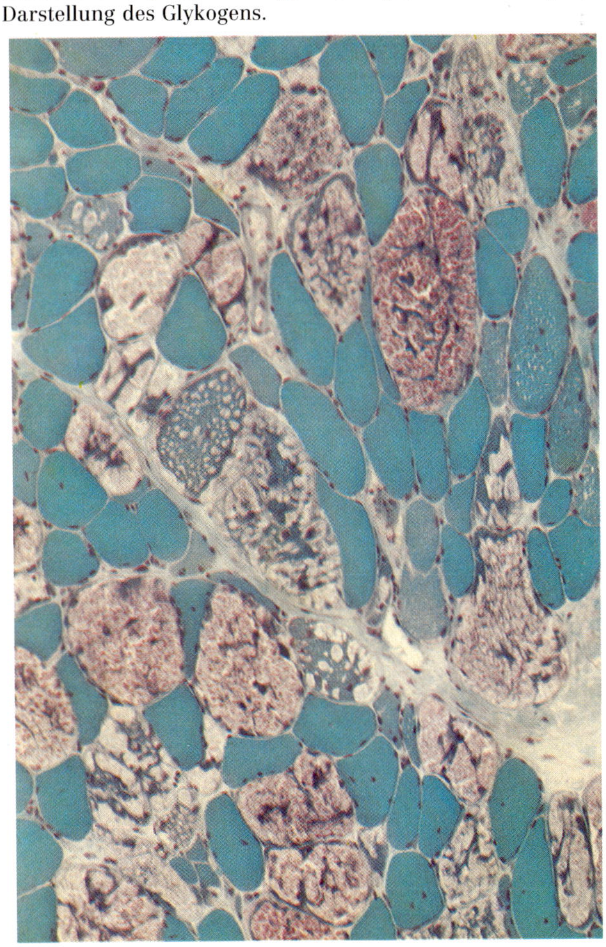

Abb. E-119: Glykogenose Typ II (Pompe). Vakuolisierung und Schwund des Myofibrillenmusters. Trichrom-Fbg.

14.7. Polymyositis und Dermatomyositis

Die **Polymyositis** ist eine generalisierte, entzündliche Erkrankung der Muskulatur, die zu den Autoimmunkrankheiten gerechnet wird. Die klinischen Symptome sind Muskelschwäche und Muskelschmerzen. Oft sind benachbarte Muskeln an den proximalen Extremitäten befallen; besonders mühsam sind dann Aufstehen, Treppensteigen, Armheben.

Die **Dermatomyositis** ist eine Polymyositis mit Hautbeteiligung: Die Haut zeigt eine Lilaverfärbung, Schwellung an bevorzugten Hautpartien und andere Veränderungen.

Pathologie: Histologisch findet man

- Rundzellinfiltrate im intermysealen Bindegewebe: Lymphozyten, Plasmazellen, Histiozyten,
- uncharakteristische degenerative Veränderungen der Muskelfasern und
- eine perifaszikuläre Atrophie.

Keine der genannten Veränderungen ist zuverlässig, da »myositische Infiltrate« auch bei myogenen Atrophien vorkommen und andererseits bei bis 20% der Myositiden kein pathologischer histologischer Befund erhoben wird.

Der Verlauf der Erkrankung läßt sich nicht vorhersagen. Je zu einem Drittel gibt es Heilung, Defekte und letalen Ausgang.

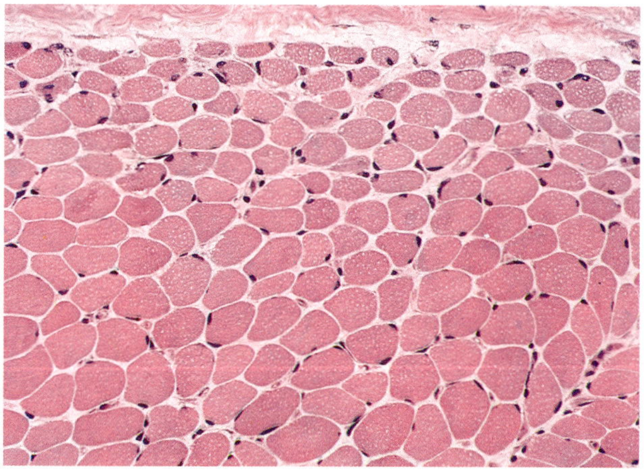

a)

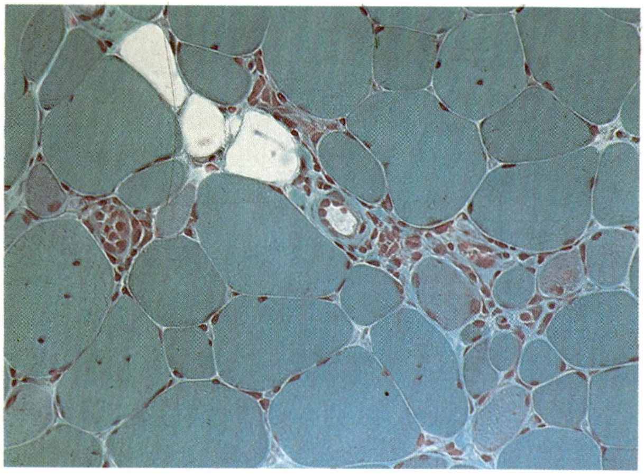

b)

Abb. E-120: Myositis. a) Perifaszikuläre Atrophie. HE-Fbg. b) Kaliberschwankungen und rundzellige Infiltrate. Trichrom-Fbg.

14.8. Myositische und myopathische Veränderungen bei Kollagenosen

14.8.1. Panarteriitis nodosa: Diese Vaskulitis befällt mittel- und kleinkalibrige Arterien in Niere, Herz, Leber, Muskulatur und peripherem Nervensystem. Klinisch bestehen neben Fieber und Krankheitsgefühl Störungen verschiedener Organe. Muskuläre Schwäche und Schmerzen zusammen mit internistischen Leiden sind diagnostisch leitend. Die perivaskulären Infiltrate können im Muskel nur in etwa 30% der Fälle nachgewiesen werden.

14.8.2. Lupus erythematodes: Etwa die Hälfte der Patienten mit generalisiertem Lupus erythematodes bekommt Muskelsymptome, wie Schwäche und Myalgien. Nur etwa ein Viertel davon kann histologisch in Form einer Myositis bestätigt werden.

14.8.3. Die **Sklerodermie** kann mit Muskelbefall gekoppelt sein; die subjektiven Beschwerden sind meist gering. Bioptisch findet man in der befallenen Muskulatur eine Vermehrung mesenchymaler Elemente.

14.8.4. Bei der **Wegener-Granulomatose** kann eine Myositis vorhanden sein, ist aber von geringer Bedeutung.

14.8.5. Myositis fibrosa generalisata *(Myosklerose):* Es handelt sich um eine progressive Bewegungserschwerung, die durch eine zunehmende Fibrosierung des Muskels verursacht wird. Man findet Versteifungen und Verhärtung der Muskulatur. Die Muskelbiopsie zeigt eine Mensenchymproliferation.

14.8.6. Myositis ossificans progressiva: Bei dieser Erkrankung tritt eine röntgenologisch nachweisbare Verknöcherung des Muskel- und Bindegewebes ein. Die Krankheit ist oft mit knöchernen Mißbildungen vergesellschaftet. Sie beginnt im frühen Kindesalter und führt zur Immobilisation.

14.9. Erregerbedingte Muskelerkrankungen

14.9.1. Bakterielle und **virale Myositiden** kommen selten vor; lokalisierte Abszesse entstehen nach Traumen. Virusinfektionen rufen flüchtige Myalgien und Adynamien hervor.

14.9.2. Parasitäre Myositiden: Die Trichinose ist Folge einer Infektion mit Trichinella spiralis. Etwa 8 Tage nach Verzehr von trichinenhaltigem Fleisch erfolgt die Absiedlung der Parasiten in der Muskulatur unter Muskelschmerzen, Fieber, Erschöpfung und eosinophiler Leukozytose. Die Parasiten können im Muskel histologisch nachgewiesen werden. Auch die **Zystizerkose** befällt neben dem Gehirn die Skelettmuskeln.

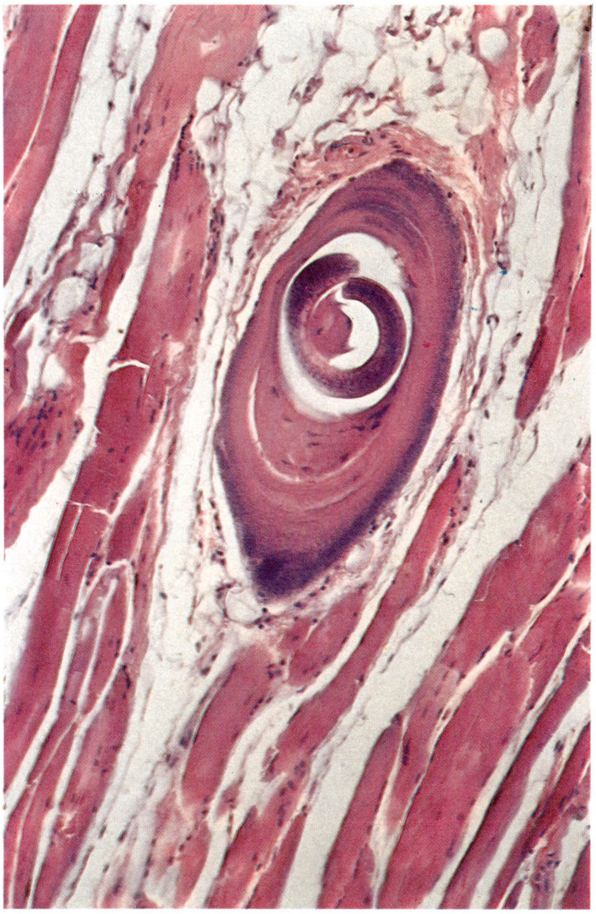

Abb. E-121: Muskeltrichinose. Eingeschlossene, leicht verkalkte Parasiten. HE-Fbg.

14.10. Myasthenie

Myasthenie bezeichnet eine Muskelschwäche, die bei Beanspruchung des Muskels deutlicher wird. Dieses »myasthenische Syndrom« kommt bei der Myasthenia gravis pseudoparalytica *(Erb-Goldflam)* und auch symptomatisch vor.

Pathogenese – Pathologie: Die Myasthenie wird zu den Autoimmunerkrankungen gezählt. Die Immunreaktion spielt sich am postsynaptischen Azetylcholinrezeptor ab und reduziert seine Empfindlichkeit auf Azetylcholin. Dadurch werden die Depolarisationsmechanismen an der postsynaptischen Membran der neuromuskulären Synapse insuffizient. Die Krankheit kommt zusammen mit anderen Autoimmunstörungen vor. Im Thymus findet man fast immer Veränderungen, in 10% der Fälle ein Thymom. An der Muskulatur entsteht nach längerer Krankheit eine sekundäre Myopathie, die histologisch als chronische Myositis imponiert.

Klinik: Die Myasthenia gravis pseudoparalytica beginnt um das 20. Lebensjahr und verläuft in drei Stadien. Im **aktiven Stadium,** den ersten Krankheitsjahren, nehmen die Symptome, von längeren Remissionen unterbrochen, schubähnlich zu. Im **inaktiven Stadium** schwankt die Intensität der Erscheinungen, während im **ausgebrannten Stadium,** nach 15 bis 20 Jahren, ein Stillstand der Krankheit auf niederem Niveau erreicht ist. Therapeutische Maßnahmen sind im ersten Stadium erfolgreich.

Die Schwäche ergreift zuerst und am stärksten die kleinen, von motorischen Hirnnerven versorgten Muskeln. Es resultieren Ptose und Doppelbilder, die Gesichtsmuskulatur wird schlaff *(Facies myopathica).* Auch Kauen, Schlucken und Sprechen können durch die Myasthenie behindert sein. Beim Übergreifen auf die Skelettmuskulatur läßt die Ausdauer motorischer Leistungen nach. Die Myasthenie führt aber nicht zu symmetrischer Kraftabschwächung, die Muskeln werden irregulär betroffen. Die Verteilung der geschwächten und gelähmten Muskeln ist unsystematisch. In jedem Stadium kann der Tod durch Atemlähmung eintreten, in späten Stadien auch durch interkurrente Infektionen. Der Krankheitsverlauf wird häufig durch äußere Einflüsse, auch psychische Faktoren spielen eine Rolle, modifiziert.

Symptomatische Myasthenien weisen andere Verläufe und Verteilungsmuster auf. Die bekannteste symptomatische Myasthenie ist das **Lambert-Eaton-Syndrom,** das als paraneoplastische Muskelschwäche bei kleinzelligen Bronchialkarzinomen auftreten kann.

F. Anhang

Internationale Kodierung der Hirntumoren

Anaplastisches Astrozytom (ICD-O M 9411/3)
Anaplastisches Ependymom (ICD-O M 9392/3)
Anaplastisches Gangliogliom (ICD-O M 9490/3)
Anaplastisches Meningeom (ICD-O M 9530/3)
Anaplastisches Neurinom (ICD-O M 9540/3)
Anaplastisches Neurofibrom (ICD-O M 9540/3)
Anaplastisches Oligodendrogliom (ICD-O M 9451/3)
Anaplastisches Plexuspapillom (ICD-O M 9390/3)
Angiomatöses Meningeom (ICD-O M 9534/0)
Arachnoidalzyste (ICD 348.0)
Astroblastom (ICD-O M 9430/3)
Astrozytom (ICD-O M 9400/3)

Chordom (ICD-O M 9370/1)
Chorionkarzinom

Dermoid
Desmoplastisches Medulloblastom (ICD-O M 9471/3)

Embryonales Karzinom
Endodermaler Sinustumor
Endotheliomatöses Meningeom (ICD-O M 9531/0)
Enterogene Zyste (ICD 751.5)
Eosinophiles Granulom
Ependymom (ICD-O M 9391/3)
Ependymzyste
Epidermoid

Fibrilläres Astrozytom (ICD-O M 9420/3)
Fibroblastisches Meningeom (ICD-O M 9532/0)

Gangliogliom (ICD-O M 9595/1)
Gangliozytom (ICD-O M 9490/0)
Gemistozytisches Astrozytom (ICD-O M 9411/3)
Germinom
Glioblastom mit sarkomatöser Komponente (ICD-O M 9442/3)
Glioblastoma multiforme (ICD-O M 9440/3)
Gliomatosis cerebri (ICD-O M 9381/3)
Granularzelltumor des ZNS (ICD-O M 9580/0)

Hämangioblastisches Meningeom (ICD-O M 9535/0)
Hämangioblastom
Hämangioperizytisches Meningeom (ICD-O M 9536/0)
Hand-Schüller-Christian-Syndrom
Histiozytosis X
Hypothalamisches Ganglienzellhamartom

Keimzelltumor des ZNS
Kolloidzyste
Kraniopharyngeom (ICD-O M 9350/1)

Lipom

Maligne Lymphome des ZNS (ICD-O M 9590/1)
Medulloblastom (ICD-O M 9470/3)
Medulloepitheliom (ICD-O M 9502/3)
Medullomyoblastom (ICD-O M 9472/3)
Meningeales Sarkom (ICD-O M 9339/3)
Meningeom (ICD-O M 9530/0)
Meningeosis blastomatosa
Meningeosis leucaemica
Metastasen im ZNS
Myxopapilläres Ependymom (ICD-O M 9394/1)

Nasale Gliaektopie
Neurinom (ICD-O M 9560/0)
Neuroblastom (ICD-O M 9500/3)
Neurofibrom (ICD-O M 9540/0)
Neurogliale Zyste

Olfaktoriusneuroblastom (ICD-O M 9522/3)
Oligodendrogliom (ICD-O M 9450/3)

Papilläres Ependymom (ICD-O M 9393/1)
Papilläres Meningeom (ICD-O M 9538/1)
Paragangliom
Pilozytisches Astrozytom (ICD-O M 9421/3)
Pineoblastom (ICD-O M 9361/1)
Plexuspapillom (ICD-O M 9390/0)
Primitives polares Spongioblastom (ICD-O M 9423/3)
Protoplasmatisches Astrozytom (ICD-O M 9410/3)
Psammomatöses Meningeom (ICD-O M 9533/0)

Retinoblastom (ICD-O M 9510/3)
Riesenzellglioblastom (ICD-O M 9441/3)

Subependymales Riesenzellastrozytom (ICD-O 9384/1)

Transitionales Meningeom (ICD-O M 9537/0)

Zentrales Neurozytom (ICD-O M 9362/3)
Zyste der Rathke-Tasche (ICD 253.8)

G. Sachverzeichnis